Mit freundlicher Empfehlung

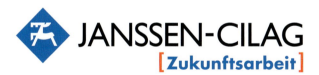

Psychopharmakotherapie für ältere Menschen

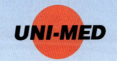

UNI-MED Verlag AG
Bremen - London - Boston

Prof. Dr. med. Max Schmauß
Bezirkskrankenhaus Augsburg
Dr.-Mack-Straße 1
86156 Augsburg

Schmauß, Max:
Psychopharmakotherapie für ältere Menschen/Schmauß, Max.-
1. Auflage - Bremen: UNI-MED, 2003
(UNI-MED SCIENCE)
ISBN 3-89599-694-7

© 2003   by UNI-MED Verlag AG, D-28323 Bremen,
         International Medical Publishers (London, Boston)
         Internet: www.uni-med.de, e-mail: info@uni-med.de

Printed in Europe

Das Werk ist urheberrechtlich geschützt. Alle dadurch begründeten Rechte, insbesondere des Nachdrucks, der Entnahme von Abbildungen, der Übersetzung sowie der Wiedergabe auf photomechanischem oder ähnlichem Weg bleiben, auch bei nur auszugsweiser Verwertung, vorbehalten.

Die Erkenntnisse der Medizin unterliegen einem ständigen Wandel durch Forschung und klinische Erfahrungen. Die Autoren dieses Werkes haben große Sorgfalt darauf verwendet, daß die gemachten Angaben dem derzeitigen Wissensstand entsprechen. Das entbindet den Benutzer aber nicht von der Verpflichtung, seine Diagnostik und Therapie in eigener Verantwortung zu bestimmen.

Geschützte Warennamen (Warenzeichen) werden nicht besonders kenntlich gemacht. Aus dem Fehlen eines solchen Hinweises kann also nicht geschlossen werden, daß es sich um einen freien Warennamen handele.

UNI-MED. Die beste Medizin.

In der Reihe UNI-MED SCIENCE werden aktuelle Forschungsergebnisse zur Diagnostik und Therapie wichtiger Erkrankungen "state of the art" dargestellt. Die Publikationen zeichnen sich durch höchste wissenschaftliche Kompetenz und anspruchsvolle Präsentation aus. Die Autoren sind Meinungsbildner auf ihren Fachgebieten.

Wir danken folgenden Mitgliedern unseres Ärztlichen Beirats für die engagierte Mitarbeit an diesem Buch: Thomas Ach, Susanne Brandner, Dr. Frauke Hager, Dr. Michel Mittelbronn, Martin Schlage.

Vorwort

In den vergangenen Jahrzehnten haben in Europa, den USA und anderen westlichen Industrienationen vor allem altersassoziierte Erkrankungen zugenommen, da der Anteil älterer Menschen an der Gesamtbevölkerung nicht nur kontinuierlich, sondern sogar exponenziell ansteigt. Zu den in der Häufigkeit zunehmenden Erkrankungen sind neben Neoplasien und kardiovaskulären Erkrankungen vor allem psychische Störungen zu zählen.

Ergebnisse verschiedener Bevölkerungsvorausberechnungen prognostizieren für das Jahr 2040 eine weitere Erhöhung des Anteils älteren Menschen an der Gesamtbevölkerung, der dann für die über 65-jährigen 20-30 % betragen wird. In Zukunft wird die Betreuung älterer Menschen mit psychischen Erkrankungen also noch mehr an Bedeutung gewinnen. Um so mehr muss der Arzt um eine sinnvolle und praktikable Therapie mit Psychopharmaka bei Patienten in dieser Altersgruppe bemüht sein.

Das vorliegende Buch will aus der Sicht eines klinisch tätigen Psychiaters und Psychotherapeuten die psychopharmakologische Behandlung der wesentlichen psychischen Erkrankungen des älteren Menschen - Depressionen, Schizophrenien, Angst- und Schlafstörungen, sowie kognitive Störungen und Verhaltensauffälligkeiten bei Demenzen - beleuchten. Besonderer Wert wurde auf die Darstellung klinischer Handlungsstrategien gelegt. Ein ausführliches Tabellen- und Abbildungsmaterial soll das Verständnis erleichtern.

Ich würde mich sehr freuen, wenn die Leser und Nutzer des Buches mir mit ihrem Rat und ihren Erfahrungen zur Seite stehen würden. Kritische Hinweise und Anregungen zur Verbesserung werden mit Dank entgegengenommen.

Augsburg, im August 2003 *Max Schmauß*

Inhaltsverzeichnis

1.	**Besonderheiten des älteren Menschen**	**10**
1.1.	Pharmakokinetik	11
1.1.1.	Absorption	11
1.1.2.	Distribution	12
1.1.3.	Metabolismus	12
1.1.4.	Exkretion	14
1.2.	Pharmakodynamik	15
1.3.	Arzneimittelinteraktionen	16
1.4.	Allgemeine therapeutische Gesichtspunkte	19
2.	**Therapie von depressiven Störungen im Alter**	**24**
2.1.	Allgemeine Anmerkungen	24
2.2.	Wirksamkeit der Antidepressiva bei älteren Patienten	28
2.3.	Verträglichkeit der Antidepressiva bei älteren Patienten	33
2.4.	Antidepressiva und Arzneimittelinteraktionen	36
2.5.	Antidepressiva und internistische bzw. neurologische Erkrankungen	40
2.5.1.	Schlaganfall	41
2.5.2.	Kardiovaskuläre Erkrankungen	41
2.5.3.	Parkinson-Syndrom	42
2.5.4.	Demenz	43
2.6.	Praktisches Vorgehen in der Therapie mit Antidepressiva	43
3.	**Therapie von Angststörungen im Alter**	**46**
3.1.	Allgemeine Anmerkungen	46
3.1.1.	Phobische Störungen (F40)	48
3.1.2.	Panikstörung (F41.0)	49
3.1.3.	Generalisierte Angststörung (F41.1)	50
3.2.	Psychopharmakologische Behandlung	51
3.2.1.	Tranquilizer	52
3.2.2.	Buspiron	54
3.2.3.	Trizyklische Antidepressiva	54
3.2.4.	Monoaminoxidasehemmer (MAO-Hemmer)	56
3.2.5.	Selektive Serotonin-Wiederaufnahmehemmer (SSRI)	56
3.2.6.	Neuroleptika	56
4.	**Therapie von Schlafstörungen im Alter**	**58**
4.1.	Allgemeine Anmerkungen	58
4.1.1.	Symptom- und Anamneseerhebung	58
4.1.2.	Allgemein-körperliche und neurologische Untersuchung	59
4.1.3.	Polysomnographische Untersuchungen	59
4.2.	Nicht-medikamentöse Therapie von Schlafstörungen	59
4.3.	Medikamentöse Therapie von Schlafstörungen	61
5.	**Therapie von Verhaltensstörungen bei Demenz (BPSD)**	**66**
5.1.	Allgemeine Anmerkungen	66

5.2.	Psychopharmakologische Behandlung	67
5.2.1.	Zur Verfügung stehende Psychopharmaka	68
5.2.1.1.	Klassische hochpotente Neuroleptika	68
5.2.1.2.	Klassische niederpotente Neuroleptika	69
5.2.1.3.	Atypische Neuroleptika	69
5.2.1.4.	Benzodiazepine	69
5.2.1.5.	Antidepressiva und Phasenprophylaktika	71
5.2.2.	Praktisches Vorgehen in der psychopharmakologischen Therapie	71
5.2.2.1.	Klassische Neuroleptika	71
5.2.2.2.	Atypische Neuroleptika	71
5.2.2.3.	Benzodiazepine	74
5.2.2.4.	Antidepressiva	74
5.2.2.5.	Phasenprophylaktika	74

6. Therapie demenzieller Erkrankungen — 76

6.1.	Allgemeine Anmerkungen	76
6.2.	Moderne antidementive Therapie - Allgemeine Behandlungsprinzipien	80
6.3.	Wesentliche Aspekte einzelner Acetylcholinesterasehemmer	84
6.3.1.	Donepezil (Aricept®)	86
6.3.2.	Galantamin (Reminyl®)	87
6.3.3.	Rivastigmin (Exelon®)	90
6.4.	Wesentliche Aspekte anderer Antidementiva	91
6.4.1.	Codergocrinmesilat (z.B. Hydergin®)	91
6.4.2.	Ginkgo biloba-Trockenextrakte (z.B. Tebonin®)	92
6.4.3.	Memantin (z.B. Axura®, Ebixa®)	93
6.4.4.	Nimodipin (z.B. Nimotop®)	94
6.4.5.	Piracetam (z.B. Normabrain®)	95
6.4.6.	Pyritinol (z.B. Encephabol®)	95

7. Therapie von schizophrenen Erkrankungen im Alter — 98

7.1.	Allgemeine Anmerkungen	98
7.2.	Wirksamkeit der Neuroleptika bei der Spätschizophrenie	99
7.2.1.	Klassische Neuroleptika	99
7.2.2.	Atypische Neuroleptika	100
7.3.	Verträglichkeit der Neuroleptika im höheren Lebensalter	103
7.3.1.	Extrapyramidalmotorische Symptome	103
7.3.2.	Spätdyskinesien	104
7.3.3.	Sedierung	105
7.3.4.	Kardiovaskuläre Nebenwirkungen	105
7.3.5.	Leberwerterhöhung und Cholestase	106
7.3.6.	Anticholinerge Nebenwirkungen	106
7.3.7.	Wirkungen auf das hämatopoetische System	107
7.3.8.	Gewichtszunahme	107
7.4.	Somatische Komorbidität	108
7.5.	Neuroleptika und Arzneimittelinteraktionen	108

8. Literatur — 112

Index — 125

Besonderheiten des älteren Menschen

1. Besonderheiten des älteren Menschen

In den vergangenen Jahrzehnten haben in Europa, den USA und anderen westlichen Industrienationen v. a. altersassoziierte Erkrankungen zugenommen, da der Anteil älterer Menschen an der Gesamtbevölkerung nicht nur kontinuierlich, sondern sogar exponenziell ansteigt. Zu den in der Häufigkeit zunehmenden Erkrankungen sind v. a. Neoplasien, kardiovaskuläre Erkrankungen sowie psychische Störungen zu zählen. Hier muss neben depressiven und paranoiden Störungen sowie den Angst- und Abhängigkeitserkrankungen im Alter ein besonderes Augenmerk auf die demenziellen Erkrankungen gerichtet werden. Die Prävalenzraten in der Altersgruppe der über 65jährigen liegen z.B. für die depressiven Syndrome bei 20-25 % und für die demenziellen Syndrome bei 5-10 %, wobei die häufigste Demenzform in dieser Altersgruppe, die Alzheimer-Demenz, mit zunehmendem Alter einen exponentiellen Anstieg der Prävalenzraten aufweist (Aronson et al. 1991). Sind in der Altersgruppe der 65- bis 70jährigen nur 2-3 % betroffen, so erkranken in der Altersgruppe der 80- bis 89jährigen bereits 20 %, in der Altersgruppe der über 90jährigen sogar weit mehr als 30 % (Bickel 2000, Häfner 1990) (☞ Abb. 1.1). Ergebnisse verschiedener Bevölkerungsvorausberechnungen prognostizieren für das Jahr 2040 eine weitere Erhöhung des Anteils älterer Menschen an der Gesamtbevölkerung, der dann für die über 65jährigen 20-30 % betragen wird (☞ Abb. 1.2).

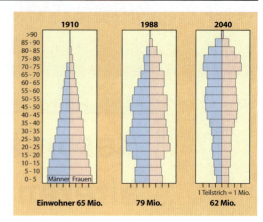

Abb. 1.2: Einwohnerzahl und Altersverteilung in der deutschen Bevölkerung.

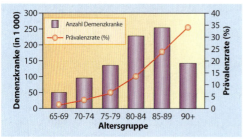

Abb. 1.1: Prävalenzrate der Demenz: Durchschnittliche altersspezifische Prävalenzraten der Demenz nach Feldstudien und Metaanalysen und nach Übertragung auf die deutsche Altenbevölkerung geschätzte Zahl von Erkrankten (nach Bickel 2000).

Erkrankungen im höheren Lebensalter führen häufig zu erheblichen Kosten für den Patienten und seine Angehörigen. Kosten entstehen aber nicht nur durch die Pflege und Hilfsbedürftigkeit psychiatrisch erkrankter Patienten im höheren Lebensalter, sondern auch durch einen erhöhten Arzneimittelverbrauch. So erhalten z.B. in den USA ältere Patienten einen überproportional hohen Anteil der Arzneimittel. Obwohl die über 65jährigen nur ca. 15 % der US-Bevölkerung repräsentieren, entfallen auf sie mehr als ein Drittel aller verordneten Arzneimittel. Auch Schwabe und Paffrath haben in ihrem "Arzneiverordnungsreport 1999" gezeigt, dass der Arzneimittelverbrauch in gleicher Weise wie die Erkrankungshäufigkeit deutlich vom Lebensalter der Patienten abhängt. Dies trifft sowohl für die Verordnung von Medikamenten im allgemeinmedizinischen Bereich (z.B. Schmerz-, Rheuma-, Herz-Kreislauf-Mittel) wie auch für Psychopharmaka zu, die im höheren Lebensalter häufig rezeptiert werden (☞ Abb. 1.3). Dies ist v. a. auf die psychischen Störungen zurückzuführen, die in diesem Alter häufig auftreten, z.B. depressive Syndrome, Schlafstörungen, Unruhe und Angstzustände und auch auf körperliche Erkrankungen, die sekundär wieder zu depressiven Störungen und Schlafstörungen führen. Die Häufigkeit psychischer Störungen im höheren Lebensalter führt also zu einer altersbedingten deutlichen Zunahme der Verordnung von Psychopharmaka (Bergener u. Belmaker 1993, Bergener u. Vollhardt

1995), wobei davon ausgegangen werden kann, dass bei zahlreichen Patienten zu häufig bzw. zu lange Psychopharmaka verordnet werden. Auf der anderen Seite ist jedoch darauf hinzuweisen, dass eine erfolgreiche Gerontopsychiatrie ohne den Einsatz von Psychopharmaka nicht denkbar wäre (Kanowski 1989).

Unter den Psychopharmaka wurden 1999 am häufigsten Antidepressiva verordnet, gefolgt von Tranquillanzien, Neuroleptika, Nootropika sowie Phytopharmaka; unter den Tranquilizern steht wiederum die Verordnung von Benzodiazepinen - auch im höheren Lebensalter - an erster Stelle. Die Hälfte aller Benzodiazepinverordnungen betrifft sogar die 60-80jährigen (Schwabe u. Paffrath 2000).

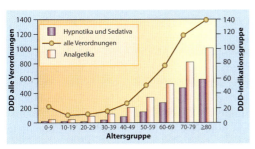

Abb. 1.3: Arzneimittelverordnungen nach Altersgruppen. Rechnerische Tagesdosen je Versichertem/Versicherter der GKV 1991 (GKV Arzneimittelindex 1992).

Für die pharmakologische bzw. psychopharmakologische Behandlung im höheren Lebensalter sind 3 Faktoren von ausschlaggebender Bedeutung (Hock u. Müller-Spahn 1994):

- die Abnahme der Anpassungsfähigkeit
- die Interaktion zwischen Alter und Krankheit
- die Multimorbidität des alten Menschen

Die Variabilität der Arzneieffekte nimmt im Alter deutlich zu, Risiken ergeben sich aus den Interaktionen verschiedener Arzneien. Die Summationseffekte derartiger Interaktionen entsprechen keineswegs immer den bekannten Wirkeigenschaften der verabreichten Einzelsubstanzen. Nebenwirkungen sind häufig und treten bereits in den für das Erwachsenenalter durchaus üblichen Dosisbereichen auf. Dies ist mit einer verminderten Toleranz gegenüber Arzneimitteln allein nicht zu begründen. Hier fällt die Abnahme des aktiven Parenchyms im Alters besonders ins Gewicht. Ancill et al. (1988), Antonijoan et al. (1990), Col et al. (1990), Grymonpre et al. (1988) und Ray (1992) berichten, dass 10-30 % aller Krankenhausaufnahmen älterer Patienten auf unerwünschte Arzneimittelwirkungen zurückzuführen sind. Dabei ist davon auszugehen, dass das Risiko unerwünschter Arzneimittelwirkungen nicht einfach das Resultat einer zunehmenden altersbedingten Vulnerabilität, sondern vielmehr das Ergebnis komplexer Interaktionen zwischen körperlicher Gebrechlichkeit und der Verordnung vieler verschiedener Arzneimittel darstellt (Avorn et al. 1989; Carbonin et al. 1991, Gurwitz u. Avorn 1991, Schneider et al. 1992).

Ausschlaggebende Faktoren für die individuell unterschiedlichen Arzneieffekte sind vor allem die veränderte Pharmakokinetik und Pharmakodynamik im Alter (Maletta et al. 1991a, b).

1.1. Pharmakokinetik

Bei der psychopharmakologischen Behandlung von Patienten im höheren Lebensalter müssen bestimmte pharmakokinetische Veränderungen berücksichtigt werden, die in manchen Fällen zu Problemen führen können (Norman 1993).

Zu den wichtigsten pharmakokinetischen Veränderungen im Alter gehören Veränderungen der Absorption, des Verteilungsvolumens, des Metabolismus und der renalen Ausscheidung (☞ Tab. 1.1) (Braithwaite 1982, Crome u. Dawling 1989, Vogel et al. 2001).

1.1.1. Absorption

Die Verminderung der Absorption kann durch Reduzierung der gastrischen Säureproduktion, der gastrointestinalen Motilität, des gastrointestinalen Blutflusses und der absorptiven Oberfläche verursacht sein. Diese Prozesse werden durch eingeschränkte *first-pass*-Effekte der Leber kompensiert.

Arzneimittel werden im menschlichen Körper in verschiedene Verteilungsräume (z.B. Gehirn, Blut-Hirn-Schranke, Fettgewebe, etc.) distribuiert (☞ Abb. 1.4).

Pharmakokinetik	Physiologische Veränderungen	Konsequenzen
Absorption	• gastrointestinale Motilität reduziert • gastrointestinaler Blutfluss reduziert	• meist keine
Verteilungsvolumen	• relative Abnahme des Gesamtkörperwassers • relative Zunahme des Körperfettes • Plasmaalbumin vermindert	• Plasmaspiegel verändert, längere Wirkungsdauer fettlöslicher Substanzen
Metabolismus	• Lebergröße vermindert • Leberdurchblutung vermindert • Enzymaktivität reduziert	• Biotransformation eingeschränkt
Ausscheidung	• glomeruläre Filtrationsrate reduziert	• renale Eliminiation verzögert

Tab. 1.1: Physiologische Veränderungen der Pharmakokinetik im Alter (modifiziert nach Vestal 1980).

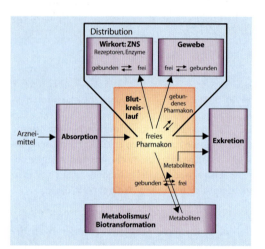

Abb. 1.4: Distribution von Pharmaka im menschlichen Körper (aus Benkert und Hippius, 2000).

1.1.2. Distribution

Das Verteilungsvolumen hängt mit dem Körpergewicht zusammen, das im Alter oft reduziert ist, so dass es nach einer verabreichten Dosierung ggf. zu einer höheren Konzentration im Gewebe kommt. Ebenfalls wichtig ist der Anteil von Fettgewebe im Verhältnis zum sonstigen Körper. So wird im höheren Lebensalter das metabolisch aktive Muskelgewebe durch Fettgewebe ersetzt, so dass es zu einer Zunahme des fiktiven Verteilungsvolumens für fettlösliche Pharmaka (z.B. Diazepam) kommt. Dadurch kann eine längere Halbwertszeit resultieren. Umgekehrt nimmt der Wasseranteil und damit das fiktive Verteilungsvolumen für hydrophobe Pharmaka ab. Somit kommt es zur erhöhten Plasmakonzentration hydrophober Pharmaka bei gleicher Dosierung.

Die Plasmaproteinbindung spielt keine größere klinisch relevante Rolle. Plasmaalbumin und α-Glykoproteine, an welche z.B. die zyklischen Antidepressiva gebunden werden, besitzen eine entgegengesetzte Altersabhängigkeit, so dass sich die Effekte aufheben (Norman 1993). Plasmaalbumin nimmt im höheren Lebensalter ab, α-Glykoprotein hingegen zu. Eine geringere Eiweißbindung führt außerdem nicht zwangsläufig dazu, dass unter *steady-state*-Bedingungen mehr ungebundener Wirkstoff vorhanden ist und damit eine größere Wirkung entfaltet. Steht prozentual mehr freier Wirkstoff zur Verfügung, so wird in der Folge auch mehr abgebaut und ausgeschieden, so dass die Gesamtkonzentration abnimmt, die Konzentration an freiem Wirkstoff jedoch gleichbleibt (von Moltke et al. 1993, 1995, 1998).

1.1.3. Metabolismus

Der Metabolismus der Psychopharmaka findet vor allem in der Leber mit Hilfe von Enzymen statt. Daher spielt die Menge und die Aktivität der Enzyme die entscheidende Rolle für die metabolische Clearance von Arzneimitteln. Oxidationsreaktionen sind die wichtigsten Biotransformationen, denen Arzneimittel zunächst unterliegen (Phase 1). Biologisches Ziel der Fremdstoffoxidation ist, die Substanz wasserlöslich zu machen und damit ihre renale Ausscheidung zu ermöglichen. Gelegentlich wird deshalb - allein oder im Anschluss an eine Oxidation - eine wasserlösliche Substanz (z.B. Glukuronsäure) in einer Konjugationsreaktion (Phase 2) angekoppelt.

Oxidationsreaktionen werden überwiegend durch Cytochrom P450-Enzyme katalysiert. Hierbei handelt es sich um Hämoprotein-Monooxygenasen, die man wegen ihrer spektralen Eigenschaften (Absorptionsmaximum bei 450 nm) als Cytochrom P450 (CYP)-Enzyme bezeichnet. Cytochrom-P450-Oxidasen sind eine Familie von Enzymen des endoplasmatischen Retikulums, die für den Phase-1-Metabolismus von Arzneimitteln verantwortlich sind. Sie finden sich hauptsächlich in der Darmwand und der Leber, wo sie die Absorption bzw. die Arzneimittelclearance und damit die Halbwertszeit entscheidend beeinflussen können. Inzwischen wurden mehrere Dutzend verschiedene Cytochrome identifiziert. Sie werden anhand der Aminosäuresequenz in Familien (erste arabische Zahl) und Subfamilien (Buchstabe) eingeteilt. Die zweite arabische Zahl bezeichnet das individuelle Enzym innerhalb der Subfamilie (Beispiel: CYP 2D6). Für den Arzneimittelmetabolismus beim Menschen wichtige Enzyme sind CYP 1A2, 2C9, 2C19, 2D6, 3A3/4 und 2E1. Im Vergleich mit anderen Enzymen sind CYPs durch eine geringe Substratspezifität gekennzeichnet, d. h. ein Enzym kann mehrere verschiedene Substrate metabolisieren; andererseits wird ein Substrat wiederum oft von mehreren CYPs metabolisiert.

Unterschiede im Arzneimittelmetabolismus können teilweise durch genetisch determinierte Allelvarianten der verstoffwechselten Enzyme - Polymorphismen - erklärt werden. Unter einem genetischen Polymorphismus wird ein monogen vererbtes Merkmal verstanden, welches innerhalb einer Population in mindestens zwei Phänotypen bzw. Genotypen mit einer Häufigkeit von wenigstens 1-2 % zu beobachten ist. Der Phänotyp ist dabei die sichtbare Expression des Genotyps.

Unter den CYPs sind genetische Polymorphismen für die Enzyme 2D6, 2C9 und 2C19 beschrieben (☞ Tab. 1.2). Diejenigen Personen, die eine deutlich eingeschränkte oder fehlende Metabolisierungskapazität haben, werden als *poor metabolizer* (PM) bezeichnet. *Poor metabolizer* weisen somit für Substrate der betreffenden CYPs eine reduzierte metabolische Clearance auf. Wird die Dosis dieser Arzneimittel nicht verringert, kumuliert das Arzneimittel und es können unerwünschte Arzneimittelwirkungen auftreten. Der übrige Teil der Bevölkerung mit normaler Metabolisierungskapazität sind *extensive metabolizers* (EM). Der Polymorphismus von CYP 2D6 ist am genauesten untersucht (Meyer u. Zanger 1997). Grundlagen des PM-Status, der durch eine deutlich eingeschränkte oder völlig fehlende Metabolisierungskapazität in Erscheinung tritt, sind das Fehlen des gesamten Gens oder verschiedene sog. *loss of function* Allele des CYP 2D6-Gens.

Am anderen Ende des Verteilungsspektrums der CYP- 2D6- Metabolisierungskapazität befinden sich sog. *ultrarapid metabolizer*, die etwa 2-3 % der Bevölkerung ausmachen. Der Grund dafür ist teilweise eine Vervielfachung des CYP-2D6-Allels. Aufgrund des ausgeprägten Metabolismus erreichen *ultrarapid metabolizer* bei Standarddosierung eines Arzneimittels oft unzureichende Konzentrationen.

CYP-Enzyme können durch Hormone, Pharmaka oder Alkohol in ihrer Aktivität moduliert werden (Enzyminhibition, Enzyminduktion). Durch Verabreichung eines Inhibitors eines CYP-Enzyms werden Konzentration und Eliminationshalbwertszeit der von diesem CYP-Enzym verstoffwechselten Substrate erhöht, durch Einnahme eines Induktors erniedrigt.

CYP-3A3/4 ist mit ca. 30-60 % des CYP-Gehalts in der Leber das wichtigste CYP-Enzym. Seine Aktivität bestimmt wesentlich die Bioverfügbarkeit verschiedener Psychopharmaka. Im Vergleich zu anderen CYP-Enzymen weist es nur eine geringe Substratspezifität und Saturierbarkeit auf.

Der Metabolismus von Medikamenten mit einer hohen hepatischen Exkretion hängt auch von der Leberdurchblutung ab. Diese ist im hohen Alter reduziert, so dass auch die Clearance vermindert sein kann. Medikamente mit einer geringen Leberexkretion werden von der Leberdurchblutung weniger betroffen, sind aber mehr auf die Fähigkeit der Leber, Medikamente zu metabolisieren, angewiesen. Diese Fähigkeit ist bei älteren Menschen für Phase-1-Reaktionen wie die Oxidierung, Reduzierung und Hydrolyse reduziert, aber nicht für Phase-2-Reaktionen wie z.B. die Konjugation (Sulfate, Glukuronide) (☞ Tab. 1.3). Diese Problematik ist am Beispiel der Benzodiazepine gut zu veranschaulichen (☞ Tab. 1.4). Während die Eliminationshalbwertszeiten von Diazepam, Cloba-

Enzym	Häufigkeit defizienter Metabolisierer (PM) bei Europäern	Ausgewählte Beispiele* für metabolisierte Arzneimittel
CYP2D6	5-10 %	**Psychopharmaka** Amitriptylin, Nortriptylin, Clomipramin, Imipramin und Desipramin, Maprotilin, Doxepin, Mianserin, Fluvoxamin, Paroxetin, Citalopram-Metabolit, Venlafaxin, Perphenazin, Promethazin, Risperidon, Thioridazin, Haloperidol, Zuclopenthixol
		Antiarrhythmika Aprindin, Flecainid, Mexiletin, Prajmalin, Propafenon, Spartein
		Antihypertonika Debrisoquin, Indoramin
		Beta-Blocker Metoprolol, Propranolol, Timolol, Alprenolol, Bupranolol
		Antiemetika und Antihistaminika Tropisetron, Ondansetron, Flunarizin, Cinnarizin
		Opioide Codein, Dextromethorphan, Dihydrocodein, Hydrocodon, Oxycodon
CYP 2C9	ca. 2 %	Phenytoin, Tolbutamid, Losartan, Diclofenac, Warfarin
CYP 2C19	2-5 %	Moclobemid, Citalopram, Imipramin, Clomipramin, Diazepam-Metabolit, Carisoprodol, Mephenytoin, Omeprazol, Lansoprazol, Proguanil

Tab. 1.2: Wichtige genetische Polymorphismen im Arzneimittelmetabolismus durch CYPs. *Nicht enthalten sind einige weitere Substanzen, die sich nicht oder nicht mehr auf dem deutschen Arzneimittelmarkt befinden. Bei CYP 2D6 gehört auch Methylendioxymethamphetamin (*ecstasy*) zu den Substraten (aus Mörike u. Schwab 2000).

zepam, Chlordiazepoxid und Nitrazepam im Alter deutlich ansteigen (Phase-1-Metabolisierung), bleiben sie für Oxazepam, Temazepam und Lorazepam weitgehend unverändert (Phase-2-Metabolisierung).

Phase-1-Reaktionen	Phase-2-Reaktionen
Hydroxilierung	Glukuronidierung
N-Desalkylierung	Sulfatierung
Nitro-Reduktion	Azetylierung
Sulfoxidierung	
Hydrolyse	
Im Alter häufig verlangsamt	Meist keine relevante Veränderung im Alter

Tab. 1.3: Unterteilung der hepatischen Eliminationsprozesse und ihre Veränderung im Alter (aus Müller, 1997).

Benzodiazepin	Eliminationshalbwertszeit	Metabolisierung Hauptweg
Diazepam	+ 125-200 %	Phase I
Clobazepam	+ 60-180 %	Phase I
Chlordiazepoxid	+ 80-370 %	Phase I
Nitrazepam	+ 40 %	Phase I
Oxazepam	n.s.	Phase II
Temazepam	n.s.	Phase II
Lorazepam	n.s.	Phase II

Tab. 1.4: Altersabhängigkeit der Pharmakokinetik von Benzodiazepinen (nach Klotz u. Laux 1996). n.s. = nicht signifikant verändert.

1.1.4. Exkretion

Die Exkretion in der Niere betrifft v. a. die glomeruläre Filtrierung, die im hohen Alter um etwa die Hälfte absinkt. Substanzen, die durch renale Ausscheidung entgiftet werden, werden deshalb bei älteren Menschen viel langsamer entfernt, und es besteht die Gefahr der Kumulation (Lane 1991). Die Ausscheidung der meisten Psychopharmaka - Ausnahmen Lithium, Sulpirid und Paroxetin - wird durch die Abnahme der glomerulären Filtrationsrate der Niere mit zunehmendem Alter klinisch jedoch nur unwesentlich beeinflusst (Hale 1993).

Bis heute liegen nur einige Berichte über die Beziehung zwischen den Plasmaspiegeln der Neuroleptika und dem Alter schizophrener Patienten vor. Diese Untersuchungen zeigen uneinheitliche Ergebnisse; so stellten einige Autoren einen Zusammenhang zwischen dem Alter und der Zunahme der Plasmaspiegel für Neuroleptika fest, andere hingegen nicht (Aoba et al. 1985, Cohen u. Sommer 1988, Lacro et al. 1996, Tran-Johnson et al. 1992).

1.2. Pharmakodynamik

Mit zunehmendem Alter kommt es nicht nur zu neuroanatomischen Veränderungen unseres Gehirns, sondern auch zu Veränderungen biochemischer und physiologischer Parameter der Neurotransmission wie Synapsendichte, Rezeptordichte, Rezeptorfunktionalität, Transmitterkonzentrationen und signalbedingte Freisetzung von Transmittersubstanzen (Morgan et al. 1987; Müller 1993, 1997, Oreland u. Gottfries 1986). Diese Veränderungen sind häufig sehr komplex und erlauben es meist nicht, eine eindeutige Zuordnung zu treffen, ob die Aktivität des betroffenen Systems im Alter generell erhöht oder erniedrigt ist. So sieht man zwar im Bereich der zentralen noradrenergen Neurotransmission eine Abnahme der Rezeptordichte und Rezeptorfunktionalität, aber auch eine Zunahme der Konzentration von Noradrenalin und seinen Metaboliten im Gehirn (Sunderland 1992). Da Psychopharmaka im Gehirn im Wesentlichen über einen Eingriff in die chemische Neurotransmission wirken, ist es nicht verwunderlich, dass eine veränderte Empfindlichkeit unseres Gehirns im Alter für Psychopharmaka zu beobachten ist, die unterschiedliche Neurotransmittersysteme bzw. Neurotransmitterrezeptoren beeinflussen und die im pharmakologischen Sinn entweder verstärkend oder abschwächend auf bestimmte Neurotransmittersysteme wirken. Ein sehr wichtiger Faktor sind aber nicht nur die altersbedingten physiologischen Veränderungen, sondern v. a. die im höheren Lebensalter auftretenden körperlichen Erkrankungen, die wiederum z.B. über metabolische Störungen die Hirnfunktion beeinflussen können. Für die praktische Anwendung von Psychopharmaka bleibt aus diesem sehr komplexen Bereich zunächst nur festzustellen, dass unser Gehirn im Alter auf viele Psychopharmaka im Hinblick auf die erwünschten therapeutischen, aber auch auf die unerwünschten Wirkungen verändert reagieren kann (Müller 1997). In den meisten Fällen ist hierbei die Empfindlichkeit unseres Gehirns für Psychopharmaka im Alter erhöht. Die Komplexität der Pharmakodynamik von Psychopharmaka bei älteren Patienten ist daran zu veranschaulichen, dass ältere Menschen empfindlicher auf die Effekte akuter Dosen von Benzodiazepinen reagieren als junge Personen (Greenblatt et al. 1991 a, b). Die Wirkung einer einzelnen oralen Dosis von Temazepam, Nitrazepam, Diazepam oder anderen Benzodiazepinen auf die psychomotorische Leistung oder andere subjektive Parameter ist ausgeprägter; dies trotz vergleichbarer freier und gesamter Plasmakonzentration der Benzodiazepine bei jungen und älteren Personen. (Castleden et al. 1977, Swift et al. 1985a, b). Auf der anderen Seite verursacht die Langzeitgabe von Benzodiazepinen trotz relativ hoher täglicher Plasmakonzentrationen wenig psychomotorische Beeinträchtigungen.

Ein weiteres Beispiel für die Folge einer veränderten Rezeptorempfindlichkeit im Alter ist die deutlich erhöhte Neigung älterer Patienten, mit einer orthostatischen Hypotension auf die Einnahme von Medikamenten mit α-rezeptorblockierender Wirkung zu reagieren. Diese verstärkte orthostatische Dysregulation unter Behandlung mit einigen niederpotenten Neuroleptika oder trizyklischen Antidepressiva wird als Folge der veränderten Empfindlichkeit von Barorezeptoren im Karotissinus sowie der Abnahme der α2-, nicht aber der α1-adrenergen Rezeptoren interpretiert (Swift 1990, Woodhouse 1992). Ein weiteres Beispiel ist die im Alter reduzierte Fähigkeit, die Homöostase hinsichtlich des Natrium- und Wasserhaushalts aufrechtzuerhalten. Dies hat ein erhöhtes Risiko zur Folge, unter Psychopharmaka das klinische Syndrom der inadäquaten ADH-Sekretion (u. a. Hyponatriämie, Muskelkrämpfe, Übelkeit, Lethargie) zu entwickeln (Chan 1997).

1.3. Arzneimittelinteraktionen

Werden mehrere Arzneimittel gleichzeitig oder nacheinander verabreicht, kann dies Arzneimittelinteraktionen (Wechselwirkungen) zur Folge haben, da Arzneimittelwirkungen oder -nebenwirkungen durch Zugabe einer zweiten Substanz qualitativ oder quantitativ verändert werden können (Abschwächung, Verstärkung, Einschränkung/Erweiterung bzw. Verschiebung des Wirkungs- bzw. Nebenwirkungsspektrums). Arzneimittelinteraktionen können sowohl unbeabsichtigt und dann meist unerwünscht als auch - im Rahmen einer Therapieoptimierung - beabsichtigt und erwünscht sein.

Wechselwirkungen zwischen Arzneimitteln sind sowohl auf pharmakokinetischer als auch auf pharmakodynamischer Ebene möglich, häufig stellen sie auch ein Wechselspiel zwischen pharmakokinetischen und pharmakodynamischen Effekten dar. Für pharmakokinetische Interaktionen

1. Veränderung des gastrointestinalen pH-Wertes		
1. Arzneimittel: Ketoconazol	2. pH-verändernde Substanz: H_2-Antagonisten, Antazida, Omeprazol	Wirkung: Bioverfügbarkeit ↓ um bis zu 80 %
2. Beeinflussung der gastrointestinalen Resorption durch Komplexbildung		
1. Arzneimittel: Digoxin, Thyroxin, Phenprocoumon	2. Komplex-bildende Substanz: Cholestyramin	Wirkung: Resorption ↓
3. Erhöhung der gastrointestinalen Resorption durch Hemmung der Glykoprotein-170-Pumpe		
1. Arzneimittel: Digoxin	2. GP-170-Hemmstoff: Verapamil	Wirkung: Resorption ↑
4. Beeinflussung der gastrointestinalen Motilität		
1. Arzneimittel: Paracetamol, Diazepam, Propranolol, Lithium	2. Prokinetikum: Metoclopramid, Cisaprid	Wirkung: Absorption ↑
5. Veränderung der Darmflora		
1. Arzneimittel: Digoxin	2. Darmflora-verändernde Substanz: Antibiotika	Wirkung: Digoxin-Inaktivierung durch intestinale Bakterien ↓ Digoxin-Plasmaspiegel ↑
6. Gehemmter und beschleunigter Metabolismus		
1. Gehemmter Abbau von: Clozapin	2. Hemmstoff: Fluvoxamin	Wirkung: Clozapin-Plasmaspiegel ↑
1. Beschleunigter Abbau von: oralen Kontrazeptiva	2. Induktor: Carbamazepin, Phenobarbital, Rifampicin, Griseofulvin	Wirkung: Unzuverlässige Wirkungen, "Pillenversager"
7. Beeinflussung der renalen Elimination		
1. Arzneimittel: Lithium	2. Renale Clearance-beeinflussende Substanz: Thiaziddiuretika	Wirkung: Reabsorption aus dem proximalen Tubulus ↑
8. Verdrängung aus der Eweißbindung		
1. Verdrängende Substanz: Phenylbutazon, Clofibrat	2. Verdrängte Substanz: Phenprocoumon	Wirkung: Blutung

Tab. 1.5: Mechanismen klinisch relevanter pharmakokinetischer Medikamenteninteraktionen (nach Zolk et al. 2001).

ist kennzeichnend, dass die Konzentration eines Interaktionspartners im Plasma - und damit am Wirkort - verändert werden, pharmakodynamische Interaktionen finden dagegen z.B. auf Rezeptorebene statt.

Pharmakokinetische Interaktionen können sich auf allen Ebenen der Pharmakokinetik (Resorption, Verteilung, Metabolismus, Elimination) ereignen. So ist eine Resorptionshemmung durch Antazida oder Ionentauscher, eine Resorptionserhöhung durch Hemmung der Glykoprotein-170-Pumpe, sowie eine Absorptionsveränderung durch anticholinerg wirksame Pharmaka aufgrund Motilitätsveränderungen der Magen-Darm-Passage möglich. Auf der Ebene der Verteilung sind z.B. Verdrängungen aus der Plasma-Eiweiß-Bindung möglich. Dies ist wichtig für Substanzen wie Antikoagulantien, die zum großen Teil an Plasmaeiweiße gebunden sind. Zu den wichtigsten Mechanismen für pharmakokinetische Wechselwirkungen zwischen Arzneimitteln gehören die Induktion bzw. die Inhibition des Metabolismus. Enzyminhibition ist z.B. durch Antidepressiva wie Fluoxetin, Enzyminduktion durch Antikonvulsiva wie Carbamazepin möglich. Veränderungen der Exkretion können durch Veränderung der Nierendurchblutung z.B. nach Gabe von ACE-Hemmern oder Theophyllin mit Auswirkungen auf die Nierenserumkonzentration auftreten (☞ Tab. 1.5).

Pharmakodynamische Interaktionen sind u.a. durch Gabe von Arzneimitteln mit identischem Wirkmechanismus (z.B. Verstärkung anticholinerger Nebenwirkungen durch Kombination anticholinerg wirksamer Neuroleptika und Antidepressiva) oder von Arzneimitteln mit unterschiedlichem Wirkmechanismus (z.B. zentrales Serotoninsyndrom durch gleichzeitige MAO-Hemmung und 5HT-Rückaufnahmehemmung) möglich (☞ Tab. 1.6).

Nicht alle Interaktionen sind jedoch klinisch relevant, und der Kliniker bekommt nur die "Spitze eines Eisberges" zu Gesicht. Wichtig für die tägliche Praxis ist insbesondere, ob das entsprechende Arzneimittel einen engen therapeutischen Bereich aufweist oder den Metabolismus anderer Pharmaka stark beeinflusst (Zolk et al. 2001), also z.B.

- Antiarrhythmika, Amiodaron, Flecainid
- Antikoagulanzien vom Cumarintyp
- Kalziumantagonisten
- Carbamazepin
- Cimetidin
- Chinidin
- Ciclosporin
- Digoxin/Digitoxin
- Erythromycin
- Ketoconazol, Itraconazol
- Lithium

1. Antagonistische/synergistische Interaktionen		
1. Arzneimittel: Guanethidin	2. Antagonist: Trizyklische Antidepressiva	Wirkung: Hemmung des membranären *uptake*, antihypertensiver Effekt ↑
1. Arzneimittel: Levodopa	2. Synergist: Carbidopa	Wirkung: Decarboxylaseinhibition, Effekt von L-Dopa ↑
2. Beeinflussung der Elektrolythomöostase		
1. Arzneimittel: ACE-Inhibitor, Digoxin, Digitoxin	2. Antagonist: K^+-sparendes Diuretikum K^+-sparendes Diuretikum	Wirkung: Hyperkaliämie Arrhythmie
3. Indirekte pharmakodynamische Interaktionen		
1. Arzneimittel: Kombination serotoninerger Pharmaka, z.B. L-Tryptophan, Amphetamine, SSRI's, MAO-Hemmer, Busprion, Lithium	2. Arzneimittel:	Wirkung: "Serotoninsyndrom"

Tab. 1.6: Mechanismen klinisch relevanter pharmakodynamischer Medikamenteninteraktionen (nach Zolk et al 2001).

- Monoaminoxidasehemmer
- Orale Kontrazeptiva
- Phenytoin
- Rifampicin
- Theophyllin

In der Praxis erscheint es wichtig, auf klinische Symptome unerwünschter Arzneimittelwirkungen v. a. dann zu achten, wenn an der Medikation Veränderungen vorgenommen werden. Es könnte eine Interaktion im Sinne einer Hemmung des Metabolismus oder des Wegfalls einer Inhibition zugrunde liegen.

	CYP1A2	CYP2C9/10	CYP2C19	CYP2D6	CYP3A3/4
Anteil[b]	13 %	?	20 %	2 %	30 %
Polymorphismus	nein	ja, selten	ja, 2-5 %	ja, 5-10 %	nein
Modellsubstrat	Coffein Phenacetin	Tolbutamid Phenytoin	Mephenytoin Omeprazol	Spartein Debrisoquin Dextrometorphan	Erythromycin Dexamethason Midazolam
Substrate	Fluvoxamin TZA (tert.)[a] Clozapin Olanzapin *Theophyllin Propanolol*	Fluoxetin *Warfarin Tolbutamid Phenytoin*	Citalopram TZA (tert.)[a] Moclobemid Diazepam	Fluoxetin ? Paroxetin TZA (tert.+sek.)[a] Mirtazapin Venlafaxin Trazodon Neuroleptika Risperidon Olanzapin Sertindol *Betablocker Antiarrhythmika Codein (Aktiv.)*	Sertralin ? TZA (tert.)[a] Mirtazapin Quetiapin Diazepam Clonazepam Alprazolam Midazolam Triazolam *Terfenadin Östrogene Diltiazem Amiodaron Cyclosporin Dexamethason*
Inhibitoren	Fluvoxamin *Cimetidin*	Fluoxetin ? *Cimetidin?*	Fluvoxamin Fluoxetin Tranylcypromin *Ketakanazol Cimetidin Omeprazol*	Paroxetin Fluoxetin Sertralin Citalopram Moclobemid Haloperidol *Cimetidin*	Fluvoxamin Nefadozon Norfluoxetin *Erythromycin Ketokonazol Cimetidin Verapamil Dexamethason*
Induktoren	Rauchen?	Rauchen?	Rauchen Rifampicin	Carbamazepin Rauchen	Carbamazepin Rauchen *Phenobarbital Phenytoin Rifampicin*

Tab. 1.7: Cytochrom-P450-Isoenzyme: Substrate, Induktoren, Inhibitoren (modifiziert nach Norman et al 1998).
[a] Trizyklische Antidepressiva mit sekundären Aminogruppen: Desipramin, Nortriptylin, trizyklische Antidepressiva mit tertiären Aminogruppen: Clomipramin, Amitriptylin, Imipramin.
[b] Geschätzte Anteile an der gesamten CYP-Menge der Leber. Internistische und neurologische Medikamente sind *kursiv* gedruckt.

Das CYP-System als Ort pharmakokinetischer Interaktionen findet in den letzten Jahren zunehmend Interesse. CYPs sind primär die Orte des Substratumsatzes, zudem sind sie aber auch potenzielle Angriffspunkte für Enzyminhibitoren bzw. -induktoren (Tab. 1.7). Induktion führt zu einer Erhöhung bzw. Inhibition zu einer Erniedrigung der Clearance.

Wichtig erscheint zudem der Hinweis, dass die Häufigkeit von Medikamenteninteraktionen mit dem Alter des Patienten, seiner Morbidität, der Anzahl der verordneten Medikamente und der Anzahl der an der Behandlung beteiligten Ärzte zunimmt (Seymour u. Routledge 1998).

1.4. Allgemeine therapeutische Gesichtspunkte

Aufgrund der geschilderten Veränderungen der Pharmakokinetik und Veränderungen der pharmakodynamischen Empfindlichkeit des Gehirns ist davon auszugehen, dass der ältere Patient wesentlich empfindlicher auf erwünschte, aber v. a. auch auf unerwünschte Wirkungen aller uns zur Verfügung stehender Psychopharmaka reagieren kann (☞ Tab. 1.8, 1.9). Daraus ist abzuleiten, weshalb die individuelle Dosis eines älteren Patienten sorgfältig festzulegen ist und weshalb üblicherweise die für den älteren Patienten erforderliche mittlere Tagesdosis deutlich unter der jüngerer Patienten liegt. Beim Verordnen gilt die Faustregel, dass ältere Patienten die Hälfte bzw. zwei Drittel der Psychopharmakadosierungen bekommen sollten, die bei jungen Patienten üblich sind. Im Falle einiger neuerer Antidepressiva wie der SSRI ist eine spezielle Anpassung der Dosierung meist nicht notwendig.

Veränderungen von Pharmakokinetik u. -dynamik
Änderungen der Verteilung und Elimination führen häufig zu höheren Plasmaspiegeln bei normaler Dosierung
Biochemische Veränderungen im ZNS führen meist zu einer erhöhten pharmakodynamischen Wirkung, im Einzelfall aber auch zu einer Wirkungsabschwächung
Folgen:
• meist stärkere therapeutische Wirkungen und häufigere und stärkere unerwünschte Arzneimittelwirkungen bei nicht geänderter Dosis • Notwendigkeit der Dosisanpassung und langsamere Dosissteigerungen • höhere Empfindlichkeit für Arzneimittelinteraktionen, besonders bei additiven Effekten gleichgerichtet wirksamer Substanzen (z.B. mehrere Substanzen mit sedativer und anticholinerger Wirkung

Tab. 1.8: Allgemeine Veränderungen der Pharmakokinetik und Pharmakodynamik von Psychopharmaka im Alter und ihre Bedeutung für die praktische Therapie (aus Müller, 1997).

Die erhöhte Empfindlichkeit älterer Patienten auf Psychopharmaka durch die synergistische Wirkung der Veränderung pharmakokinetischer und pharmakodynamischer Parameter im Alter hat darüber hinaus zur Folge, dass ältere Patienten empfindlicher auf Arzneimittelinteraktionen reagieren können. Die Polypharmazie ist v. a. für ältere Patienten nicht untypisch. Sie resultiert vielfach aus Verschreibungen mehrerer Ärzte sowie auch durch rezeptfrei erhältliche Mittel (z.B. Johanniskrautpräparate). So kann die gleichzeitige Gabe von Johanniskrautpräparaten z.B. zu reduzierten Plasmakonzentrationen von Ciclosporin, HIV-Proteaseinhibitoren und Digoxin führen. Daher ist es empfehlenswert, die vollständige Liste der eingenommenen Arzneimittel regelmäßig daraufhin zu überprüfen, welche Pharmaka wirklich noch indiziert bzw. welche inzwischen entbehrlich sind. Bei älteren Patienten sollten unspezifische Symptome wie ein Sturz, Schläfrigkeit, Schwindel, Verwirrtheit oder Inkontinenz eine sorgfältige Überprüfung der eingenommenen Arzneimittel des Patienten veranlassen (Seymour u. Routledge 1998).

Psycho-pharmaka-klasse	Bei alten Patienten besonders ausgeprägte UAW
Benzo-diazepine	Tagessedation, Tagesmüdigkeit Verwirrtheit, Konfusion kognitive Störungen (Gedächtnis, Lernen, Konzentration) motorische Störung (Koordination, Ataxie, Gefahr von Stürzen und damit verbundenen Frakturen)
Neuro-leptika	Sedation Hypotension, Orthostase EKG-Veränderungen Akathisie, Parkinsonismus, Spätdyskinesien anticholinerge Effekte **peripher:** trockener Mund (Probleme mit Prothesen) Tachykardie, Obstipation, Miktionsstörungen, Akkomodationsstörungen (cave: Glaukom) **zentral:** kognitive Störungen, Verwirrtheit, anticholinerges Delir
Anti-depressiva	Sedation Hypotension, Orthostase Kardiotoxizität Überleitungsstörungen Abnahme der Kontraktilität (meist erst bei toxischen Dosen) anticholinerge Effekte **peripher:** trockener Mund (Probleme mit Prothesen), Tachykardie, Obstipation, Miktionsstörungen, Akkomodationsstörungen (cave: Glaukom) **zentral:** kognitive Störungen, Verwirrtheit, anticholinerges Delir

Tab. 1.9: Unerwünschte Arzneimittelwirkungen (UAW), die in unterschiedlichem Ausmaß bei den einzelnen Substanzen der jeweiligen Psychopharmaka-gruppe auftreten können und im Alter besonders ausgeprägt sind (aus Müller, 1997).

Bei bestimmten Psychopharmaka muss mit Arzneimittelinteraktionen auch noch nach deren Absetzen gerechnet werden: z.B. anhaltende MAO-Inhibition noch über ca. 14 Tage nach Absetzen des irreversiblen MAO-Hemmers Tranylcypromin, länger anhaltende 5HT-Rückaufnahmehemmung durch Fluoxetin und dessen lang wirksamen Metaboliten Norfluoxetin noch über ca. 3-4 Wochen nach Absetzen von Fluoxetin.

Aus diesem Grunde sind in der psychopharmakologischen Therapie die in Tab. 1.10 dargestellten - auch allgemeingültigen - Grundsätze besonders zu beachten.

Aufgrund der pharmakokinetischen und pharmakodynamischen Veränderungen im höheren Lebensalter bestehen besondere Anforderungen an Substanzen, die in der Psychogeriatrie eingesetzt werden können. Dazu gehören eine ausreichende klinische Wirksamkeit bei geringer Herz-Kreislauf-Wirkung, eine geringe periphere anticholinerge Wirkung (Mundtrockenheit, Obstipation, Verschwommensehen, Harnverhalt), eine geringe zentrale anticholinerge Wirkung (Verwirrtheit, Sedierung, kognitive Störungen), eine geringe delirogene Potenz sowie günstige pharmakodynamische und pharmakokinetische Eigenschaften (kurze Halbwertszeit, ausreichende Steuerbarkeit, Möglichkeit der Verabreichung in kleinen Dosen, keine bzw. wenig aktive Metaboliten). Wie in der Pharmakotherapie jüngerer Patienten bestimmt natürlich auch das Behandlungsziel die Dauer und Dosierung einer Behandlung mit, d.h. es ist zu beachten, ob das Psychopharmakon zur Symptomsuppression, Erhaltungstherapie oder Rezidivprophylaxe eingesetzt werden soll (Schmauß 1985).

- Syndromdiagnose mit nosologischer Zuordnung
- körperliche Untersuchung
- Gesamtbehandlungskonzept (Psychotherapie, evtl. internistische Therapie)
- sorgfältige Nutzen-Risiko-Analyse
- Einbindung von Familienangehörigen
- Aufklärung über Nebenwirkungen
- einfaches Dosiskonzept (Monotherapie)
- einschleichende Dosierung
- geringere Dosishöhe
- häufige Vorstellungstermine

Tab. 1.10: Besonderheiten der Therapie mit Psychopharmaka im höheren Lebensalter (aus Hock u. Müller-Spahn, 1994).

Zu erwähnen ist noch der Einfluss psychosozialer Faktoren auf die Pharmakotherapie im Alter. So führen sowohl die soziale Isolation als auch komplizierte Verordnungsschemata, kognitive Beeinträchtigungen aber auch die erhöhte Nebenwirkungsrate der Medikamente zu einer deutlichen Minderung der *compliance*. Zur Sicherung der *compliance* sollten Verwandte oder Pflegepersonen einbezogen werden. Das therapeutische Regime ist so einfach wie möglich zu halten und sollte regelmäßig überprüft werden, die Medikation ist übersichtlich anzubieten (Renteln-Kruse, 2000; Weyerer, 2003).

Therapie von depressiven Störungen im Alter

2. Therapie von depressiven Störungen im Alter

2.1. Allgemeine Anmerkungen

Epidemiologische Daten über depressive Erkrankungen im Alter unterliegen nach wie vor erheblichen Schwankungen, die sich in erster Linie darauf zurückführen lassen, dass die Abgrenzung unterschiedlicher depressiver Syndrome bisher nach weitgehend divergierenden Definitionskriterien vorgenommen wurde (Bergener 1986, 1989). So war z.B. in der Berliner Altersstudie (BASE), in der eine repräsentative Stichprobe der Westberliner Bevölkerung im Alter von 70-100 Jahren untersucht worden ist, die depressive Störung mit einer Punktprävalenz von 9 % die zweithäufigste psychiatrische Erkrankung (Helmchen et al. 1996). Unter Berücksichtigung leichterer depressiver Syndrome erreichen die angegebenen Krankheitsraten sogar Werte von ca. 20 % und mehr (Meller et al. 1997). Zudem ist darauf hinzuweisen, dass die Suizidraten unter depressiven, älteren Menschen ausgesprochen hoch sind (Alexopoulos et al. 1988).

Aus den bisher vorliegenden Untersuchungen lässt sich nicht eindeutig ableiten, dass die Prävalenzraten für schwere depressive Syndrome im Alter ansteigen. Als sicher nachgewiesen gilt lediglich, dass die Prävalenzraten bei Frauen annähernd doppelt so hoch liegen wie bei Männern.

Depressionen werden in vielen Fällen noch immer nicht als behandelbare psychische Störungen angesehen. Häufig fällt auch die Unterscheidung zwischen einer depressiven Erkrankung und einer nachvollziehbaren Reaktion auf Veränderung in der Lebenssituation, wie Verlust des Lebenspartners, der Wohnung, der Leistungsfähigkeit oder wie körperliche Begleiterkrankungen und Vereinsamung nicht leicht. Die meisten Menschen, die an Depressionen leiden, werden deshalb entweder gar nicht oder aber völlig unzulänglich behandelt (Helmchen et al. 1996).

Erschwerend kommt hinzu, dass es keine für eine Depression spezifischen Beschwerden gibt; auch keine pathognomonischen Symptome, d.h. Symptome, die unbedingt vorhanden sein müssen. Jedes einzelne Symptom kann auch bei einer anderen psychischen oder körperlichen Erkrankung auftreten (☞ Tab. 2.1). Darüber hinaus ist festzustellen, dass depressive Störungen im Alter häufig

Affektives Erleben	Neurovegetative Symptome
• nie gekannte Verstimmung • durch Situationswechsel nicht auflockerbar • Unfähigkeit zur Freude • herabgesetztes Selbstwertgefühl • Schuldgefühle • Angst • Gefühl der Gefühllosigkeit • verminderte Leistungsfähigkeit • körperliche Missempfindungen	• tagesrhythmische Stimmungsschwankungen mit Morgentief • Durchschlafstörungen und frühmorgendliches Erwachen • Appetitmangel • Libidoverlust • Obstipation • trockener Mund
Kognitiv-mnestische Funktionen	Verhaltenssymptome
• Denkhemmung • Konzentrationsstörung • Merkschwäche • Grübeln • pessimistische Lebensbetrachtung • Selbstbeschuldigungen • Wahn	• Änderungen der Psychomotorik • Reaktionsverlangsamung • Interesselosigkeit • Leistungsrückgang • Ermüdbarkeit • Entschlussunfähigkeit • Willenshemmung

Tab. 2.1: Manifestationen depressiver Symptomatik.

2.1. Allgemeine Anmerkungen

eine andere Symptomatik zeigen als bei jüngeren Erwachsenen (☞ Tab. 2.2).

Doch so sehr dies an sich die Diagnose erschweren kann, entscheidender ist, dass die meisten Depressionen im Alter deshalb nicht diagnostiziert werden, weil die grundsätzliche Möglichkeit einer psychischen Erkrankung überhaupt nicht in Betracht gezogen wird, v. a. dann, wenn körperliche Symptome vorherrschen und gleichzeitig psychopathologische Symptome weitgehend in den Hintergrund treten oder überhaupt fehlen.

Deshalb führt nicht nur die Polysymptomatik häufig auf eine falsche Fährte. Oft werden über Monate viele Stationen allgemeiner Krankenhäuser durchlaufen und nicht selten unter den insistierenden Klagen der Kranken auch operative Eingriffe durchgeführt.

> Die heute international gebräuchlichen psychiatrischen Klassifikationen DSM-IV-R und ICD-10 unterscheiden folgende Depressionsformen (☞ Abb. 2.1):
> - Affektive Störungen, bei denen eine körperliche Verursachung nicht nachweisbar ist, und die nicht auf andere psychische Störungen zurückführbar sind.
> Die operationale Definition dieser Erkrankungen erfasst verschiedene Formen und Schweregrade, und verzichtet dabei auf Annahmen über die Ätiologie (wie z.B. "endogen").
> Chronisch-depressive Störungen, die im traditionellen Krankheitsverständnis als neurotische und Persönlichkeitsstörungen aufgefasst wurden, werden hier ebenfalls aufgeführt.
> - Organische affektive Störungen, die symptomatisch im Rahmen von Hirnkrankheiten oder körperlichen Störungen, die sich sekundär auf die Hirnfunktion auswirken, entstehen.
> - Anpassungsstörungen, die im Zusammenhang mit einer Auseinandersetzung mit einschneidenden Lebensveränderungen, nach einem belastenden Lebensereignis oder nach einer schweren körperlichen Erkrankung entstehen.

Ältere Erwachsene (> 65 Jahre)	Jüngere Erwachsene (< 65 Jahre)
eventuell keine Klagen über depressive Stimmung, jedoch über Freudlosigkeit	Hauptsymptom: depressive Stimmung
vorherrschende depressive Kognitionen	Vorliegen von depressiven Kognitionen
häufige somatische Beschwerden, insbesondere Schmerzen und Müdigkeit	somatische Beschwerden weniger häufig
Pseudodemenz oder subjektive Gedächtnisstörungen häufig	Pseudodemenz selten
Schlaflosigkeit sehr häufig	Schlaflosigkeit häufig
Agitiertheit häufiger und ausgeprägter	Agitiertheit weniger dominant
Selbstmordgedanken weniger oft ausgedrückt	Selbstmordgedanken häufiger ausgedrückt
vollzogener Selbstmord häufiger	vollzogener Selbstmord weniger häufig

Tab. 2.2: Vergleich der Symptome und Anzeichen von Depression bei jüngeren und älteren Erwachsenen.

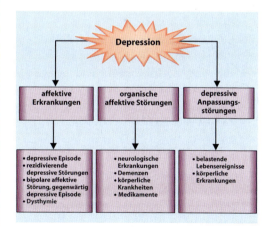

Abb. 2.1: Schema zur Multikausalität depressiver Syndrome.

Die Kenntnis der Behandlungsmöglichkeiten depressiver Erkrankungen ist für jeden Arzt von außerordentlicher Bedeutung. Die Frage, ob Antidepressiva eher krankheitsbezogen oder eher syndrombezogen verordnet werden, wird unterschiedlich beantwortet (Möller 1987). Eine eindeutige Festlegung in der einen oder anderen Richtung lässt sich wahrscheinlich schwer treffen. Die Antwort hängt meistens von schulbezogenen Ausgangspositionen ab, wie auch von der Frage, ob man die psychiatrische Erkrankungen wirklich als nosologische Entitäten auffasst oder sie eher als Syndrome höherer Ordnung interpretiert. Wegen der Schwierigkeiten der differentialdiagnostischen Abgrenzung von endogenen und neurotischen Depressionen im Querschnitt und wegen grundsätzlicher konzeptioneller Überlegungen spricht die ICD-10 bei allen deutlich ausgeprägten depressiven Zuständen nichtorganischer Genese von depressiven Episoden, ohne zwischen endogener und neurotischer Depression zu differenzieren.

Diagnostische Leitlinien der depressiven Episode nach ICD-10 sind die folgenden:

a) Eine depressive Episode wird durch die folgende Symptomatik gekennzeichnet:
- Depressive Stimmung in einem für den Patienten eindeutig abnormen Ausmaß, fast täglich für die meiste Zeit des Tages, weitgehend unbeeinflusst durch äußere Umstände.
- Deutlicher Verlust von Interesse oder Freude an normalerweise angenehmen Aktivitäten.
- Verminderung von Antrieb und erhöhte Erregbarkeit.
- Verlust von Selbstvertrauen und Selbstwertgefühl.
- Unbegründete Selbstvorwürfe und unangemessene Schuldgefühle.
- Wiederkehrende Todeswünsche oder Suizidgedanken oder suizidales Verhalten.
- Klagen oder Anzeichen für Denk- und Konzentrationsstörungen.
- Entschlusslosigkeit oder Unschlüssigkeit.
- Psychomotorische Störungen mit Agitiertheit oder Hemmung.
- Schlafstörungen.
- Appetitstörungen oder -verlust mit entsprechender Gewichtsveränderung.

b) Es wird differenziert nach 3 Schweregraden:
- Leichte depressive Episode: Die depressive Episode sollte wenigstens 2 Wochen andauern. Einige der oben beschriebenen Symptome müssen ausgeprägt genug sein, um Gequältsein zu verursachen und gewöhnlich auch von anderen Personen bemerkt werden.
- Mittelgradige depressive Episode: Eine depressive Episode, die mindestens 2 Wochen andauert und in der Anzahl und im Schweregrad der Symptome den meisten Personen noch erlaubt, ihre normale Berufstätigkeit sowie die sozialen und familiären Aktivitäten, wenn auch unter erheblichen Schwierigkeiten, fortzusetzen.
- Schwere depressive Episode: Die depressive Episode muss mindestens 2 Wochen andauern und schwer genug sein, um ein erhebliches Gequältsein und fast immer auch eine deutliche Behinderung zu verursachen. Einige der genannten Symptome sollten in ausgeprägter Form vorhanden sein; wenn einige von ihnen besonders schwer sind und rasch auftreten, kann es sinnvoll sein, die Diagnose auch bei Nichterfüllung des 2-Wochen-Kriteriums zu stellen.

c) Zur weiteren Subtypisierung wird bei der leichten und mittelgradigen depressiven Episode hinsichtlich des Vorliegens/Nichtvorliegens somatischer Symptome unterschieden und bei der schweren depressiven Episode hinsichtlich des Vorliegens/Nichtvorliegens psychotischer Symptome (Wahn, Halluzinationen, Stupor) differenziert.
Depressive Episoden können auch im Rahmen rezidivierender depressiver Störungen und bipolarer affektiver Störungen auftreten.

Eine der schwierigsten differenzialdiagnostischen Probleme bei älteren Patienten ist die Abgrenzung zwischen Depression und Demenz (☞ Tab. 2.3).

Ältere Menschen klagen häufig über nachlassende körperliche sowie geistige Leistungsfähigkeit, Vergesslichkeit und Gedächtnisstörungen (Katona 1994).

Leistungsphysiologisch lassen sich in der Regel Beeinträchtigungen der Konzentrationsfähigkeit

2.1. Allgemeine Anmerkungen

	Demenz	Depression
Vorgeschichte	• länger bestehende (> 6 Monate) Beeinträchtigungen • Beginn schwer erkennbar	• kurze Dauer (< 3 Monate) der Beeinträchtigungen • Anamnese depressiver Vorerkrankungen
Klagen	• vage Beschwerden • Bagatellisieren bestehender Defizite • Benutzen von Erinnerungshilfen	• betonte und detaillierte Angaben über Defizite • kein Benutzen von Erinnerungshilfen
Motivation	• bemüht um Leistung • Überspielen von Defiziten • Freude über Erfolge	• unmotiviert • schnelles Aufgeben • kein Erfolgserleben vermittelbar
Aufmerksamkeit	• nicht beeinträchtigt	• unaufmerksam
Gedächtnisleistung	• Enkodierungsdefizit • globale Beeinträchtigung aller Gedächtnisfunktionen	• Enkodierungsschwäche • intaktes semantisches und prozedurales Gedächtnis
antidepressiver Behandlungsversuch	• keine Besserung der Gedächtnisleistung	• Rückbildung von Gedächtnisstörungen

Tab. 2.3: Unterscheidung mnestischer Beeinträchtigungen bei Demenz und Depression.

und des Antriebs sowie eine Enkodierungsschwäche nachweisen.

Die differenzialdiagnostische Abgrenzung dieser Beschwerden ist im Hinblick auf die sich im einzelnen daraus ergebenden unterschiedlichen therapeutischen Schlussfolgerungen und Konsequenzen von Bedeutung. Nicht selten wird die Diagnose eines organischen Psychosyndroms, einer beginnenden Demenz oder auch einer Parkinson-Erkrankung im Alter vorschnell gestellt, wenn eine psychomotorische Verlangsamung, Einengung des Denkens, Vergesslichkeit, zunehmende Monotonie sowie Erstarrung der Mimik und Motorik im Vordergrund des depressiven Krankheitsbildes stehen. Zu schnell wird in diesen Fällen oft die Diagnose einer Demenz gestellt, wo es sich in Wirklichkeit nicht selten um kognitiv-mnestische Beeinträchtigungen einer schweren Depression handelt, die durch eine antidepressive Behandlung auflösbar sind (Bergener et al. 1996).

Der in den folgenden Ausführungen umrissene hohe Stellenwert der Antidepressiva in der Therapie depressiver Erkrankungen (Covi et al. 1974, Dunner 1994, Peabody et al. 1986) sollte nicht darüber hinwegtäuschen, dass die Antidepressiva nur einen Therapiepfeiler in der Behandlung depressiver Störungen im Alter darstellen. Ihm gesellen sich weitere hinzu: zunächst psychotherapeutische und sozialpsychiatrische Maßnahmen unterschiedlichen Differenzierungs- und Intensitätsgrades, je nach den speziellen Gegebenheiten der depressiven Erkrankung des Patienten und des Arztes. **Es sei nachdrücklich betont, dass eine *Lege artis* durchgeführte Antidepressiva- bzw. Psychopharmakotherapie in der Regel nie nur eine Behandlung mit Medikamenten ist, sondern dass schon im einfachsten Fall einer depressiven Verstimmung zusätzlich zur Behandlung mit Antidepressiva stützende psychotherapeutische Maßnahmen ergänzend dazugehören.** Insgesamt kann der Stellenwert der Antidepressiva bei der Behandlung depressiver Syndrome im Alter durchaus unterschiedlich sein. So liegt im Gesamtbehandlungsplan einer "psychogenen" Depression das Schwergewicht eher auf psychotherapeutischen Maßnahmen, während bei "somatogenen" Depressionen, d.h. im Zusammenhang mit organischen Hirnerkrankungen und anderen körperlichen Erkrankungen, die gezielte somatische Behandlung des Patienten im Vordergrund steht (Bergener 1986, 1989). Meist ist bei älteren depressiven Patienten die Indikationsstellung zur Pharmakotherapie, d.h. die individuelle Nutzen-Risiko-Abwägung eine schwierige ärztliche Aufgabe (Post 1972, Ramsay u. Tucker 1981). Bei den häufig multimorbiden und multimedizierten Patienten ist die Risikoabschätzung hinsichtlich des Auftretens schwerwiegender unerwünschter Arzneimittelwirkungen meist schwierig, so dass oft unglücklicherweise auf einen Therapieversuch verzichtet wird.

2.2. Wirksamkeit der Antidepressiva bei älteren Patienten

Bei der Behandlung mit Antidepressiva wird kontrovers diskutiert, ob es sinnvoll ist, die Indikationen für bestimmte Antidepressiva an bestimmten Zielsyndromen zu orientieren. So charakterisiert Kielholz (1972) zwar aufgrund klinischer Erfahrung die Antidepressiva nach ihrer bevorzugten Wirkung auf bestimmte Zielsymptome wie "psychomotorische Hemmung", "vital depressive Verstimmung" oder "psychomotorische Erregung"; kontrollierte klinische Studien konnten unterschiedliche therapeutische Profile der Antidepressiva bisher jedoch kaum bestätigen (Bielski u. Friedel 1976, Morris u. Beck 1974). Dabei ist jedoch durchaus in Betracht zu ziehen, dass die derzeitige klinisch-psychiatrische Methodologie (Begrenztheit der standardisierten Beurteilungsinstrumente, Limitierungen der Fallzahl etc.) und die bisher vorliegenden Studien vielleicht an sich vorhandene Unterschiede im Wirkprofil einzelner Antidepressiva nicht ausreichend darstellen können. Erwähnt werden soll an dieser Stelle das sog. "Asolo-Schema" zur therapierelevanten multidimensionalen Klassifizierung der Antidepressiva von Rüther et al. (1995). Die Autoren betonen, dass bei der Behandlung mit Antidepressiva neben Zielsymptomen auch psychopathologische, biochemische und pharmakologische Dimensionen ebenso wie die verschiedenen unerwünschten Arzneimittelwirkungen berücksichtigt werden müssen.

Auch nach Entwicklung der Antidepressiva der 2. Generation (Mianserin, Maprotilin, Trazodon, Viloxazin) und der 3. Generation wie der selektiven Serotonin-Wiederaufnahmehemmer (SSRI - Citalopram, Fluoxetin, Fluvoxamin, Paroxetin, Sertralin) und anderer neuer Substanzen mit unterschiedlichem Wirkprinzip (Mirtazapin als Repräsentant der noradrenerg-spezifisch serotonergen Antidepressiva - NaSSA; Venlafaxin als Repräsentant der Serotonin-Noradrenalin-Wiederaufnahmehemmer - SNRI; Nefazodon als Repräsentant der dual-serotonergen Antidepressiva - DSA; Reboxetin als Repräsentant der selektiven Noradrenalinrückaufnahmehemmer - NaRI; und Moclobemid als Repräsentant der reversiblen Inhibitoren der Monoaminoxidase - RIMA) bleibt festzuhalten, dass es bisher keine Substanz gibt, die den ursprünglichen trizyklischen Antidepressiva in ihrer therapeutischen Wirksamkeit überlegen ist (Beckmann 1983, Demling et al. 1993, Möller 1996, Shopsin et al. 1981, Zis u. Goodwin 1979). Die Wirksamkeit der Antidepressiva der 3. Generation (SSRI, SNRI, RIMA, NaSSA, DSA, NaRI) ist im Vergleich zu den Trizyklika und zu Plazebo gut untersucht und größtenteils mit ausreichend hoher statistischer Aussagekraft belegt. Plazebokontrollierte Studien erscheinen für die Beurteilung der klinischen Wirkung eines Antidepressivums von Bedeutung, da die Aussagekraft von Studien mit trizyklischen Referenzsubstanzen aus verschiedenen methodischen Gründen (Maier und Benkert 1987, Möller 1985) begrenzt ist. Antidepressiva der 2. und 3. Generation werden häufig wegen ihrer meist besseren Verträglichkeit in der ambulanten Therapie depressiver Syndrome eingesetzt (Frazer 1994). Bei einigen Substanzen der 2. Generation scheint eine ausreichende antidepressive Wirksamkeit bei schweren Depressionen, wie sie z. T. bei stationär behandelten Patienten vorliegen, noch nicht völlig geklärt (Möller et al. 1994, Möller 1996). Diese Einschränkungen scheinen allerdings nicht für die Antidepressiva der 3. Generation, also für die selektiven Serotonin-Wiederaufnahmehemmer (SSRI) (Anderson u. Tomenson 1992, Bech 1993, Kasper 1996a, Kasper u. Möller 1995, Kasper et al. 1992, Reiff et al. 1997), die selektiven und reversiblen MAO-Hemmer (Bech 1993, Möller 1994, Volz u. Möller 1996) sowie Mirtazapin (Kasper 1996b), Venlafaxin (Freisleder u. Schmauß 1996), Nefazodon (Marcus u. Mendels 1996) und Reboxetin (Burrows et al. 1998) zu gelten. Einen Überblick über die derzeit zur Verfügung stehenden Antidepressiva und die empfohlene Initial-, Standard- und Maximaldosierungen im Alter gibt Tab. 2.4.

Die Wirksamkeit einer antidepressiven Behandlung bei älteren Patienten wird in einer Reihe von

Name des Generikums	Initialdosis (mg/Tag)	Standarddosis (mg/Tag)	Maximaldosis (mg/Tag)
Trizyklische Antidepressiva			
Amitriptylin	25	75	150
Amitriptylinoxid	30	75	150
Clomipramin	25	75	150
Desipramin	25	75	150
Dibenzepin	120	240	360
Dosulepin	25	75	150
Doxepin	25	75	150
Imipramin	25	75	150
Lofepramin	35	140	210
Nortriptylin	25	75	150
Trimipramin	25	75	150
Tetrazyklische Antidepressiva			
Maprotilin	25	75	150
Mianserin	15	30	60
Nicht-klassifizierte Antidepressiva			
Trazodon	50	150	300
Viloxazin	100	300	400
Selektive Serotonin-Wiederaufnahmehemmer (SSRI's)			
Citalopram	10	20	60
Fluoxetin	10	20	40
Fluvoxamin	25	100	200
Paroxetin	10	20	40
Sertralin	25	50	150
Dual serotonerge Antidepressiva			
Nefazodon	100	300	600
Noradrenerg-spezifisch serotonerge Antidepressiva (NaSSA's)			
Mirtazapin	15	30	60
Serotonin-Noradrenalin-Wiederaufnahmehemmer (SNRI's)			
Venlafaxin	37,5	75	150
Selekt. Noradrenalin-Wiederaufnahmehemmer (NaRI's)			
Reboxetin	2	4	8
Monoaminoxidasehemmer			
Moclobemid	150	300	600
Tranylcypromin	10	20	40
Atypische Antidepressiva			
Sulpirid	100	200	300

Tab. 2.4: Übersicht über Initial-, Standard- sowie Maximaldosis der z. Zt. im Handel befindlichen Antidepressiva bei älteren Patienten.

Übersichtsarbeiten belegt (Alexopoulos 1992, Caine et al. 1993, Dewan et al. 1992, Hegerl u. Möller 2000, Jenike 1985, Kim 1988, Koenig u. Breiner 1990, Nelson 1998, Peabody et al. 1986, Preskorn 1993, Rockwell et al. 1988, Salzman 1990 a, 1993, 1994, Salzman et al. 1993, 1995, Smith u. Buckwalter 1992). Es gibt mehr als 30 Plazebo-kontrollierte Parallelgruppenuntersuchungen an älteren Patienten, die die Wirksamkeit von Antidepressiva bei der Behandlung von Depressionen des höheren Lebensalters belegen (Tab. 2.5). Unter anderem wurden dabei Nortriptylin, Imipramin, Doxepin, Bupropion, Desipramin, Nomifensin, Phenelzin, Fluoxetin, Fluvoxamin und Mirtazapin untersucht. Im Vergleich war eine Plazebo-*response*-Rate von etwa 30 % zu verzeichnen (Halikas 1995, Plotkin et al. 1987, Salzman et al. 1995). In einer größeren Plazebo-kontrollierten Studie an 694 älteren Patienten mit *major depression* und zusätzlichen kognitiven Störungen konnte auch für Moclobemid (400 mg/die) eine signifikante Überlegenheit gegenüber Plazebo in der antidepressiven Wirkung bestätigt werden (Roth et al. 1996).

Die Wirksamkeit einer antidepressiven Medikation bei der Behandlung älterer Patienten wird auch unterstützt durch zahlreiche Studien, die verschiedene Antidepressiva der 2. Generation, sowie SSRIs und duale Antidepressiva mit klassischen Antidepressiva verglichen, also u.a. Mianserin, Trazodon, Fluvoxamin, Fluoxetin, Paroxetin, Citalopram, Sertralin, Moclobemid, Brofaromin und Mirtazapin (Altamura et al. 1988, Dunner et al. 1992, Feighner u. Cohn 1985, Feighner et al. 1988, Geretsegger et al. 1995, Hoyberg et al. 1996, Nair et al. 1995, Salzman 1994, Tollefson u. Holman 1993). SSRIs scheinen bei älteren Patienten ähnlich wirksam wie TCAs zu sein, wobei jedoch kaum Untersuchungen über Unterschiede in der Wirksamkeit einzelner SSRIs vorliegen (Stewart 1993, Katona u. Judge 1996). Nobler et al. (1996) berichten auch über eine gute Wirksamkeit von Fluoxetin in der Behandlung dysthymer älterer Patienten.

In einer Reihe kleinerer Studien ohne Plazebo-Kontrollgruppe zeigte auch der RIMA Moclobemid eine vergleichbare und zum Teil sogar bessere Wirksamkeit als trizyklische Antidepressiva oder SSRI (Hampel et al. 1997). Auch Angst u. Stabl (1992) stellten in einer Metaanalyse eine vergleichbare Wirksamkeit des Moclobemid bei jungen und älteren Patienten sowie eine den trizyklischen Antidepressiva vergleichbare antidepressive Wirksamkeit fest. Für Brofaromin und Moclobemid liegen ebenfalls positive Ergebnisse vor (De Vanna et al. 1990, Volz et al. 1995).

Aus den bisher vorliegenden Studien ergeben sich keine Hinweise auf eine qualitativ andere antidepressive Wirksamkeit der zur Verfügung stehenden Antidepressiva bei älteren Patienten. Auch die vereinzelt geäußerte Vermutung, dass ältere depressive Patienten im Allgemeinen schlechter auf Antidepressiva ansprechen als jüngere, wird durch diesbezügliche Untersuchungen nicht bestätigt (Georgotas et al. 1987, Kanba et al. 1992, Plotkin et al. 1987, Salzman 1990b, 1993, 1994, Volz et al. 1995).

Detaillierte Informationen über Studien, die seit 1980 durchgeführt worden sind, können der Übersicht von Volz u. Möller (1994) entnommen werden (☞ Tab. 2.5), die u.a. zeigt, dass die *response*-Quote auf Antidepressiva bei älteren Patienten etwa in der von jüngeren Patienten bekannten Größenordnung (50-70 %) liegt. Katona (1997) hat eine umfassende Übersicht über die Wirksamkeit neuerer Antidepressiva bei älteren Patienten zusammengestellt.

Roose et al. (1994) und Menting et al. (1996) weisen im weiteren darauf hin, dass die Wirksamkeit der SSRI bei älteren depressiven Patienten mit der der Trizyklika zu vergleichen ist, die SSRI jedoch ein günstigeres Nebenwirkungsspektrum aufweisen und seltener zu Therapieabbrüchen führen als die Trizyklika. Die Autoren betonen in ihrer Metaanalyse aber den insgesamt schlechten methodologischen Standard von Antidepressivastudien bei älteren depressiven Patienten. Von den Antidepressiva, die in den letzten Jahren auf den Markt kamen, hat der Noradrenalin- und Serotonin-Wiederaufnahmehemmer Venlafaxin bei einer zusammenfassenden Analyse der Daten der Phase II- und -III-Studien eine vergleichbare Wirksamkeit bei jüngeren und älteren Patienten (Goldberg 1997). Auch existieren offene Verlaufsstudien zur Wirksamkeit und Verträglichkeit dieser Substanz bei älteren Patienten mit günstigen Ergebnissen (Dierick 1996, Khan et al. 1995). In einer randomisierten doppelblinden Vergleichsstudie mit Dotiepin bei älteren Patienten wurde für Venlafaxin eine vergleichbare Wirksamkeit und Verträglichkeit

2.2. Wirksamkeit der Antidepressiva bei älteren Patienten

Autor (Jahr) Patientenzahl	Substanzen (mg/Tag)	Dauer (a ambulant, stationär)	Wirkung	Arzneimittel-sicherheit
Gerner (1980) 60	Imipramin (145) Trazodon (305) Plazebo	4 Wochen (a)	Imipramin = Trazodon > Plazebo	Plazebo = Trazodon > Imipramin
Scardigli (1982)[a] 48	Mianserin (bis 60) Trazodon (bis 405)	4 Wochen (?)	Mianserin ≥ Trazodon	Mianserin > Trazodon
Gwirtsman (1983) 49	Maprotilin (> 75) Doxepin (> 75)	6 Wochen (s + a)	Maprotilin > Doxepin	Maprotilin = Doxepin
Conn (1984)[a] 42	Imipramin (136) Plazebo	4 Wochen (a)	Imipramin > Plazebo	Plazebo > Imipramin
De Leo (1984) 46	Viloxazin (ca. 280) Plazebo	4 Wochen	=	Plazebo > Viloxazin
Mendeth (1984)[a] 41	Imipramin (150) Plazebo	5 Wochen (a)	Imipramin > Plazebo	Plazebo > Imipramin
Eklund (1985) 50	Mianserin (45) Imipramin (105)	4 Wochen (?)	=	Mianserin > Imipramin
Ather (1985) 101	Trazodon (> 100) Amitriptylin (> 50)	6 Wochen (a + s)	=	=
Feighner (1985) 157	Fluoxetin (20-80) Doxepin (50-250)	6 Wochen 1 Jahr offene Studie *follow-up* (a)	=	Fluoxetin > Doxepin
Georgotas (1986) 90	Phenelzin (> 45) Nortriptylin (> 75) Plazebo	7 Wochen (a)	Phenelzin = Nortriptylin > Plazebo	Plazebo > Phenelzin = Nortriptylin
Wakelin (1986)[b] 76	Fluvoxamin (161) Imipramin (160) Plazebo	4 Wochen (a + s)	Fluvoxamin = Imipramin > Plazebo	Plazebo > Fluvoxamin > Imipramin
Siegfried (1986)[a] 50	Mianserin (40) Maprotilin (100)	4 Wochen (s)	=	Mianserin > Maprotilin
Altamura (1989)[c] 106	Trazodon (150) Amitriptylin (75) Mianserin (60)	5 Wochen (s)	=	Trazodon > Amitriptylin = Mianserin
Fairbairn (1989) 48	Lofepramin (140) Dothiepin (100)	6 Wochen (a + s)	=	=
DeVanna (1990)[d] 80	Moclobemid (300-500) Mianserin (75-125)	4 Wochen	=	=
Hutchinson (1991) 90	Paroxetin (30) Amitriptylin (100)	6 Wochen (a)	=	Paroxetin > Amitriptylin
Dunner (1992)[e] 271	Paroxetin (23) Doxepin (105)	6 Wochen (a)	= (>)	Paroxetin > Doxepin
Möller (1993) 189	Brofaromin (85) Imipramin (87)	8 Wochen 1 Jahr offen *follow-up* (a + s)	=	Brofaromin > Imipramin

Tab. 2.5: Kontrollierte klinische Studien mit Antidepressiva bei älteren Patienten seit 1980 (nach Volz u. Möller 1994, s. dort auch Literaturzitate).
[a] Die Nomifensinergebnisse dieser Studien sind nicht angegeben, weil Nomifensin vom Markt zurückgezogen wurde.
[b] Daten von 3 klinischen Studien retrospektiv zusammengelegt.
[c] Die erste Arbeit von Altamura et al. (1988) ist hier nicht wiedergegeben, da evtl. zum Teil die gleichen Patienten in beiden Versuchen einbezogen wurden.
[d] In dieser Arbeit wird über 2 Studien berichtet, nur die erste erfüllt die oben genannten Kriterien.
[e] Daten von 2 klinischen Studien retrospektiv zusammengelegt.

festgestellt (Mahapatra u. Hackett 1997). Für Nefazodon haben die bisherigen Erfahrungen aus klinischen Studien an über 500 älteren Patienten keine Hinweise auf eine reduzierte Wirksamkeit bei diesen Patienten ergeben. Für Mirtazapin konnten in einer Vergleichsstudie zu Amitriptylin (30-90 mg/Tag) bei älteren depressiven Patienten keine Wirksamkeitsunterschiede hinsichtlich der verwendeten Depressionsskalen, jedoch Vorteile für Amitriptylin in der *CGI global improvement scale* und hinsichtlich kognitiver Aspekte festgestellt werden.

Die Übertragbarkeit dieser Studienergebnisse auf den klinischen Alltag wird jedoch gerade bei der Altersdepression dadurch eingeschränkt, dass wie in den meisten Studien hoch selektierte Patienten untersucht wurden. Nicht eingeschlossen in die Studien werden üblicherweise depressive Patienten mit somatischer Komorbidität oder Multimedikation, die im klinischen Alltag eher die Regel als die Ausnahme sind, ebensowenig Patienten mit psychiatrischer Komorbidität wie z.B. zusätzlicher Dysthymie oder Angststörungen.

Eine der wenigen Untersuchungen zur Wirksamkeit trizyklischer Antidepressiva bei älteren multimorbiden und in Pflegeeinrichtungen untergebrachten depressiven Patienten ergaben Hinweise auf eine gute antidepressive Wirksamkeit bei einer allerdings hohen Abbruchrate (34 %) wegen unerwünschter Arzneimittelwirkungen (Katz et al. 1990). In einer neueren Plazebo-kontrollierten Studie an älteren depressiven Patienten mit körperlichen Begleiterkrankungen zeigten nach achtwöchiger Behandlung 67 % der mit Fluoxetin und 38 % der mit Plazebo behandelten Patienten ein therapeutisches Ansprechen - ein wegen der geringen Fallzahl jedoch nicht signifikanter Unterschied. In Subanalysen an einer Untergruppe von Patienten mit besonders schweren Begleiterkrankungen erwies sich Fluoxetin dem Plazebo hinsichtlich der antidepressiven Wirksamkeit jedoch als signifikant überlegen (Evans 1997).

Wissenschaftliche Belege für eine unterschiedliche antidepressive Wirksamkeit verschiedener Antidepressiva bei der Altersdepression haben sich bisher nicht feststellen lassen. Für den Nachweis derartiger Wirksamkeitsunterschiede sind die Fallzahlen der meisten Studien jedoch auch nicht ausreichend. Zur Zeit stehen auch wenige Daten über die Idealdauer einer Behandlung mit Antidepressiva bei älteren Patienten zur Verfügung (*Old Age Depression Interest Group* 1993). Für Patienten, die auf eine Antidepressivabehandlung angesprochen haben, wird empfohlen, diese mindestens 6 Monate lang fortzuführen, um sicherzustellen, dass die Remission stabilisiert ist (Schmauß 1985). Patienten mit rezidivierenden Depressionen sollten in der Regel über Jahre Antidepressiva erhalten, um Rückfälle zu vermeiden. Für bipolare Patienten ist Lithium das Medikament der ersten Wahl für die Langzeitbehandlung, für unipolar depressive Patienten kann das Antidepressivum weitergegeben oder auf Lithium umgestellt werden. Insgesamt gibt es leider nicht genügend empirische Daten auf dem Gebiet der prophylaktischen Langzeitbehandlung älterer Patienten (McCue 1992).

Im Falle der Therapieresistenz werden ähnliche Strategien wie bei jüngeren depressiven Patienten (Möller 1991) vorgeschlagen, u.a. die "Augmentationstherapie" mit Lithium (Finch u. Katona 1989, van Marwijk et al. 1990, Uehlinger et al. 1995). Allerdings sind diese Strategien bisher bei älteren Patienten wissenschaftlich kaum untersucht worden. Eine Studie von Flint u. Rifat (1994) weist auf eine nur mäßige Wirksamkeit dieser Behandlungsstrategie bei älteren depressiven Patienten hin. So sprachen z.B. nur 5 von 21 älteren depressiven Patienten (64-88 Jahre) auf eine zweiwöchige Lithiumaugmentation an, 3 zeigten lediglich eine Teil-*response*. Ähnliche Ergebnisse wurden von anderen Autoren berichtet (Nelson u. Mazure 1986, Zimmer et al. 1991). Obwohl die Lithiumaugmentation speziell bei der Behandlung von physisch kranken älteren Patienten befürwortet wird (Kushnir 1986), ist das Risiko einer Lithiuminduzierten Neurotoxizität im Alter besonders hoch (Arya 1996, Flint u. Rifat 1994, Foster 1992, Stoudemire et al. 1998). Wird Lithium verabreicht, sollten Kreatinin, Harnstoff, Elektrolyte, Schilddrüsenparameter und das EKG vor Beginn der Behandlung und im Anschluss regelmäßig überwacht werden. Die Initialdosis von Lithium sollte eher niedrig gewählt werden.

Der Stellenwert von Psychostimulanzien (Methylphenidat, Dextroamphetamin) im Rahmen einer Monotherapie bzw. einer Augmentationsstrategie bei der Behandlung von Altersdepressionen wird ausgesprochen kontrovers diskutiert (Übersicht: Murray u. Cassem 1998). Wallace et al.

(1995) konnten die Wirksamkeit von Methylphenidat bei der Behandlung der Altersdepression belegen, während die Ergebnisse älterer Studien eher widersprüchlich sind.

Bei wahnhafter Depression im Alter (Myers u. Greenberg 1986, Nelson 1998) ist die Kombination mit einem Neuroleptikum wirkungsvoll (Schmauß 1996). Die Kombination zweier anticholinerg wirkender Substanzen ist dabei zu vermeiden. Sinnvoll erscheinen Kombinationen neuer Antidepressiva mit atypischen Neuroleptika (z.B. Risperidon, Amisulprid, Olanzapin). In Fällen schwerer Therapieresistenz ist eine elektrokonvulsive Therapie (EKT) in Betracht zu ziehen (☞ Tab. 2.6 Schneider u. Olin 1995). Wilkinson (1997) hat sowohl die praktischen Aspekte der EKT bei älteren Patienten als auch die verfügbaren Daten über deren therapeutische Wirksamkeit zusammengefasst und beschreibt sowohl ein erstaunlich gutes Sicherheitsprofil als auch eine überzeugende klinische Wirksamkeit. Mulsant et al. (1991) führten eine Metaanalyse von 14 Studien über die Wirksamkeit der EKT bei insgesamt 1025 älteren Patienten durch. 62 % der Behandlungen zeigten dabei eine gute Besserung und weitere 21 % zumindest eine Besserung. Bezüglich der Ansprechraten lässt sich für ältere Patienten somit kein Unterschied zu jüngeren Patienten feststellen. EKT scheint bei älteren Patienten zudem eine langfristige Stabilisierung des psychischen Befindens zu bewirken - 59 % der Patienten waren auch 3 Jahre nach der Behandlung noch gesund (Godber et al. 1987).

2.3. Verträglichkeit der Antidepressiva bei älteren Patienten

Die Verträglichkeit von Antidepressiva ist bei älteren Patienten ein sehr wichtiger Aspekt, da im Alter insgesamt mit einer höheren Nebenwirkungsrate zu rechnen ist. Nebenwirkungen sind im Alter zudem nicht nur häufiger, sondern hinsichtlich ihrer Konsequenzen oft auch gravierender (Halaris 1986, Katz 1993). Zu nennen sind hier die Gefahr von Stürzen mit dem Risiko von Schenkelhalsfrakturen. Diese Stürze sind meist Folge einer orthostatischen Dysregulation oder anderer kardiovaskulärer Nebenwirkungen. Es konnte gezeigt werden, dass ältere, mit trizyklischen Antidepressiva behandelte, Patienten ein mehrfach erhöhtes Hüftfrakturrisiko tragen (Glassman u. Roose 1994, Ray et al. 1987) und doppelt so häufig Autounfälle verursachen (Ray et al. 1992). Das Nebenwirkungsspektrum verschiedener pharmakologischer Gruppen von Antidepressiva soll in der Folge kurz dargestellt werden.

Trizyklische Antidepressiva (TCAs) haben das bekannte komplexe Nebenwirkungsprofil, da sie verschiedene zentralnervöse Rezeptorsysteme beeinflussen (Übersicht bei Schmauß 1996): Insgesamt gibt es Mundtrockenheit, Tachykardie, Schwitzen, Harnverhaltung, kardiotrope Effekte, Orthostase und Verwirrtheit. Wegen dieser Nebenwirkungen kann das Erreichen einer geeigneten Dosierung für ältere Patienten erschwert sein. Die orthostatische Dysregulation kann bei älteren Patienten zu einem Kollaps - ggf. mit der Konsequenz einer Schenkelhalsfraktur - führen (Glassman u. Rose 1994). Das Risiko von akuten kardialen Arrhythmien kann sich bei Patienten, die mit TCA behandelt werden, erhöhen, da TCAs - ähnlich wie Chinidin (Klasse I) - die Erregung des Herzmuskels herabsetzen. Dies ist jedoch nur bei Patienten mit einem Schenkelblock von Relevanz. Es liegen jedoch immer mehr Hinweise dafür vor, dass Klasse I-Antiarrhythmika proarrhythmische Wirkung in Zusammenhang mit einer Myokardischämie nach einem Infarkt zeigen (Echt et al. 1991, Morganroth u. Goin 1991). Die Einnahme von TCAs könnte demnach zu einer Erhöhung der kardialen Mortalität führen (Glassman u. Roose 1994). Dies ist besonders bei der Gabe von TCAs im Rahmen einer Rezidivprophylaxe bei alten Patienten von Bedeutung. Auch das Auftreten oder die Zunahme kognitiver Dysfunktionen infolge anticholinerger Wirkungen können in dieser Patientengruppe beobachtet werden (Meyers 1992). Weil Suizid bei älteren Patienten immer ein potenzielles Risiko darstellt, muss die Gefahr der Überdosierung berücksichtigt werden. Eine Dosierung von mehr als 1500 mg eines trizyklischen Antidepressivums kann tödlich sein. Das sekundäre trizyklische Amin Nortriptylin (Hegerl u. Möller 1996) wird als besser verträglich als die tertiären trizyklischen Amine Imipramin, Amitriptylin und Doxepin angesehen und deswegen unter den Trizyklika für die Behandlung älterer depressiver Patienten häufig bevorzugt (Kanba et al. 1992, Miller et al. 1991).

Medikation mit Antidepressiva		
Zahlreiche randomisierte, Plazebo-kontrollierte Versuche mit mehreren Trizyklika, Bupropion, Trazodon u.a. Studienergebnisse für akute Behandlungs-*response*.	Adäquate Dosierungen, Plasmakonzentrationen und Behandlungsdauer sind essenziell, um die Wirkung zu maximalisieren. Der Wirkungseintritt kann 6-12 Wochen benötigen, etwas länger als bei jüngeren Patienten. Nebenwirkungen können den Gebrauch einschränken.	Plotkin et al. (1987) Gershon et al. (1988) Salzman (1994) Klawansky (1994) Schneider (1994) Georgotas et al. (1986) Katz et al. (1990) Nelson et al. (1986) Friedhoff (1994)
Psychostimulanzien		
Hinweise für kurzfristige Wirksamkeit; schneller Wirkungseintritt; Ergebnisse von randomisierten Versuchen sind begrenzt; bei Respondern meistens Wechsel zu einem Standardantidepressivum.	Vor allem bei medizinisch kranken, hospitalisierten Patienten, wenn ein erhöhtes Risiko durch andere Antidepressiva besteht und Wirkung wichtig ist.	Satel u. Nelson (1989) Pickett et al. (1990)
Kombinierte (antipsychotische) Medikation mit Antidepressiva und Neuroleptika		
Wirksamer als jede Medikation einzeln für Depression mit Wahnvorstellungen oder schwerer Erregbarkeit. Allerdings ist eine elektrokonvulsive Therapie wirksamer als die Kombination beider Medikationen.		Nelson et al. (1986) Abrams (1992)
"Augmentation" von Antidepressiva mit Lithium; Schilddrüsenhormon, Carbamazepin		
Patienten, die keine Wirkung nach mehrwöchiger Behandlung mit Standardantidepressiva zeigen, können nach Erweiterung durch diese Medikationen schnell eine Wirkung zeigen.	Kann für Patienten hilfreich sein, die keine *response* oder nur eine partielle Wirkung auf Standardantidepressivatherapie zeigen.	Finch u. Katona (1989) Van Marwijk et al. (1990) Zimmer et al. (1991)
Elektrokonvulsive Therapie		
Eindeutige Wirksamkeit bei schweren Depressionen. Depression mit Melancholie oder Wahnvorstellungen und wenn Antidepressiva nicht vollständig wirksam sind. Manchmal Kombination mit Antidepressiva.	Bei therapieresistenten Patienten liegt die akute *response*-Quote bei etwa 50 %. Rezidivrate ist hoch, deshalb Erhaltungstherapie mit Antidepressiva notwendig. Positiver Einfluss des zunehmenden Alters.	Abrams (1992) Sackheim (1994)
Kombination von Antidepressivatherapie und Psychotherapie		
Effektiv bei ambulanten Patienten. Die relativen Beiträge jeder einzelnen Komponente sind nicht klar.	Kombinierte Therpien wurden bei älteren Patienten nicht adäquat untersucht.	Reynold et al. (1992) Reynold et al. (1994) Gallagher-Thompson und Steffan (1994)

Tab. 2.6: Zusammenfassung der Studien über akute Behandlungen von Depressionen bei älteren Patienten (mod. nach Schneider 1993 und Schneider und Olin 1995; s. dort Literaturzitate).

■ Selektive Serotonin-Wiederaufnahmehemmer

Selektive Serotonin-Wiederaufnahmehemmer (SSRI) wie Fluoxetin, Paroxetin, Citalopram, Fluvoxamin und Sertralin sind für ältere Patienten besser verträglich als TCA (Coffey et al. 1994a, b, Cohn et al. 1990, Finkel u. Richter 1995, Gottfries et al. 1992, Menting et al. 1997, Newhouse u. Richter 1994, Phanjoo et al. 1991, Schöne u. Ludwig 1993). Ihre Selektivität für Serotoninrezeptoren führt zu einer eingeschränkten Anzahl an Nebenwirkungen, obgleich auch SSRI nicht nebenwirkungsfrei sind. Im Vordergrund ihres Nebenwirkungsprofils stehen Übelkeit, gastrointestinale Störungen, Unruhe und Schlafstörungen. Die SSRI sind jedoch meistens frei von kardiovaskulären Effekten, und sie verursachen, wenn überhaupt, nur vernachlässigbare anticholinerge, antihistaminische oder α-adrenerge Reaktionen (Georgotas et al. 1983, 1986, Laux et al. 1997, Lazarus 1986, Knegtering et al. 1994, Oxman 1996, Pollock et al. 1998). Darüber hinaus interferieren sie nicht mit kognitiven Funktionen. Es gibt sogar Hinweise, dass in einer Patientengruppe mit depressiven Erkrankungen die Behandlung mit Paroxetin im Vergleich zu Doxepin zu einer signifikanten Verbesserung der kognitiven Funktionen führt (Dunner et al. 1992), während in anderen Untersuchungen signifikante Störungen der kognitiven Funktion bei der Behandlung mit Trizyklika beobachtet (Hindmarch 1992, Knegtering et al. 1994, Oxman 1996) wurden. Das Syndrom der inadäquaten ADH-Sekretion mit z.B. Übelkeit und Lethargie als Folge einer Behandlung mit SSRI ist eine bei älteren Patienten zu beobachtende Nebenwirkung (Girault et al. 1997, Khan 1997). Die Hauptnebenwirkungen der SSRIs bestehen in Übelkeit und Brechreiz, Kopfschmerzen und Schlafstörungen. Die gefährlichste Nebenwirkung der SSRIs ist das serotonerge Syndrom - Kombinations- und Augmentationstherapie können das Risiko erheblich erhöhen. Die hohe Sicherheit der SSRI im Falle von Überdosierungen kann bei der Behandlung von älteren depressiven Patienten, die ein hohes Suizidrisiko zeigen, von großer Wichtigkeit sein.

■ Weitere neue Antidepressiva

Weitere neuere Antidepressiva wie der SNRI Venlafaxin, das DSA Nefazodon, das NaSSA Mirtazapin und der NaRI Reboxetin weisen hinsichtlich peripherer und zentraler anticholinerger Nebenwirkungen, orthostatischer Dysregulationen, Kardiotoxizität und Überdosierungssicherung ebenfalls deutliche Vorteile gegenüber trizyklischen Antidepressiva auf (Laux 1997). Diese Vorteile sind insbesondere bei älteren Patienten von Belang (Dierick 1996, Goldberg 1997). Venlafaxin weist ebenfalls nach der zusammenfassenden Auswertung mehrerer Studien bei älteren Patienten sowohl bei der Akuttherapie als auch bei der Erhaltungstherapie und Langzeitmedikation eine gute Verträglichkeit auf (Khan et al. 1995). Zu beachten ist jedoch die Tatsache, dass gerade bei älteren Patienten unter höheren Dosen in einem gewissen Prozentsatz (3-13 %) Blutdruckerhöhungen beobachtet wurden (Feighner 1995).

■ Klassische Inhibitoren der Monoaminoxidase

Klassische Inhibitoren der Monoaminoxidase wie Tranylcypromin und Phenelzin sind wegen der restriktiven Diät und wegen des zwar seltenen, aber schweren Risikos hypertensiver Krisen problematisch (Zisook 1985). Zudem kann es zu gefährlichen Interaktionen mit trizyklischen Antidepressiva, v. a. Clomipramin, und mit selektiven Serotonin-Wiederaufnahmehemmern kommen (v. Oefele et al. 1988, Schmauß 1993). Bei Umstellungen empfiehlt sich eine zwei- bis dreiwöchige *wash-out*-Phase. Erheblich günstiger ist das Nebenwirkungsprofil des reversiblen MAO-Hemmers der MAO-A, Moclobemid. Das Risiko für bedrohliche hypertensive Krisen und die Notwendigkeit diätetischer Restriktionen sind gering. Moclobemid hat kaum anticholinerge Nebenwirkungen. Orthostatische Kreislaufregulationsstörungen und Gewichtszunahme treten ebenfalls selten auf. Bei Patienten mit Leberfunktionsstörungen sollte die Dosierung etwa auf die Hälfte reduziert werden. Moclobemid wird i. a. von älteren Patienten sehr gut vertragen (Hampel et al. 1997, Roth et al. 1996).

■ Nebenwirkungen

Die bereits erwähnte Übersichtsarbeit von Volz u. Möller (1994) über die Arbeiten zur Behandlung älterer depressiver Patienten, die seit 1980 publiziert worden sind, gibt auch einen allgemeinen Eindruck über die Verträglichkeit verschiedener Antidepressiva. Hier ist jedoch zu berücksichtigen, dass in diesen Studien die unerwünschten Ereignisse nicht unerwünschte Arzneimittelwirkungen im engeren Sinne sind. Letzere sind nur im Rahmen Plazebo-kontrollierter Studien, durch das Verhältnis von unerwünschten Ereignissen unter Verum und unter Plazebo, analysierbar.

Die Trizyklika zeigen in der erwähnten Übersichtsarbeit eine klare Dominanz der anticholinergen Nebenwirkungen, v. a. Mundtrockenheit und sedierende Effekte, während bei den SSRI vorwiegend Übelkeit und Erbrechen auftreten, obwohl auch die Mundtrockenheit eine der wichtigsten Nebenwirkungen in dieser Gruppe war. Die Mundtrockenheit war auch das häufigste Symptom in den Untersuchungen mit MAO-Inhibitoren, gefolgt von Synkopen und Schwindel unter Phenelzin sowie Unruhe unter Brofaromin. In den Untersuchungen, die Antidepressiva der 3. Generation mit klassischen Antidepressiva vergleichen, scheinen gewisse Sicherheits- und Verträglichkeitsvorteile für SSRI (Menting et al. 1997), RIMA (Hampel et al. 1997), Venlafaxin (Freisleder u. Schmauß 1996), Nefazodon (Marcus u. Mendels 1996), Mirtazapin (Montgomery 1995) und Reboxetin (Burrows et al. 1998) zu bestehen. Dieses Ergebnis sollte Einfluss auf die klinische Praxis haben, da eine *non-compliance* - ein häufiges Problem bei älteren Patienten - oft durch Nebenwirkungen verursacht ist. Ursache und Häufigkeit relevanter unerwünschter Wirkungen der auf dem Markt befindlichen Antidepressiva in der klinischen Praxis sind in Tab. 2.7 und 2.8 dargestellt. Aufgrund der Vorteile der Antidepressiva der 3. Generation scheint hier also die Möglichkeit zu bestehen, die *compliance* in dieser Patientengruppe zu erhöhen (Volz u. Möller 1994).

Vermutete pharmakologische Ursache	Unerwünschter Effekt
präsynaptische Noradrenalinwiederaufnahmehemmung	• Unruhe • Tremor • Hypertension
Antihistaminwirkung	• Müdigkeit • Gewichtszunahme • internistische Komplikationen
anticholinerge/antimuskarinerge Wirkung	• Harnverhalt • Obstipation • Glaukom • Mundtrockenheit • Müdigkeit • Sinustachykardie
α-1-adrenerger Antagonismus	• Schwindel • Hypotonie • Müdigkeit • Impotenz • Priapismus
5-HT$_2$-Rezeptorstimulation	• Appetitsteigerung • Agitiertheit • Angst • Schlaflosigkeit • sexuelle Funktionsstörungen
5-HT$_3$-Rezeptorstimulation	• Übelkeit • gastrointestinale Funktionsstörungen • Appetitverlust • Kopfschmerzen

Tab. 2.7: Beispiele für unerwünschte Nebenwirkungen in Abhängigkeit vom Rezeptor.

2.4. Antidepressiva und Arzneimittelinteraktionen

Kombinationstherapien können durch pharmakokinetische und/oder pharmakodynamische Arzneimittelinteraktionen zu unerwarteten Verstärkungen oder Verminderungen der Wirkung eines Medikaments führen und sind sehr häufig mit einem erhöhten Risiko von unerwünschten Arzneimittelwirkungen (UAW) assoziiert. Eine

	Delir	Zerebrale Anfälle	Sedation	Orthostase	Serotonin (absetz-) Syndrom	Gewichtszunahme	Kardiotoxizität
Trizyklische Antidepressiva	++/+++	+	++/+++	++/+++	+	+++	+++
Tetrazyklische Antidepressiva	+/++	+/++	+++	+/++	+	++	(+)
SSRI	0	0	0	(+)	++	0/+	0
MAO-Hemmer	0	(+)	0	(+)	0	0	0
Venlafaxin	0	0	0	Hypertension	+/++	0/+	0
Mirtazapin	0	0	+/++	0/+	0	++	0
Reboxetin	0	0	0/+	+/++	0	0	0
Nefazodon	0	0	+	+/++	0	+	0

Tab. 2.8. Synopsis bedeutsamer zentralnervöser und peripherer Nebenwirkungen von Antidepressiva. 0 = nicht vorhanden, (+) = fraglich, + = leicht, ++ = mäßig, +++ = stark.

Monotherapie sollte - falls möglich - auch in der medikamentösen Therapie der Depression bevorzugt werden. In allen zur Zeit zur Verfügung stehenden Therapieschemata werden zunächst Therapieversuche mit Antidepressiva mit unterschiedlichen Wirkungsprofilen empfohlen, zunächst jeweils in Monotherapie, in ausreichender Dosierung und über einen genügend langen Zeitraum (Benkert u. Hippius 2000, Laux et al. 1997, Schmauß 1996, 2000). Gerade bei älteren Patienten zeigen sich in der klinischen Praxis jedoch Probleme mit einer derartigen Empfehlung, da in der Behandlung dieser Depressionen häufig eine Kombination mit anderen Psychopharmaka wie Hypnotika oder Neuroleptika sinnvoll oder notwendig ist. Darüber hinaus sind bei diesen Patienten auch internistische Erkrankungen mit einem oder mehreren Arzneimittel zu behandeln. Bei den nunmehr schon lange zur Verfügung stehenden tri- und tetrazyklischen Antidepressiva sind pharmakodynamische Interaktionen ein bedeutendes Problem, da durch sie nicht nur Rezeptorsysteme im zentralen Nervensystem, sondern auch in der Peripherie beeinflusst werden können.

Darüber hinaus sind mit diesen Substanzen auch pharmakokinetische Interaktionen, vor allem auf der Ebene der hepatischen Metabolisierung zu beachten. Diese Interaktionsprobleme sind bei allen trizyklischen Antidepressiva ähnlich. Neben der Wirkungsverstärkung anderer Substanzen ist vor allem eine Wirkungsverstärkung des trizyklischen Antidepressivums gefürchtet. Verbunden ist dies meist mit vermehrten unerwünschten Arzneimittelwirkungen, die teilweise dramatisches Ausmaß annehmen können. Ein typisches Beispiel ist das anticholinerge Delir (Schmidt et al. 1987, Tune et al. 1992), das auch durch die Kombination mehrerer anticholinerger Substanzen verschiedener Wirkstoffgruppen ausgelöst werden kann (☞ Tab. 2.9). Anticholinerge Nebenwirkungen sind die häufigsten unerwünschten Arzneimittelwirkungen, die vor allem ältere Personen in Pflege- und Altenheimen erleiden (Feinberg 1993, Peters 1989). Unerwünschte anticholinerge Arzneimittelwirkungen können durch verschiedene Pharmaka hervorgerufen werden. Peters (1989) identifizierte 22 Kategorien derartiger Pharmaka einschließlich der Substanzen mit erwünschten (z.B. Anti-Parkinson-Mittel) und unerwünschten anticholinergen Effekten. Einige Autoren (Alexopoulos 1992, Myers u. Kalayam 1989) weisen darauf hin, dass unerwünschte anticholinerge Arzneimittelwirkungen wie Verstopfung, Harnverhalt und Verwirrtheit der besonderen Aufmerksamkeit bedürfen. Preskorn (1993) und Salzman (1993) sprechen sich sogar dafür aus, aufgrund unerwünschter Arzneimittelwirkungen und insbesondere der anticholinergen Effekte auf den Einsatz trizyklischer Antidepressiva wie Imipramin, Amitriptylin und Doxepin in der Behandlung älterer Patienten zu verzichten. Durch Einführung der Antidepressiva der 3. Generation hat sich die Behandlungssituation älterer Patienten deutlich gebessert, da diese Substanzen eine wesentlich größere therapeutische Breite und in der Regel keinerlei kardiales Risiko besitzen. Bei diesen Substanzen ist zudem mit deutlich weniger pharmakodynamischen Interaktionen zu rechnen. Einige neuere Substanzen sind allerdings nicht völlig frei von pharmakokinetischen Interaktionsproblemen. Aufgrund ihrer großen therapeutischen Breite ist hierbei aber meist nur die Wirkungsveränderung bei den entsprechenden Interaktionspartnern von Bedeutung.

Medikamentengruppe	Beispiele
Trizyklische Antidepressiva	Amitriptylin, Doxepin, Clomipramin, Imipramin, Trimipramin
Niederpotente Neuroleptika	Laevomepromazin, Promethazin, Perazin, Thioridazin, Clozapin
Antiparkinsonmittel	Benztropin, Biperiden, Trihexyphenidyl
Diphenhydramin	(in rezeptfreien Schlaf-, Grippe- und Hustenmitteln)
Antiarrhythmika	Chinidin, Disopyramid, Procainamid
Antiemetika	Hyoszin, Cyclizin, Meclozin
Antispasmodika	Dicycloverin, Dicyclomin, Oxybutinin
Weitere Internistika	Ranitidin, Kodein, Warfarin, Theophyllin, Nifedipin, Digoxin, Lanoxin, Isosorbid, Prednisolon, Dipyramidol

Tab. 2.9: Anticholinerg wirksame Pharmaka.

Im Gegensatz zu den klassischen trizyklischen Antidepressiva bilden die neueren Substanzen keine chemisch einheitliche Arzneistoffgruppe, sondern besitzen starke Unterschiede in der chemischen Struktur. Auf den starken Unterschieden in der chemischen Struktur beruhen die Unterschiede in den pharmakokinetischen Eigenschaften, aus denen sich die unterschiedlichen Interaktionspotentiale der neuen Substanzen ableiten (Brosen 1996, Sproute et al. 1997). Selektive Serotonin-Wiederaufnahmehemmer unterscheiden sich in den pharmakodynamischen Interaktionen - hier ist hauptsächlich das Serotoninsyndrom zu nennen - dagegen kaum. Das Serotoninsyndrom ist die bekannteste und gefährlichste pharmakodynamische Interaktion zwischen Serotonin-Wiederaufnahmehemmern und MAO-Hemmern oder andere die serotonerge Übertragung verstärkenden Substanzen. Bei gleichzeitiger Gabe eines Monoaminoxidasehemmers und eines Serotonin-Wiederaufnahmehemmers verstärken sich die Wirkungen beider Antidepressiva: Die gleichzeitige Hemmung des serotoninabbauenden Enzyms Monoaminoxidase und des Serotonintransporters zur Wiederaufnahme des Transmitters bewirkt eine überschießende Konzentration von Serotonin im synaptischen Spalt. Das daraus resultierende sog. Serotoninsyndrom ist durch Hyperthermie, Hyperreflexie, Agitation, Verwirrtheit, Tremor, Koordinationsstörungen, Übelkeit und Erbrechen gekennzeichnet und kann zu letalen Folgen führen (Beasley et al. 1993, Lane et al. 1995).

Serotoninsyndrome können aber auch bei Kombinationen von Monoaminoxidasehemmern mit trizyklischen Antidepressiva, die primär die Serotonin-Wiederaufnahme hemmen (z.B. Clomipram) (v. Oefele et al. 1988, Schmauß u. Messer 2003), auftreten.

Ein entscheidender Unterschied zwischen den einzelnen neuen Antidepressiva besteht darin, welche CYP-Enzyme in ihre Metabolisierung involviert sind (Brosen 1990, Eckert et al. 1999, Preskorn u. Magnus 1994, Preskorn 1996, Riesenmann 1995, von Moltke et al. 1994).

Fluvoxamin wird wahrscheinlich über CYP 1A2 metabolisiert und ist von allen SSRIs auch der stärkste Inhibitor dieses Isoenzyms (Brosen et al. 1993). Die Gabe von Fluvoxamin kann deshalb zu bedenklichen Plasmaspiegelerhöhungen von trizyklischen Antidepressiva und Clozapin führen (Centorrino et al. 1996). Durch Fluvoxamin werden auch CYP 3A3/4 und CYP 2C19 gehemmt. (Fleishhaker u. Hulst 1994). Die CYP 3A3/4-Hemmung resultiert in einer Konzentrationserhöhung von Alprazolam und einer Erniedrigung der Kreatininclearance.

Fluoxetin wird vor allem von CYP 2C9 zum Hauptmetaboliten Norfluoxetin abgebaut und inhibiert CYP 2D6, während Norfluoxetin ein potenter CYP 3A3/4-Inhibitor ist (von Moltke et al.

1997). Fluoxetingabe kann zu einem deutlichen Anstieg der Plasmaspiegel von Desipramin, Clomipramin und Nortriptylin führen, wobei auch häufig toxische Symptome beobachtet wurden (Vandel et al. 1992, Westermeyer 1991). Auch steigende Haloperidolspiegel waren nach Zugabe von Fluoxetin beobachtet worden (Goff et al. 1995). Die Plasmaspiegel der CYP 3A3/4-Substrate Carbamazepin und Alprazolam wurden ebenfalls erhöht (Grimsley et al. 1991, Lasher et al. 1991).

Paroxetin wird in erster Linie durch CYP 2D6 demethyliert und erreicht deshalb bei langsamen Metabolisierern höhere Plasmaspiegel. CYP 2D6 wird von Paroxetin stärker als von allen anderen SSRI's gehemmt. Nach gleichzeitiger Anwendung von trizyklischen Antidepressiva ist mit einer Erhöhung der Plasmaspiegel und einer daraus resultierenden Zunahme der unerwünschten Arzneimittelwirkungen wie der orthostatischen Dysregulation zu rechnen (Leinonen et al. 1995). Die übrigen Cytochromisoenzyme werden von Paroxetin wahrscheinlich nicht in klinisch relevantem Umfang beeinflusst.

Sertralin führt nur zu einer leichten und klinisch unbedeutenden Hemmung der für den Medikamentenabbau beim Menschen wichtigsten Cytochrom P450-Isoenzyme. Die bisher vorliegenden Arbeiten zum Abbauweg weisen auf eine Beteiligung von CYP 3A3/4 hin.

Citalopram ist im Vergleich zu Paroxetin und Fluoxetin nur ein schwacher Inhibitor von CYP 2D6 (Crewe et al. 1992) und scheint CYP 1A2 und CYP 3A3/4 nicht zu beeinflussen. Citalopram ist in erster Linie ein Substrat von CYP 2C9 (Preskorn 1996). In neueren *in vitro*-Untersuchungen wurde allerdings nachgewiesen, dass die CYP 3A4-Aktivität eine wesentliche Rolle in der N-Demethylierung von Citalopram spielt (Kobayashi et al. 1997, Rochat et al. 1997). Desmethylcitalopram wird im zweiten Schritt zumindest teilweise über das Isoenzym CYP 2D6 demethyliert (Preskorn 1996, Rochat et al. 1997).

Nefazodon ist *in vivo* und *in vitro* ein potenter Inhibitor von CYP 3A3/4. Aus diesem Grund sind Interaktionen mit einer Reihe von internistischen Medikamenten, verschiedenen Antidepressiva, Alprazolam, und Carbamazepin zu erwarten (Ashton 1996, Davis 1997).

Venlafaxin wird über CYP 2D6 abgebaut, hemmt dieses Isoenzym jedoch nicht in einem klinisch relevanten Ausmaß (Lam et al. 1997, Owen u. Nemeroff 1998).

Mirtazapin wird über verschiedene Wege abgebaut. CYP 2D6 und in geringerem Maße CYP 1A2 sind verantwortlich für die 8-Hydroxylierungen, CYP 3A3/4 für die N-Demethylierung und N-Oxidation. Mirtazapin führt *in vitro* zu einer Inhibition von CYP 1A2, CYP 2D6 und CYP 3A3/4, jedoch in so geringer Aktivität, dass eine klinische Relevanz extrem unwahrscheinlich ist (Delbressine et al. 1997, Owen u. Nemeroff 1998).

Für Reboxetin fanden sich bisher keine Hinweise auf eine inhibitorische Wirkung auf das CYP-P450-System (Davies et al. 1998).

Tab. 2.10 zeigt einen Überblick über die Hemmung der wichtigsten Isoenzymsysteme durch neuere Antidepressiva.

Trizyklische Antidepressiva sind mit großer Wahrscheinlichkeit nicht in der Lage, Cytochrom-P450-Isoenzyme zu induzieren und zu inhibieren (Norman et al. 1998). Sie sind jedoch ein Substrat dieser Enzyme und deshalb potenziellen Wechselwirkungen unterworfen. So können erhöhte Plasmaspiegel angesichts der relativ geringen therapeutischen Breite von Trizyklika schwerwiegende unerwünschte Arzneimittelwirkungen hervorrufen. Andererseits ist bei einer unzureichenden Konzentration von trizyklischen Antidepressiva mit einer fehlenden Therapie-*response* oder einer erhöhten Rezidivneigung zu rechnen.

In Anlehnung an Norman et al. (1998) sind deshalb folgende Implikationen für die klinische Praxis in der Depressionsbehandlung älterer Patienten festzuhalten:

- Pharmakokinetische Interaktionen sind im Gegensatz zu pharmakodynamischen Wechselwirkungen durch die Messung der Plasmakonzentration der betroffenen Medikamente leicht zu entdecken und zu quantifizieren. Besonders bei Substanzen mit engem therapeutischen Fenster wie bei trizyklischen Antidepressiva sollte bei gleichzeitiger Anwendung von Induktoren oder Inhibitoren des Cytochrom-P450-Systems unbedingt von dieser Möglichkeit Gebrauch gemacht werden.

Antidepressiva		Cytochrom-P450-Isoenzyme				
Substanz	Handelsname	1A2	2C9	2C19	2D6	3A4
Fluoxetin	Fluctin®	+	++	+/++	+++	+
Metabolit Norfluoxetin		+	++	+/++	+++	++
Sertralin	Zoloft®, Gladem®	+	+	+/++	+	+
Desmethylsertralin		+	+	+/++	+	+
Paroxetin	Seroxat®, Tagonis®	+	+	+	+++	+
Fluvoxamin	Fevarin®	+++	++	+++	+	++
Citalopram	Cipramil®, Sepram®	+	0	0	0	0
Metabolit Desmethylcitalopram		-	-	-	+	-
Nefazodon	Nefadar®	0	0	0	0	+++
Venlafaxin	Trevilor®	0	0	0	0	0
Mirtazapin	Remergil®	0	-	-	+	0
Reboxetin	Edronax®, Solvex®	0	0	0	0	0

Tab. 2.10: Hemmung von CYP-P450-Isoenzymen durch neue Antidepressiva (modifiziert nach Greenblatt et al 1998, Norman et al 1998, Harvey u. Preskorn 1996). 0 minimale oder keine Hemmung, + leichte Hemmung, ++ moderate Hemmung, +++ starke Hemmung, (-) bisher keine Daten verfügbar. Anmerkung: Metabolite sind nur insofern berücksichtigt, wenn CYP-Hemmung verschieden von Muttersubstanz.

- Besondere Vorsicht ist bei Aufnahme, Dosisänderung oder Absetzen einer Begleitmedikation geboten. Bei chronischer Anwendung in unveränderter Dosis wird ein *steady-state* erreicht, in dem keine weitere Beeinflussung von Substratkonzentrationen mehr zu erwarten ist.

- 5 bis 10 % der westeuropäischen Bevölkerung sind langsame Metabolisierer vom Typ 2D6. Reagiert ein Patient trotz adäquater Dosierung mit einem trizyklischen Antidepressivum mit unverhältnismäßig ausgeprägten Nebenwirkungen, sollte der Plasmaspiegel dieser Substanz bestimmt und ggf. die Dosis gesenkt werden.

- Die SSRI's Fluvoxamin und Fluoxetin sind potente Inhibitoren zahlreicher Cytochrom-P450-Isoenzyme und können vielfältige Wechselwirkungen aufweisen. Insbesondere eine gemeinsame Anwendung mit Trizyklika ist, abgesehen von fraglichem klinischen Nutzen, mit dem Risiko hoher Plasmakonzentrationen verbunden. In der Kombination von Fluvoxamin mit Clozapin können dessen Spiegel extrem stark ansteigen.

- Psychiatrische und internistische Medikation kann sich gegenseitig beeinflussen. Erhält ein Patient Antiarrhythmika oder Antikoagulantien, sollten z.B. einige SSRIs nur mit entsprechender Vorsicht eingesetzt werden.

2.5. Antidepressiva und internistische bzw. neurologische Erkrankungen

Häufig müssen ältere Patienten mit körperlichen Erkrankungen - auch von Allgemeinärzten bzw. Internisten - mit Antidepressiva behandelt werden, sei es, um organisch bedingte Depressionen, reaktive Depressionen oder unabhängig von der körperlichen Erkrankung aufgetretene depressive Störungen zu behandeln (König et al. 1997). Bei Patienten mit körperlichen Erkrankungen wird die Behandlung mit Antidepressiva vor allem durch die Wechselwirkungen mit anderen zur Behandlung notwendigen Arzneimitteln kompliziert. Weiterhin müssen Besonderheiten der jeweiligen körperlichen Erkrankungen im Hinblick auf die Wirksamkeit und Verträglichkeit der Psychopharmaka beachtet werden. Wie bereits dargestellt, sind bei den nunmehr schon lange zur Verfügung stehenden tri- und tetrazyklischen Antidepressiva pharmakodynamische Interaktionen ein bedeutendes Problem, da durch sie nicht nur Rezeptorsysteme im zentralen, sondern auch im peripheren Nervensystem beeinflusst werden können. Die neueren Antidepressiva zeigen vielmehr Unterschiede in ihren pharmakokinetischen Eigenschaften, aus denen sich die unterschiedlichen Interaktionspotentiale der neueren Substanzen ableiten. König et al. (2000) haben in einem umfassenden Artikel die Interaktionsmöglichkeiten neuerer Antidepressiva mit allen wichtigen Internistika wie Antikoagulanzien, Analgetika, Antibiotika, Antimykotika, Antidiabetika, Antiallergika, Antiasthmatika, nicht-steroidalen Antirheumatika, Chemotherapeutika, Hormonen, Immunsuppressiva, Lipidsenkern und kardiologischen Medikamenten umfassend dargestellt.

Von großer Bedeutung erscheint die Behandlung depressiver Störungen bei folgenden Erkrankungen, da sie den Therapieverlauf aller aufgeführten Krankheiten negativ beeinflussen (Bader u. Hell 1998).

2.5.1. Schlaganfall

Der Schlaganfall ist eine der häufigsten Todesursachen in der westlichen Welt. Eine Vielzahl epidemiologischer Studien zeigt, dass die *post-stroke-depression* als Komplikation des Schlaganfalls in nahezu 50 % zu beobachten ist (Niedermeier u. Heuser 2002, Robinson u. Travella 1996). 25-35 % aller Patienten erkranken im ersten Jahr nach einem Schlaganfall an einer *major depression* (Morris et al. 1990, Robertson u. Katona 1997). Im deutschen Sprachraum wurde die Zulässigkeit der Diagnose einer Depression nach Schlaganfall intensiv diskutiert. Schlegel (1994) und Hopf und Schlegel (1995) haben beispielsweise die Diagnose einer Depression bei Patienten nach Schlaganfall kritisiert, da hier körperliche Symptome als psychische Symptome interpretiert würden. Im amerikanischen Sprachraum gehen die meisten Autoren mittlerweile davon aus, dass die Phänomenologie depressiver Störungen bei Schlaganfallpatienten von der Phänomenologie depressiver Störungen ohne somatische Komorbidität kaum abzugrenzen ist (Fedoroff et al. 1991, Gainotti et al. 1999, Robinson u. Paradiso 1999).

Die Hypothesen zur Bedeutung der Lokalisation eines Schlaganfalls für die Entstehung einer *post-stroke-depression* sind ausgesprochen widersprüchlich (Gordon u. Hibbard 1997, Singh et al. 2000). Einflussfaktoren auf die Entwicklung der *post-stroke-depression* sind vielfältig, wobei neben Lokalisation und Größe der zerebralen Schädigung sowie dem Ausmaß der körperlichen Behinderung auch das Lebensalter (jüngere Patienten entwickeln häufiger eine *post-stroke-depression*) von Bedeutung zu sein scheint (Fedoroff et al. 1991). Unabhängig von diesen Faktoren zeigt die *post-stroke-depression* eine deutliche Assoziation mit einer schlechteren Erholung der kognitiven und motorischen Leistungen der betroffenen Patienten (Herrmann et al. 1998). Die *post-stroke-depression* hat damit erhebliche sozialmedizinische Relevanz, da sie die Rehabilitation der betroffenen Patienten nachhaltig beeinträchtigt, die Reintegration in den Arbeitsprozess verzögert und zu erhöhten Versorgungskosten beiträgt (Schubert et al. 1992, Hosking et al. 1996). Die Wirksamkeit von Antidepressiva ist in kontrollierten Studien für Trizyklika wie Amitriptylin und Nortriptylin, für Trazodon und die SSRIs Citalopram und Fluoxetin nachgewiesen (Robinson et al. 1998, Robinson u. Paradiso 1999). Aufgrund ihrer anticholinergen Wirkkomponente und der Gefahr kardialer Nebenwirkungen sind trizyklische Antidepressiva bei *post-stroke-depression* mit Vorsicht einzusetzen. Insgesamt spricht das günstigere Nebenwirkungsprofil bei gesicherter Wirksamkeit für den Einsatz von SSRIs zur Behandlung der *post-stroke-depression*, falls keine speziellen Kontraindikationen vorliegen (Andersen et al. 1993, Andersen 1995, Dam et al. 1996, Wiart et al. 2000). Zum Einsatz von Venlafaxin gibt es erste erfolgversprechende Daten (Dahmen et al. 1999). Mirtazapin und Reboxetin sind noch nicht ausreichend untersucht. Auch Methylphenhydat zeigte in einer Studie einen guten und raschen Therapieerfolg.

2.5.2. Kardiovaskuläre Erkrankungen

Frazure-Smith et al. zeigten bereits 1993, dass schwere Depressionen als unabhängiger Risikofaktor für kardiale Mortalität nach einem Myokardinfarkt anzusehen sind. Patienten mit Depressionen hatten ein um das 4-fache erhöhtes Sterberisiko. Inzwischen wurde mehrfach bestätigt, dass das Vorliegen sowohl leichter als auch schwerer depressiver Störungen als bedeutsames Risiko sowohl für die Entstehung einer koronaren Herzerkrankung als auch für ihren weiteren Verlauf zu werten ist.

Die in klinischen und epidemiologischen Studien nachgewiesene Relation von koronarer Herzerkrankung und Depression wirft eine Reihe von Fragen nach den zugrundeliegenden psychobiologischen Wirkmechanismen auf (Honig u. Maes 2000, Musselmann et al. 1998). Als pathogenetische Mechanismen werden u.a. eine Dysregulation des Hypothalamus-Hypophysen-Nebennierenrinden(HPA)-Systems, eine Dysregulation der sympathikoadrenalen Achse, eine Verringerung der Herzratenvariabilität, eine myokardiale Ischämie und ventrikuläre Instabilität als Reaktion auf Stressoren, Veränderungen der Thrombozytenrezeptoren und/oder -funktionen und eine Aktivierung des Immunsystems diskutiert.

Selbst wenn es nicht immer gelingen sollte, durch eine adäquate antidepressive Therapie die kardiale Prognose eines Patienten zu verbessern, so wird es doch mit hoher Wahrscheinlichkeit möglich sein, einen für den Patienten und seine Angehörigen schwerwiegenden Leidenszustand erheblich zu vermindern (Kapfhammer 1999, Pratt et al. 1996).

Bei Patienten mit kardialen Erregungsleitungsstörungen und Arrhythmien ist extreme Vorsicht beim Einsatz von trizyklischen Antidepressiva angezeigt. Die Wirkungen dieser Antidepressiva entsprechen nämlich die der Antiarrhythmika vom Typ Ia. Trizyklische Antidepressiva können über einen chinidinartigen Effekt die Erregungsleitung verlangsamen und zu einer Verlängerung der PQ-, QRS- und QT-Zeit führen (Haverkamp et al. 2002). Eine groß angelegte Studie scheint ein Exzessrisiko von Myokardinfarkten unter Langzeitmedikation mit trizyklischen Antidepressiva, nicht aber mit SSRI zu belegen (Barefoot u. Williams 2000, Cohen et al. 2000).

Die Einführung neuerer Antidepressiva hat zu erheblich verbesserten Therapiemöglichkeiten gerade von Patienten mit schweren Herzerkrankungen geführt (Kapfhammer 2002). Die hohe Selektivität dieser Substanzen verhindert, dass diese Präparate - im Gegensatz zu den herkömmlichen trizyklischen Antidepressiva - Rezeptoren beeinflussen, deren Funktionen sich ungünstig auf die kardiale Leistungsfähigkeit und Reizleitung auswirken können.

Neuere Antidepressiva wie SSRIs, Mirtazapin und Venlafaxin dürften als Antidepressiva der ersten Wahl bei depressiven Patienten nach Myokardinfarkten oder mit koronaren Herzerkrankung gelten. Im Vergleich mit Trizyklika zeigen diese Substanzen zwar keine Vorteile in der antidepressiven Wirksamkeit, aber sie beweisen ein deutlich sichereres kardiales Verträglichkeitsprofil (Roose et al. 1998a, b, Strik et al. 2000). Von Bedeutung erscheinen außerdem Befunde, die antiinflammatorische Eigenschaften sowohl der Trizyklika als auch der SSRI belegen (Honig u. Maes 2000), für eine Normalisierung der Herzratenvariabilität unter antidepressiver Medikation, vor allem unter SSRIs, sprechen (Balogh et al. 1993) sowie eine günstige Modifikation der depressionsassoziierten Thrombozytenaktivierung unter SSRIs belegen (Markovitz et al. 2000).

2.5.3. Parkinson-Syndrom

Das gemeinsame Auftreten von Depressionen und einem Parkinson-Syndrom ist ausgesprochen häufig. Bei Verwendung moderner Klassifikationssysteme gibt die Mehrzahl der Autoren Prävalenzraten von 30-50 % an (Andersen 1997, Brown u. Mac Carthy 1990, Kantz et al. 1994, Meschia u. Bruno 1998, Starkstein et al. 1990). Diese Komorbidität wird jedoch zu selten diagnostiziert und viel zu selten behandelt. Depressionen sind hierbei nicht lediglich als Reaktion auf das Parkinson-Syndrom zu interpretieren, da die Depressionen nicht selten bereits in der präsymptomatischen Phase des Parkinson-Syndroms zu beobachten sind (Amann et al. 1999, Haltenhof u. Schröter 1994, Santamaria et al. 1986, Starkstein et al. 1990) und auch bei deutlicher Besserung des Parkinson-Syndroms unter entsprechender Medikation häufig persistieren.

Man kann deshalb davon ausgehen, dass sowohl der Depression als auch dem Parkinson-Syndrom gemeinsame neurochemische Dysfunktionen zugrundeliegen. Hier ist neben der Funktionsstörung des dopaminergen Systems auch an eine gleichzeitig vorhandene serotonerge Dysfunktion zu denken (Cummings 1992). Es liegen insgesamt mehrere doppelblinde, Plazebo-kontrollierte Studien vor, welche die Wirksamkeit der trizyklischen Antidepressiva belegen (Klaassen et al. 1995). Nachteilige Effekte auf die Motorik wurden nicht beobachtet, was wegen der anticholinergen Wirkung der trizyklischen Antidepressiva nicht zu erwarten ist. Nicht ohne Bedeutung kann eine Orthostase sein, da sich hier die α-adrenerge Blockade der trizyklischen Antidepressiva und die L-Dopa-Wirkung potenzieren können. Es liegen einige Berichte über die antidepressive Wirksamkeit von SSRIs bei Patienten mit Parkinson-Syndrom vor (Tom u. Cummings 1998, Zesiewicz et al. 1999), sie können jedoch auch zumindest bei einigen Patienten die Parkinson-Symptomatik deutlich verschlechtern (Tom u. Cummings 1998).

2.5.4. Demenz

Liegt neben der Depression ein zusätzliches demenzielles Syndrom vor, sollten trizyklische Antidepressiva nicht verordnet werden. Die allen trizyklischen Antidepressiva mehr oder weniger zugrundeliegende anticholinerge Wirkung führt zu einer Verschlechterung der kognitiven Funktionen und erhöht dramatisch das Risiko der Entwicklung eines Delirs. Als wirksam und gut verträglich haben sich bei depressiven Patienten mit Alzheimer-Demenz oder vaskulärer Demenz SSRI's erwiesen (Gottfries et al. 1992). Eine gute antidepressive Wirksamkeit und Verträglichkeit bei depressiven Patienten mit kognitiven Störungen wurde auch für Moclobemid nachgewiesen (Roth et al. 1996).

2.6. Praktisches Vorgehen in der Therapie mit Antidepressiva

Da die Prädiktorforschung trotz großer Anstrengungen bisher keine zuverlässige Voraussage ermöglicht hat, welches Antidepressivum im Einzelfall die höchste Erfolgschance hat, muss die Auswahl des ersten Antidepressivums häufig der individuellen Erfahrung des behandelnden Arztes überlassen bleiben. So hat ein Antidepressivum, mit dem der Patient in früheren depressiven Phasen erfolgreich behandelt wurde, auch bei einer erneuten Phase in der gleichen Dosierung und Applikationsart eine erhöhte Erfolgswahrscheinlichkeit und sollte deshalb zunächst als das Medikament der ersten Wahl eingesetzt werden. Neben der Behandlungsvorgeschichte ist der psychopathologische Querschnittsbefund der aktuellen Phase ausschlaggebend für die Wahl des Antidepressivums. So richtet sich die Wahl des zu verordnenden Antidepressivums in der Praxis nach der Ausprägung von Schlafstörungen, psychomotorischer Erregung, Angst und vor allem nach dem Grad der Suizidalität. Sind diese Symptome ausgeprägt, sind in erster Linie initial stärker sedierende und anxiolytisch wirkende Antidepressiva in Betracht zu ziehen. Sind die beschriebenen Symptome leichter oder nicht vorhanden, können auch weniger sedierende Antidepressiva eingesetzt werden. Bei Suizidalität sind antriebssteigernde Antidepressiva in der Regel kontraindiziert, da sie durch ihre Antriebssteigerung Suizidhandlungen möglicherweise eher noch erleichtern können (Möller 1992).

Abgesehen von der Behandlungsvorgeschichte und dem syndromatologischen Querschnittsbefund konnten bisher keine weiteren Prädiktoren gefunden werden, die bei der spezifischen Auswahl eines Antidepressivums hilfreich sind. Die bisher durchgeführten Prädiktoruntersuchungen (Übersicht: Bielski u. Friedel 1976, Schmauss u. Erfurth 1993) ergaben lediglich, dass die Erfolgswahrscheinlichkeit einer Antidepressivabehandlung mit der Zahl bereits durchgemachter depressiver Phasen, der Chronizität des depressiven Syndroms, dem Ausmaß neurotischer Persönlichkeitszüge, sowie bei Vorliegen wahnhafter Symptome abnimmt. Bei der Verordnung von Antidepressiva im Alter orientiert sich die Medikamentenauswahl im weiteren vor allem am Nebenwirkungsprofil, der Pharmakokinetik, Aspekten der Medikamenteninteraktion und der Anwendbarkeit bei körperlichen Begleiterkrankungen. Vorteile der trizyklischen Antidepressiva gegenüber den neueren Substanzen sind auch die bei schweren Depressionen gut belegte antidepressive Wirksamkeit sowie die lange Anwendungserfahrung. Die gute Verträglichkeit bei Fehlen peripherer und zentraler anticholinerger Nebenwirkungen sowie die Überdosierungssicherheit von SSRIs, Mirtazapin, Venlafaxin und Reboxetin sind jedoch gewichtige Vorteile der neueren Substanzen. Gerade bei älteren Patienten sind in vielen Fällen diese Substanzen die Mittel der ersten Wahl. Ein nicht zu unterschätzender Vorteil der neueren Substanzen ist auch die gegenüber trizyklischen Antidepressiva leichtere Handhabbarkeit (Einmalgabe, leichteres Aufdosieren) und die damit verbundene bessere *compliance*.

Aufdosierungen, Dosisänderungen und Absetzen von Antidepressiva sollten bei alten Menschen langsamer erfolgen. Die Frage, ob insgesamt niedriger zu dosieren ist, kann nicht generell beantwortet werden. Insgesamt ist davon auszugehen, dass auch bei alten Menschen ähnliche Plasmaspiegel für Antidepressiva wie bei jüngeren anzustreben sind. Aufgrund pharmakokinetischer Faktoren mit reduzierter Clearance sind diese jedoch für einige Antidepressiva bereits mit niedrigeren Dosen zu erreichen.

Bei alten Menschen ist mit einer etwas längeren Wirklatenz auf Antidepressiva zu rechnen, wobei das spätere Erreichen von *steady-state*-Plasmakonzentrationen infolge der etwas längeren Eliminationshalbwertszeit hierbei von Bedeutung sein kann. Nach sechs Wochen sollte jedoch auch bei älteren Patienten die Wirksamkeit der bisherigen Therapie überdacht werden und ggf. ein Antidepressivum mit einem anderen Wirkansatz gewählt werden.

Bei wahnhafter Depression ist die Kombination mit einem Neuroleptikum wirkungsvoller (Schmauss 1996). Die Kombination zweier anticholinerg wirkender Substanzen ist dabei zu vermeiden. Sinnvoll erscheinen Kombinationen neuerer Antidepressiva mit atypischen Neuroleptika (z.B. Risperidon, Amisulprid, Olanzapin).

Wie bei Depressionen in anderen Altersklassen sollte eine Erhaltungstherapie mit dem jeweils wirksamen Antidepressivum in unveränderter Dosierung über mindestens sechs Monate durchgeführt werden (Schmauss 1985). In Abhängigkeit vom individuellen Rückfallrisiko ist eine sich daran anschließende rezidivprophylaktische Behandlung in Betracht zu ziehen. Eine sorgfältige Aufklärung über Nutzen und Risiko der antidepressiven Medikation und eine engmaschige Patientenführung sind gerade bei alten Patienten wichtig. *Compliance*-Probleme sind ebenso wie das Auftreten von Nebenwirkungen häufig in Betracht zu ziehen.

Therapie von Angststörungen im Alter

3. Therapie von Angststörungen im Alter

3.1. Allgemeine Anmerkungen

Angst, als notwendige, "auf Vermeidung, Schutz und Bewältigung gerichtete Aktivitätsreaktion gegenüber realen Bedrohungen und somit als unabdingbare, existenzielle Erfahrung des Menschen" (Strian 1995), lässt sich in ihren Erlebnis- und Erscheinungsformen nicht eindeutig von pathologischer Angst trennen.

Angsterleben im Alltag sowie in individuellen und sozialen Ausnahmezuständen unterscheidet sich danach nur graduell von behandlungsbedürftiger Angst. Die Erscheinungsformen pathologischer Angst lassen sich daher im Allgemeinen nicht aus der unmittelbaren Angstreaktion selbst, sondern nur aus der Diskrepanz von Intensität und Dauer des Angsterlebens gegenüber den zugrundeliegenden Bedrohungen oder aus dem Fehlen unmittelbarer Bedrohungsbedingungen erkennen (Hippius et al. 1999).

In jüngster Zeit wurde der Begriff "Angststörung" geprägt, eine Bezeichnung, die sich besonders in der DSM-III- und ICD-10-Klassifikation rasch durchgesetzt hat und heute allgemeingebräuchlich, gleichwohl nicht unumstritten ist.

Sie stützt sich v. a. auf die Beobachtung, dass pathologische Angstzustände hinsichtlich ihrer Nähe zur realen Bedrohung, ihrer Verlaufscharakteristika und ihrer pharmakologischen Beeinflussbarkeit heterogen sind.

Über die ätiologischen und pathogenetischen Besonderheiten dieser Krankheitsbilder ist bisher noch zu wenig bekannt. Dies aber wäre zur Abgrenzung nosologischer Entitäten im Sinne der Bezeichnung als unerlässliche Voraussetzung anzusehen. Deshalb sollte vorzugsweise von "Angstsyndromen" gesprochen werden.

Unter klinischen Gesichtspunkten ist v. a. von Bedeutung, grundsätzlich zwischen primären und sekundären Angstphänomenen zu unterscheiden; ferner ob sie sich im Sinne eines isolierten Zustands manifestieren oder als Teilaspekte eines übergreifenden psychogeriatrischen Syndroms zu betrachten sind (☞ Abb. 3.1).

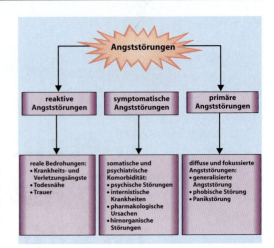

Abb. 3.1. Schema zur Multikausalität pathologischer Angst.

Wenngleich nicht in Abrede zu stellen ist, dass "Angststörungen" sich *de novo* im Alter manifestieren können - dies gilt im besonderen für phobische Störungen - handelt es sich häufiger um Exazerbationen vorausgegangener Manifestationen oder um eine lebenslang bestehende, an die Primärpersönlichkeit geknüpfte Bedingungskonstellation.

Im Alter manifestierte Angststörungen treffen in erster Linie mit chronischen körperlichen Erkrankungen, dem Gebrauch zahlreicher Arzneimittel und Alkohol oder psychischen Störungen zusammen (☞ Tab. 3.1).

Kardiovaskuläre Erkrankungen
Angina pectoris, Myokardinfarkt
Arrhythmien, Mitralklappenprolaps
Bluthochdruck
Lungenstauung, Lungenembolie
chronisch-obstruktive Lungenerkrankungen
Endokrine und metabolische Erkrankungen
Störungen im Säuren-Basen-Haushalt
Hypoglykämie
Hyperthyreose, Cushing-Syndrom
Phäochromozytom, Karzinoidsyndrom
Porphyrie
Pharmakologische Ursachen
Bronchodilatoren, Steroide
Theophylline
Entzug von Alkohol, Sedativa, Nikotin
Überdosierung von Anticholinergika
Stimulanzien (Amphetamine, Kokain)
Halluzinogene
Hirnorganische Ursachen
Enzephalopathie (toxisch, metabolisch, infektiös)
komplexe fokale Anfälle
intrakranielle Blutungen
Hämatologische Erkrankungen
Anämien
Diätetische Ursachen
Koffeinüberdosierung
Natriumglutamat
Tyraminhaltige Speisen bei Einnahme von MAO-Hemmern

Tab. 3.1: Organische Ursachen für Angststörungen.

Vor Beginn einer Therapie von Angstsymptomen ist unbedingt die differenzialdiagnostische Klärung aller in Betracht kommender möglicher Ursachen erforderlich.

Die Angststörung ist häufig ein Leitsyndrom für eine Vielfalt organischer und psychischer Störungen in der Allgemeinpraxis (Salzman et al. 1987). Vor Beginn einer Behandlung stellt die differenzialdiagnostische Abklärung eines Angstsyndroms primär die Abklärung möglicher somatischer Ursachen - eine der wichtigsten Aufgaben des behandelnden Arztes - dar. Insbesondere bei älteren Menschen ist Angst häufig ein Leitsymptom organischer Erkrankungen (Sheikh 1990). So können Angstzustände z.B. bei kardiovaskulären Erkrankungen oder bei einer Hyperthyreose entstehen. Weitere wichtige somatische Ursachen für Angstzustände bei älteren Personen sind in Tab. 3.1 aufgeführt. Eine adäquate internistische Behandlung führt häufig zur vollständigen Rückbildung der Angstsymptomatik.

Sind somatische Ursachen der Angst ausgeschlossen, besteht der Verdacht eines Angstsyndroms im Rahmen einer psychiatrischen Erkrankung. Wie andere psychiatrische Syndrome, so ist auch das Angstsyndrom nosologisch unspezifisch. Es kann bei einer Vielzahl von psychischen Störungen ein Leitsymptom darstellen (Boerner 1993):

- organische einschließlich symptomatische psychische Störungen
- psychische Störungen durch psychotrope Substanzen
- schizophrene Störungen
- affektive Störungen (z.B. depressive Störungen)
- somatoforme Störungen
- Angststörungen
- Persönlichkeitsstörungen.

Die Unterscheidung zwischen organischen und funktionellen Erkrankungsformen kann häufig besondere Bedeutung gewinnen. Nicht selten sind Überlappungen und Überschneidungen anzutreffen. Alle Intensitätsstufen sind möglich. Wechselnde Intensität und Ausprägung, auch unabhängig von einer bestimmten therapeutischen Intervention innerhalb ein und desselben Krankheitsgeschehens, erklären häufige Fehlbeurteilungen.

Vor jeder Behandlung ist die Frage zu klären, ob eine spezielle Therapie überhaupt erforderlich ist. Ist diese Frage beantwortet, sind die weiteren Behandlungsziele zu formulieren. Grundsätzlich ist dabei zu beachten, dass, wenn überhaupt, nur ein zeitlich begrenzter Einsatz von Benzodiazepinen in Betracht kommen kann, beispielsweise initial zur Entlastung einer speziellen Krisensituation bzw. zur Vorbereitung einer Psychotherapie oder anderweitiger therapeutischer Maßnahmen.

In der Vergangenheit wurden pathologische Angstzustände bei älteren Menschen sowohl in ihrem Schweregrad als auch in ihrer Bedeutung für die Betroffenen bei weitem unterschätzt. Dies ist wohl am ehesten mit der vorherrschenden Vorstellung für die zu erwartende oder wünschenswerte Lebensqualität bei älteren Menschen in Zusammenhang zu bringen, da häufig davon ausgegangen wird, dass ältere Menschen psychische Beeinträchtigungen aufgrund ihres allgemein reduzierten Lebens- und Erwartungsniveaus nicht so stark empfinden (Boerner 1993).

Für die Unterscheidung und differenzialdiagnostische Klärung von Angstphänomenen im Alter ist die biographische Anamnese unter Einbeziehung tiefenpsychologisch fundierter und psychodynamischer Gesichtspunkte ein weiteres sehr wichtiges Untersuchungsinstrument. Sie ist in jedem Fall unerlässlich und ebenso wichtig wie die Abklärung möglicher organischer Ursachen bzw. die Zuordnung zu der Vielzahl infrage kommender psychiatrischer Krankheitsbilder (funktionell und/oder organisch).

Häufig ist das Angstsyndrom bei älteren Menschen Teil einer depressiven Störung und imponiert als ängstlich-depressives Syndrom (Parmelee et al. 1993). Bei diesen Syndromen sind Antidepressiva Therapie der ersten Wahl - Benzodiazepine sind hier meist nur als Adjuvans zur antidepressiven Therapie indiziert.

Auch bei Demenzerkrankungen kann zunächst eine Angstsymptomatik imponieren oder zumindest Teil des psychopathologischen Bildes sein. Auch hier weist eine sorgfältige Anamneseerhebung und Untersuchung auf die zugrundeliegende Erkrankung hin.

Sind organische und andere psychiatrische Erkrankungen bei der differenzialdiagnostischen Untersuchung des Angstsyndroms ausgeschlossen, so stellt sich die Aufgabe, die zugrundeliegende Angststörung nach ICD-10-Kriterien (☞ Tab. 3.2) zu diagnostizieren. Wir finden hier phobische Störungen (F40) wie die Agoraphobie oder die soziale Phobie und andere Angststörungen (F41) wie die Panikstörung und generalisierte Angststörung. Insgesamt sind Angststörungen im Alter häufiger als früher angenommen. Die Prävalenzraten dieser Störungen variieren je nach Untersuchung. Die Unterschiede sind meist auf unterschiedliche diagnostische Kriterien sowie verschiedene Schweregradeinteilungen der Symptome zurückzuführen. Eine Studie in 3 amerikanischen Großstädten (Myers 1984) ergab, dass Angststörungen bei 5,5 % aller über 65jährigen anzutreffen sind und Phobien bei Frauen die häufigste (6,1 % 1-Monats-Prävalenz) und bei Männern die zweithäufigste (2,9 % 1-Monats-Prävalenz) psychische Erkrankung im Alter sind. In allen bisher vorliegenden Studien wurden Patienten mit einem Alter von über 65 Jahren als eine Gruppe behandelt, die nicht weiter differenziert wurde. Es bestehen jedoch Hinweise, dass die jungen Alten (von 65 bis 74 Jahren), die mittleren Alten (von 75 bis 84 Jahren) und die älteren Alten (über 85 Jahren) sich bezüglich der Verteilung von Angstsymptomen und -störungen voneinander unterscheiden (Applegate u. Curb 1990).

3.1.1. Phobische Störungen (F40)

■ Symptomatik

Phobische Störungen sind durch eine anhaltende Angst vor spezifischen, üblicherweise ungefährlichen Situationen oder Objekten gekennzeichnet, die gemieden werden oder nur mit ausgeprägter

ICD 10			DSM IV	
F	40	phobische Störungen	Angststörungen	
	40.0	Agoraphobie	300.22	Agoraphobie ohne Panikstörung
	40.00	ohne Panikstörung	300.21	Panikstörung mit Agoraphobie
	40.01	mit Panikstörung	300.23	soziale Phobie (= soziale Angststörung)
	40.1	soziale Phobie	300.29	spezifische (= bisher einfache) Phobie
	40.2	spezifische (isolierte) Phobien		
F	41	andere Angststörungen		
	41.0	Panikstörung	300.01	Panikstörung ohne Agoraphobie
	41.1	generalisierte Angststörung	300.02	generalisierte Angststörung
	41.2	Angst und depressive Störung, gemischt		

Tab. 3.2: Angststörungen nach ICD 10 und DSM IV.

Angst ertragen werden können. Sie werden in Agoraphobie (mit oder ohne Panikstörung) sowie in die soziale und spezifische (= einfache) Phobie unterteilt. Als auslösende Reize treten bei der Agoraphobie Orte oder Situationen auf, aus denen eine Flucht nur schwer möglich oder in denen keine Hilfe verfügbar ist. Die soziale Phobie ist durch Situationen gekennzeichnet, in denen die Person im Mittelpunkt der Aufmerksamkeit anderer steht und befürchtet, Peinliches zu tun, z.B. in der Öffentlichkeit zu sprechen. Die spezifische Phobie ist auf eine umschriebene bzw. isolierte Situation oder ein Objekt beschränkt, z.B. Angst vor Schlangen, Hunden oder Höhenangst. Charakteristika der spezifischen Phobie sind in Tab. 3.3 dargestellt. Die Art der spezifischen Phobie bestimmt dabei den Grad der Beeinträchtigungen (☞ Tab. 3.4).

- Auftreten von Angst in bestimmten Situationen bzw. bei bestimmten Objekten
- Vermeidung einer Situation (z.B. Höhen) bzw. von Objekten (z.B. Schlangen)
- nicht auf Panikstörung oder soziale Phobie zurückzuführen
- deutliche Beeinträchtigung des normalen Funktionsniveaus

Tab. 3.3: Charakteristika der spezifischen Phobie.

Folgende Bedingungen müssen erfüllt sein:	
1.	Psychische und vegetative Symptome müssen Manifestationen der Angst sein. Ausschluss: Symptome beruhen auf Wahn- oder Zwangsgedanken.
2.	Angst muss auf bestimmte phobische Objekte oder auf spezifische Situationen begrenzt sein.
3.	Die phobische Situation wird nach Möglichkeit vermieden.

Tab. 3.4: Diagnostische Leitlinien zur spezifischen Phobie nach ICD 10 (F 40.2).

3.1.2. Panikstörung (F41.0)

■ **Symptomatik**

Typisch für die Panikstörung sind rezidivierende, spontane und schwere Angstattacken, die ohne Vorwarnung auftreten und nicht durch eine spezifische Situation ausgelöst werden, in denen die Person im Mittelpunkt der Aufmerksamkeit steht. Sie sind nicht vorhersehbar. Ein plötzlicher Beginn mit Herzklopfen, Atemnot, Benommenheit, Zittern, Schwitzen und Entfremdungserlebnissen ist typisch (☞ Tab. 3.5). Die Patienten leiden häufig unter der Angst, die Kontrolle zu verlieren, verrückt zu werden oder zu sterben (Bandelow 2001). Panikattacken dauern üblicherweise wenige Minuten, können in schweren Fällen jedoch bis zu 30 Min. oder länger anhalten. Die Häufigkeit ihres Auftretens ist sehr unterschiedlich und liegt zwischen einzelnen Attacken alle paar Wochen bis zu häufigen Attacken über Tage hinweg. Um die Diagnose einer Panikstörung stellen zu können, müssen die Patienten mehrere Panikattacken innerhalb eines Monats erlebt haben (☞ Tab. 3.6). Bei den meisten Patienten treten die Panikattacken ca. 2x pro Woche auf. Folgesymptome der Erkrankung sind Vermeidungsverhalten, sekundäre Depression und Alkoholabhängigkeit.

- Panikanfälle, unerwartete "Attacken"
  - plötzlich und unerwartet
  - kein eindeutiger Auslöser
  - keine Erklärung
- körperliche Beschwerden
  - Herzklopfen
  - Brustschmerz
  - Erstickungsgefühle
  - Schwindel
- psychische Beschwerden
  - Furcht
    - zu sterben
    - die Kontrolle zu verlieren
    - einen Herzanfall zu bekommen
- kein organischer Faktor

Tab. 3.5: Charakteristika der Panikstörung.

Folgende Bedingungen müssen erfüllt sein:	
1.	Auftreten von mehreren schweren Panikattacken (Angstanfällen) mit psychischen und körperlichen (vegetativen) Symptomen.
2.	Zeitkriterium: Es müssen mehrere Panikattacken innerhalb eines Zeitraumes von einem Monat aufgetreten sein.
3.	Die Panikattacken treten in Situationen auf, in denen keine objektive Gefahr besteht.
4.	Die Panikattacken sind nicht auf bekannte oder vorhersagbare Situationen begrenzt.
5.	Zwischen den Panikattacken müssen weitgehend angstfreie Zeiträume liegen (Erwartungsangst ist jedoch häufig).
6.	Spezielle Ausschlussdiagnosen: Fehlen einer Phobie (insbesondere der Agoraphobie). Bei Vorliegen einer Agoraphobie hat diese die höhere diagnostische Priorität. Bei Vorliegen einer depressiven Störung sollte eine Panikstörung nicht als Hauptdiagnose erscheinen.

Tab. 3.6: Diagnostische Leitlinien der Panikstörung nach ICD 10 (F 41.0).

3.1.3. Generalisierte Angststörung (F41.1)

■ **Symptomatik**

Die wichtigsten Symptome der generalisierten Angststörung sind generalisierte und anhaltende, nicht an Situationen gebundene, unrealistische oder übertriebene Ängste mit einer großen Zahl von Befürchtungen (z.B. über zukünftiges Unglück), motorischer Anspannung (z.B. Spannungskopfschmerz) und vegetativer Übererregbarkeit (z.B. Tachykardie oder Schwitzen). Die Art der Befürchtung unterscheidet sich nicht von den in dieser Altersgruppe üblichen Inhalten (z.B. vor körperlicher Erkrankung, vor allgemeinen Gesundheitseinschränkungen). Die adäquate diagnostische Zuordnung einer generalisierten Angststörung erweist sich bei älteren Patienten häufig weitaus schwieriger als bei jüngeren Patienten mit der gleichen Störung. Die diagnostischen Leitlinien der generalisierten Angststörung nach ICD-10 sind in Tab. 3.7 dargestellt und umfassen sowohl ein Zeitkriterium als auch eine spezielle Symptomatik. Tab. 3.8 zeigt eine detaillierte Darstellung der Symptome.

Folgende Kriterien müssen erfüllt sein:		
1.		Zeitkriterium: Auftreten von Symptomen der Angst an den meisten Tagen, mindestens mehrere Wochen lang
2.		Symptomatik: In der Regel treten folgende Einzelsymptome auf:
	2.1	Befürchtungen (Sorge über zukünftiges Unglück, Nervosität, Konzentrationsschwierigkeiten, etc.)
	2.2	Motorische Spannung (körperliche Unruhe, Spannungskopfschmerz, Zittern, Unfähigkeit, sich zu entspannen)
	2.3	Vegetative Übererregbarkeit (Benommenheit, Schwitzen, Tachykardie oder Tachypnoe, Oberbauchbeschwerden, Schwindelgefühl, Mundtrockenheit, etc.)
3.		Spezifische Ausschlussdiagnosen: Es dürfen nicht die vollständigen Kriterien der depressiven Episode, Panikstörung oder Zwangsstörung erfüllt sein (dann sollte die generalisierte Angststörung nicht als Hauptdiagnose erscheinen).

Tab. 3.7: Diagnostische Leitlinien der generalisierten Angststörung nach ICD 10 (F 41.1).

3.2. Psychopharmakologische Behandlung

Die medikamentöse Behandlung von Angststörungen stellt in den letzten Jahren einen deutlichen Fortschritt der psychiatrischen Pharmakotherapie dar (Hershey u. Kim 1988, Salzman 1990). Für diese zur Chronifizierung neigenden Störungen haben sich die Behandlungsmöglichkeiten deutlich verbessert.

Die Therapie von Angststörungen soll sich aber nicht nur auf Psychopharmaka stützen, stets sind zusätzlich eine gute psychologische Führung des Patienten und möglichst auch eine psychotherapeutische Behandlung, insbesondere verhaltenstherapeutisch-kognitive Verfahren, indiziert. Häufig lässt sich feststellen, dass bereits stützende ärztliche Gespräche über aktuelle Lebensprobleme und Aufklärung über die vegetative Symptomatik der Angst Erleichterung verschaffen können und möglicherweise eine Pharmakotherapie überflüssig machen (Greil 1993).

Folgende Psychopharmaka stehen zur Behandlung von Angststörungen zur Verfügung: Benzodiazepine, Buspiron, trizyklische Antidepressiva, MAO-Hemmer, Serotonin-Wiederaufnahmehemmer, Mirtazapin, Venlafaxin, Neuroleptika und Betablocker (APA 1989, Bandelow 2001, Bandelow u. Rüther 1992, Brown et al. 1991). Die Vor- und Nachteile der einzelnen Substanzgruppen zeigt Tab. 3.9.

psychische "Anspannung", Befürchtungen
• Sorge über zukünftiges Unglück
• sich "angespannt" fühlen oder ständig "auf dem Sprung" sein
• übermäßige Schreckhaftigkeit, Nervosität
• Konzentrationsschwierigkeiten oder *black-out* aus Angst
• Reizbarkeit
motorische Spannung
• Zittern, Zucken oder Beben
• Muskelverspannung, Schmerzen oder Empfindlichkeit
• Ruhelosigkeit
• leichte Ermüdbarkeit
vegetative Übererregbarkeit
• Atemnot oder Beklemmungsgefühle
• Palpitationen oder beschleunigter Herzschlag (Tachykardie)
• Schwitzen oder kalte, feuchte Hände
• Mundtrockenheit
• Benommenheit oder Schwindel
• Übelkeit, Durchfall oder andere abdominelle Beschwerden (Bauchschmerzen bzw. Unterleibsschmerzen)
• Hitzewallungen oder Kälteschauer
• häufiges Wasserlassen
• Schluckbeschwerden oder Kloßgefühl im Hals
• Ein- oder Durchschlafstörungen

Tab. 3.8: Symptome der generalisierten Angststörung (nach Kasper 1999).

Medikament	Vorteile	Nachteile
Benzodiazepine	• gute Anxiolyse, gut verträglich	• Abhängigkeit
Trizyklische Antidepressiva	• keine Abhängigkeit	• relativ starke Nebenwirkungen • langsamer Wirkungseintritt
Serotonin-Wiederaufnahmehemmer	• keine anticholinerge Wirkung • keine Abhängigkeit	• langsamer Wirkungseintritt
MAO-Hemmer (z.B. Tranylcypromin)	• gute Wirkung • stimmungsaufhellend • keine Abhängigkeit	• starke Neben- und Wechselwirkungen
Neuroleptika	• keine Abhängigkeit	• Spätdyskinesie?
Betablocker	• keine Abhängigkeit	• Wirkung nur auf körperliche Symptome

Tab. 3.9: Medikamente bei Angststörungen: Vor- und Nachteile (modifiziert nach Greil 1993).

3.2.1. Tranquilizer

Unter Tranquilizern (Tranquillanzien, Anxiolytika) werden unterschiedliche Substanzen mit angstlösender, sedierender und emotional entspannender Wirkkomponente zusammengefasst. Bezeichnungen wie Hypnotika (Schlafmittel und Sedativa) werden ebenfalls für Substanzen dieser Präparateklasse, speziell bei Benzodiazepinen, verwendet. Insbesondere bei den Benzodiazepinen zeigt sich die Unschärfe dieser Begriffe, da hypnotische oder sedative Wirkungen von verschiedenen Faktoren, wie z.B. der Dosierung, abhängig sind. Darüber hinaus bestehen - dosisabhängig - fließende Übergänge zwischen Tranquilizern und Hypnotika.

In der ersten Hälfte des 20. Jahrhunderts wurden hauptsächlich Barbiturate als Tranquilizer und Hypnotika eingesetzt. Meprobamat, das im Unterschied zu den Bromiden und Barbituraten primär weder als Hypnotikum noch als Antikonvulsivum Verwendung fand, kann als erster moderner Tranquilizer bezeichnet werden. Mit der Einführung von Chlordiazepoxid 1960 und Diazepam 1963 erschienen die ersten Vertreter einer neuen psychopharmakologischen Wirkklasse, der Benzodiazepine, die sich durch eine besondere angst- und spannungslösende Wirkung auswiesen, dabei aber ein relativ günstiges Nutzen-Risiko-Verhältnis zeigten. So besitzen die Benzodiazepine im Vergleich zu den Barbituraten eine wesentlich geringere Toxizität, eine hohe therapeutische Breite sowie ein niedrigeres Abhängigkeitspotential. Die Benzodiazepinpräparate stellen im Augenblick die wichtigste und am weitesten verbreitete Gruppe der Tranquilizer dar. Sie haben die Barbiturate bei der Behandlung nicht-psychotischer Ängste, psychovegetativer Spannungszustände und Schlafstörungen völlig verdrängt (Allen 1986, Williams 1981). Benzodiazepine rangieren nach den Antidepressiva an 2. Stelle aller Psychopharmakaverschreibungen in der Bundesrepublik Deutschland. Die pharmakologischen Eigenschaften der Benzodiazepine sind in Tab. 3.10, die durchschnittlichen Eliminationshalbwertszeiten in Tab. 3.11 zusammengestellt.

Die Empfehlungen - im höheren Lebensalter Benzodiazepine, wenn überhaupt, nur kurzfristig zu verordnen - werden im klinischen Alltag nicht befolgt (Schwabe u. Paffrath 2000). Danach sind Benzodiazepine die am häufigsten verordneten Substanzen im höheren Lebensalter überhaupt (Damitz 1997), und ca. 50 % aller Benzodiazepinverordnungen betreffen die Gruppe der 60-80jährigen Patienten (Weyerer 2003). Für die klinische Praxis sind dabei Veränderungen der Metabolisierung im höheren Alter von erheblicher Relevanz, v. a. die Abnahme der mikrosomalen Oxidationsfähigkeit sowie eine verlängerte Eliminationshalbwertszeit durch verminderte Clearance

Pharmakologische Eigenschaften	Therapeutischer Einsatz	Unerwünschte Wirkungen
sedativ, hypnotisch	• Schlafstörungen • Prämedikation in der Anästhesie	• Tagessedation • Tagesschläfrigkeit • eingeschränkte Aufmerksamkeit
antikonvulsiv	• zentral ausgelöste Krampfzustände • Epilepsie	
amnestisch	• verschiedene Anwendungen in der Anästhesie	• Amnesie (anterograd)
zentral muskelrelaxierend	• zentrale Spastik • Muskelverspannungen • Tetanus	• Muskelschwäche • Ataxie • Gangstörungen • Atemdepression
anxiolytisch	• Angst- und Spannungszustände verschiedener Genese	• Gleichgültigkeit • Realitätsflucht

Tab. 3.10: Die pharmakologischen Eigenschaften der Benzodiazepine.

3.2. Psychopharmakologische Behandlung

	Ohne aktive Metaboliten mit längerer Eliminationshalbwertszeit		Mit aktiven Metaboliten, die eine längere Eliminationshalbwertszeit aufweisen		
					(Metaboliten mit Halbwertszeiten in Stunden)
Kurze Halbwertszeit	Midazolam [a]	1,8	Prazepam	0,6	(Oxazepam 8, Desmethyldiazepam 75)
	Triazolan [b]	2,5			
	Clotiazepam [b]	4	Flurazepam	1,5	(Desalkylflurazepam, Hydroxyethylflurazepam 72)
			Dikaliumclorazepat	2	(Oxazepam 8, Desmethyldiazepam 75)
			Medazepam	2,5	(Oxazepam 8, Diazepam 35, Desmethyldiazepam 75)
Mittellange Halbwertszeit	Brotizolam [b]	5,5			
	Loprazolam [b]	8			
	Oxazepam [a]	8			
	Temazepam [b]	8			
	Bromazepam [a]	12	Chlordiazepoxid	12	(Oxazepam 8, Demoxepam 45, Desmethyldiazepam 75)
	Lorazepam [a]	13			
	Lormetazepam [a]	13			
	Alprazolam [b]	13,5			
	Tetrazepam [b]	15			
	Metaclazepam [b]	15			
			Clobazam	18	(Desmethylclobazam 75)
	Flunitrazepam [b]	20			
Lange Halbwertszeit	Nitrazepam [a]	30	Oxazolam	30	(Oxazepam 8, Desmethyldiazepam 75)
	Clonazepam [a]	34			
			Diazepam	35	(Oxazepam 8, Diazepam 35, Desmethyldiazepam 75)

Tab. 3.11: Durchschnittliche Eliminationshalbwertszeiten (in Stunden) der Benzodiazepine und Kurzcharakterisierung der Metabolisierung (Ordnung nach mittleren Eliminationshalbswertszeiten) (mod. nach Möller et al. 1989).
[a] Keine aktiven Metaboliten.
[b] Keine Metaboliten mit erheblich längerer Eliminationshalbwertszeit.

und höheres Verteilungsvolumen (Müller 1993). Die Verlängerung der Halbwertszeit führt zu einer großen Akkumulationsgefahr. Benzodiazepine, wie z.B. Oxazepam und Lorazepam, die direkt mit Glukuronsäure konjugiert werden, zeigen dagegen geringere Veränderungen der Clearance (Greenblatt u. Shader 1990, Greenblatt et al 1991a, b) (☞ Tab. 3.12). Kurz wirksame Benzodiazepine ohne aktive Metaboliten wie Lorazepam und Oxazepam sind besser steuerbar und damit im höheren Lebensalter besser zur kurzfristigen Therapie von Angstsyndromen und Schlafstörungen geeignet. Insbesondere Benzodiazepine mit langer Halbwertszeit führen bei älteren Patienten zu einer Reihe von Problemen, von denen die wichtigsten Sedation, Ataxie und Fallneigung (Rashi u. Logan 1986, Ray et al 1987), psychomotorische Verlangsamung und kognitive Dysfunktionen (Salzman 1990b) sind. Dies führt dazu, dass Benzodiazepine bei älteren Menschen das Sturzrisiko, verbunden mit der Gefahr einer Schenkelhalsfraktur, sowie das Risiko, in Autounfälle verwickelt zu werden, deutlich erhöhen (Cummings 1998, Cummings et al. 1991, Ray et al. 1992, Schäufele u. Weyerer 1999). Insbesondere Benzodiazepine mit langer Halbwertszeit scheinen zu diesen Problemen zu

Hypnotika	% Zunahme von $t_{1/2}$	Tranquillanzien	% Zunahme von $t_{1/2}$
Brotizolam	+ 35-95	Alprazolam	+ 40
Flunitrazepam	± 0	Bromazepam	+ 75
Flurazepam	+ 35-115	Chlordiazepoxid	+ 80-370
Lorazepam	± 0	Diazepam	+ 125-200
Lormetazepam	± 0	Lorazepam	± 0
Nitrazepam	+ 40	Oxazepam	± 0
Temazepam	± 0		
Triazolam	± 0		
Zolpidem	± 0 ?		
Zopiclon	± 0 ?		

Tab. 3.12: Einfluss des Alters auf die terminale Eliminationshalbwertszeit ($t_{1/2}$) verschiedener Benzodiazepine (nach Klotz und Laux 1986).

führen (Hemmelgarn et al. 1997). In jedem Fall ist vor einer Benzodiazepinverordnung gerade im höheren Lebensalter besonders sorgfältig zu prüfen, ob nicht alternative Behandlungsstrategien ähnliche Erfolgsaussichten mit geringerem Risiko haben.

3.2.2. Buspiron

Buspiron ist ein Azapiron und wirkt anxiolytisch ohne gleichzeitige sedierende, muskelrelaxierende und antikonvulsive Eigenschaften wie bei den Benzodiazepinen. Da der Behandlungseffekt mit Buspiron erst nach einigen Tagen einsetzt, ist die Substanz weniger für akute und mehr für längerdauernde Angstzustände einsetzbar. Buspiron erscheint besonders geeignet bei Patienten mit leichtem oder mittlerem generalisiertem Angstsyndrom (Napoliello 1986). Die Gefahr von Missbrauch und Abhängigkeit ist bisher nicht beschrieben worden, Entzugssyndrome sind bisher ebenfalls nicht bekannt. Die psychomotorische Leistungsfähigkeit und Reaktionsbereitschaft sind unter Buspironbehandlung nicht beeinträchtigt, dennoch können Veränderungen des Reaktionsvermögens und damit der Verkehrstüchtigkeit nicht völlig ausgeschlossen werden. Die Alkoholwirkung scheint durch Buspiron nicht verstärkt zu sein. Es empfiehlt sich jedoch auch unter dieser Therapie wie unter der Therapie mit Benzodiazepinen, Alkohol zu meiden. Beim Umsetzen von Benzodiazepinen auf Buspiron ist Vorsicht geboten! Die zu erwartenden Benzodiazepinentzugssymptome werden von Buspiron nicht unterdrückt.

3.2.3. Trizyklische Antidepressiva

Während West u. Dalley (1959) bei Panikattacken erstmals einen ausgezeichneten therapeutischen Effekt von MAO-Hemmern beobachten konnten, stellte Klein (1964) bei dieser Erkrankung erstmals eine sehr gute therapeutische Wirksamkeit von Imipramin fest. Der Nachweis der klinischen Effektivität von Imipramin bei Panikattacken erfolgte inzwischen in einer Reihe von Doppelblindstudien, und zwar gegenüber Chlordiazepoxid, Propranolol und Plazebo (Übersicht bei Schmauß 1996). In nahezu allen Studien waren Patienten eingeschlossen, die neben Paniksyndromen mehr oder weniger ausgeprägte agoraphobische Symptome aufwiesen. Bei einer zusammenfassenden Bewertung aller Studien ist festzustellen, dass mit einer Imipramintherapie spontan auftretende Panikattacken wirkungsvoll rezidivprophylaktisch behandelt werden können. Studien über den Wirkmechanismus des Imipramins bei Panikattacken ergaben größtenteils, dass Imipramin die antipanische Wirkung wohl nicht über den antidepressiven Effekt entfaltet (Clum u. Pendry 1987).

Der klinische Wirkungsnachweis in der prophylaktischen Behandlung von Agoraphobien und Panikattacken liegt darüber hinaus in kontrollierten Studien für Clomipramin, Desipramin, Doxepin, Amitriptylin und Maprotilin vor (Übersicht bei Schmauß 1996).

Zusammenfassend ist festzustellen, dass Imipramin und Clomipramin in der prophylaktischen Behandlung von Panikattacken die Medikamente der ersten Wahl darstellen. Ausgehend von einer niedrigen initialen Dosis von 10 mg pro Tag sollten Imipramin bzw. Clomipramin bei älteren Patienten allmählich auf Dosierungen von 75 mg gesteigert werden. Signifikante klinische Besserungen sind nicht vor 4-6 Wochen einer ausreichend dosierten Trizyklikabehandlung zu erwarten (☞ Tab. 3.13).

Während Antidepressiva bei Panikerkrankungen die Medikamente der 1. Wahl darstellen, sind sie bei generalisierten Angstsyndromen nach den Benzodiazepinen und der Substanz Buspiron - wie bereits dargestellt - erst die Medikamente der 3. Wahl (Kapfhammer u. Laakmann 1993). Es ist zur Zeit noch ungeklärt, ob die generell als günstig eingeschätzte therapeutische Wirksamkeit von trizyklischen Antidepressiva wie Amitriptylin, Desipramin oder Imipramin bei generalisierten Angsterkrankungen primär auf die eigentliche anxiolytische Wirksamkeit oder aber auf den antidepressiven Wirkmechanismus zurückzuführen ist.

Wie bei den Panikerkrankungen sollte auch bei den Angsterkrankungen die initiale Dosis des trizyklischen Antidepressivums möglichst niedrig sein (z.B. 10 mg Imipramin). Ob die Empfehlung, als oberste Grenze 50 mg eines trizyklischen Antidepressivums anzusetzen, den gewünschten therapeutischen Erfolg zeigt, bedarf in kontrollierten Studien der weiteren Klärung.

Akuttherapie einzelner Panikattacken
niedrig dosiert Benzodiazepine
• z.B. 0,5 mg Lorazepam
• oder 0,5 mg Alprazolam
Kontinuierliche Therapie (Prophylaxe) der Panikstörung
Ziel: Verhinderung weiterer Panikattacken
• 1. Wahl: trizyklische Antidepressiva (Imipramin, Clomipramin) spezifische Serotonin-Wiederaufnahme-Inhibitoren (SSRIs)
• Alternativen: MAO-Hemmer Benzodiazepine (cave: Absetzschwierigkeiten!!)
a) Einschleichphase
• ca. 3 Wochen
• noch keine günstigen Effekte der Antidepressiva auf Attacken
• UAW mit Steigerung der Angst (Risiko: Behandlungsabbruch)
• Beginn mit 10-25 mg Imipramin oder Clomipramin
• langsame Dosissteigerung
• zusätzlich Benzodiazepine (3x0,5 mg/d Lorazepam oder Alprazolam)
• Erhaltungsdosis einstellen (z.B. 75-100 mg Imipramin oder Clomipramin)
b) Stabilisierungsphase
• Verminderung der spontanen Attacken
• Absetzen der Benzodiazepine!!
• Vermeidungsverhalten psychologisch beeinflussen
• Behandlung über mehrere Monate
c) Absetzphase
Absetzversuch: Ausschleichen über mindestens 3 Wochen
d) Dauerbehandlung
bei Rückfällen mit starker Beeinträchtigung nach Absetzen: erneute Antidepressiva evtl. über längere Zeit

Tab. 3.13: Medikamentöse Behandlung der Panikstörung bei älteren Patienten (modifiziert nach Greil 1993).

3.2.4. Monoaminoxidasehemmer (MAO-Hemmer)

In den letzten Jahren hat sich zunehmend auch gezeigt, dass reversible und auch irreversible MAO-Hemmer eine wirksame psychopharmakologische Behandlungsmethode für Panikerkrankungen und Phobien darstellen (Bandelow 2001). So wiesen Solyom et al. (1973) darauf hin, dass Phenelzin bei verschiedenen Phobiearten eine bessere therapeutische Wirksamkeit besitzt als Plazebo, und Tyrer (1976) betonte die Wirksamkeit von Phenelzin bei Agoraphobien und sozialen Phobien. Auch der irreversible MAO-Hemmer Tranylcypromin zeigte bei Panikerkrankungen und Agoraphobien positive Effekte (Versiani et al. 1986). Der reversible und selektive Monoaminoxidasehemmer (RIMA) Moclobemid hat bei sozialen Phobien ebenfalls eine gut dokumentierte Wirksamkeit.

3.2.5. Selektive Serotonin-Wiederaufnahmehemmer (SSRI)

Auch die Wirksamkeit aller verfügbaren selektiven Serotonin-Wiederaufnahmehemmern bei der Behandlung von Panikerkrankungen ist inzwischen gut dokumentiert (Black et al 1993, Den Boer et al. 1987, Schneier et al 1990, Volz 1993). In Deutschland sind Paroxetin und Citalopram für die Behandlung der Panikstörung zugelassen, die Zulassung für Sertralin wird folgen. Bandelow (2001) gibt einen umfassenden Überblick über alle bisher veröffentlichten Studien zum Einsatz selektiver Serotonin-Wiederaufnahmehemmer in der Behandlung der Panikstörung.

3.2.6. Neuroleptika

Aufgrund der in Kap. 7.3 dargestellten Problematik bei der Anwendung der Neuroleptika und der Tatsache, dass die Wirksamkeit der Neuroleptika bei Angststörungen als nicht ausreichend belegt gilt, sollte vor allem auf klassische Neuroleptika bei der Behandlung von Angstzuständen im Alter weitgehend verzichtet werden.

Therapie von Schlafstörungen im Alter

4. Therapie von Schlafstörungen im Alter

4.1. Allgemeine Anmerkungen

Schlafstörungen gehören zu den am häufigsten geklagten Symptomen in der geriatrischen und psychogeriatrischen Praxis (Ancoli-Israel 1989, Pollack u. Perlick 1991, Riemann u. Dressing 1997). Insgesamt klagen Frauen häufiger über schwere Schlafstörungen als Männer. Bei den über 65jährigen treten schwere Schlafstörungen etwa 4x häufiger auf als im jüngeren Alter. Es ist davon auszugehen, dass zwischen 25 % und 35 % der über 65jährigen mit ihrem Schlaf unzufrieden sind (Bergener et al. 1996, Miles u. Dement 1980). Ältere Schlafgestörte schreiben ihre Schlafstörungen häufiger organischen Ursachen zu, während jüngere Schlafgestörte v. a. private und berufliche Probleme für ihre Schlafstörung verantwortlich machen. So sind bei nichtberufstätigen Männern und Frauen schwere Schlafstörungen sehr viel häufiger als bei Berufstätigen. Es wird geschätzt, dass etwa 20 % der älteren Insomniker an einer primären Insomnie leiden, für etwa 80 % der Schlafstörungen sind psychische und organische Faktoren allein oder in Kombination verantwortlich (Hohagen u. Berger 1989).

Man geht ferner davon aus, dass 20 - 25 % der im eigenen Haushalt lebenden alten Menschen regelmäßig schlaffördernde Arzneimittel einnehmen, um tatsächlich vorhandene - oder befürchtete - Störungen des Nachtschlafs zu kompensieren. Praktisch alle Untersuchungen zeigen, dass Klagen über gestörten Schlaf bei älteren Frauen häufiger sind als bei älteren Männern und dass sich die Klagen sowohl auf Einschlaf - als auch auf Durchschlafstörungen beziehen (Riemann u. Dressing 1997). Ein Zusammenhang zwischen Schlafstörungen im Alter und dem Konsum von Schlafmitteln ist gut dokumentiert, auch neue Studien bestätigen die stetige und progressive Zunahme des Hypnotikakonsums im Alter.

Für diese Zunahme von Schlafstörungen im höheren Alter sind in erster Linie die beim älteren Menschen vermehrt vorkommenden körperlichen und psychischen Erkrankungen verantwortlich.

Deskriptiv wird zwischen Einschlaf- und Durchschlafstörungen sowie frühem Erwachen und Tagesschläfrigkeit unterschieden. Im höheren Alter sind Durchschlafstörungen und frühes Erwachen besonders häufige Probleme. Im Einzelfall kann somit eine Schlafstörung Ausdruck einer Erkrankung oder aber eines Symptoms sein. Die wichtigsten Faktoren, die beim älteren Menschen zu Schlafstörungen führen oder eine bereits bestehende Störung verstärken können, müssen heute aufgrund der besonderen Bedeutung, die derartige Störungen im Verlauf eines Krankheitsprozesses haben können, jedem Arzt vertraut sein, der sich mit älteren Menschen befasst (Bergener 1996).

Die Hintergründe von Schlafstörungen sind, wie man insbesondere seit Einführung der Schlafpolygraphie weiß, vielschichtig (Gillin u. Byerley 1990). Tab. 4.1 gibt eine Übersicht über die Klassifikation der Schlafstörungen nach ICD-10. Während unter Dyssomnien primär psychogene Zustandsbilder mit einer Störung von Qualität, Dauer oder Zeitpunkt des Schlafs subsumiert werden, werden als Parasomnien abnorme Ereignisse, die während des Schlafs auftreten (wie z.B. Schlafwandeln), verstanden.

In diesem Beitrag werden jene Schlafstörungen aus der Gruppe der nichtorganischen Schlafstörungen und der sekundären Schlafstörungen bei anderen Grunderkrankungen dargestellt, die im höheren Lebensalter besonders relevant sind. Die Gruppe der sekundären Schlafstörungen bei anderen Grunderkrankungen ist im ICD-10 nicht als eigenständige Gruppe erfasst.

Unter Schlaflosigkeit wird üblicherweise ein Zustand definiert, der durch mindestens 3 Wochen dauernden anhaltenden Schwierigkeiten beim Ein- und Durchschlafen und sich daraus ergebenden Beeinträchtigungen während des Tages, unabhängig von der Zahl der geschlafenen Stunden, charakterisiert ist. Die Differenzialdiagnostik nächtlicher Schlafstörungen und gesteigerter Tagesmüdigkeit ist komplex. Zur adäquaten Diagnostik einer Insomnie empfiehlt sich die Beachtung folgender Punkte (Clarenbach u. Müller 1997):

4.1.1. Symptom- und Anamneseerhebung

- es besteht eine Ein- oder Durchschlafstörung oder frühmorgendliches Erwachen
- Tagesbefindlichkeit

	Nicht-organische Schlafstörungen		Organische Schlafstörungen
a)	Dyssomnien		
b)	Parasomnien		
F 51.0	nicht-organische Insomnie	G 25.3	episodische Bewegungsstörungen und nächtliche Myoklonien
F 51.1	nicht-organische Hypersomnie		
F 51.2	nicht-organische Störung des Schlaf-Wach-Rhythmus	G 47.2	nicht-psychogene Störung mit unangebrachten Schlafenszeiten
F 51.3	Schlafwandeln	G 47.3	Schlafapnoe
F 51.4	Pavor nocturnus	G 47.4	nicht-psychogene Störung mit exzessivem Schlaf (Narkolepsie)
F 51.5	Alpträume		
F 51.8	andere nicht-organische Schlafstörungen	G 47.8	Kleine-Levin-Syndrom
		R 33.8	primäre Enuresis nocturna
F 51.9	nicht näher bezeichnete nicht-organische Schlafstörungen		

Tab. 4.1: Klassifikation der Schlafstörungen nach ICD-10.

- kognitive und emotionale Aktivität während der Einschlafphase oder während nächtlicher Wachphasen
- vegetative Begleitsymptomatik wie Herzrasen, Schwitzen und Unruhe
- spezielle Symptome wie Atmungsstörungen, Alpträume, unruhige Beine, hypnagoge Halluzinationen
- Bettzeiten, Schlafdauer, Verhaltensgewohnheiten während nächtlicher Wachphasen
- Schlaftagebuch über mindestens 2 Wochen
- Verlauf und Dauer der Schlafstörungen, ggf. auslösende Ursachen
- psychiatrische und somatische Anamnese
- Medikamente und Suchtmittel.

4.1.2. Allgemein-körperliche und neurologische Untersuchung

Hier werden v. a. die sog. symptomatischen Insomnien erfasst, z.B. bei Herzinsuffizienz, bei rheumatischen Erkrankungen, bei Parkinsonismus und bei neuromuskulären Erkrankungen etc..

4.1.3. Polysomnographische Untersuchungen

Die Indikation für eine polygraphische Nachtschlafregistrierung in einem Schlaflabor besteht v. a. bei chronischen und therapieresistenten Schlafstörungen mit signifikanter Beeinträchtigung der Tagesbefindlichkeit und bei Schlafwahrnehmungsstörungen zur differenzialdiagnostischen Abklärung.

Die exakte Erfragung der Anamnese und der Erwartungen des Patienten an den Schlaf sollte gerade bei älteren Patienten im Vordergrund stehen, da noch stärker als bei jüngeren Patienten unrealistische Erwartungen an den Schlaf sowie zu lange Bettzeiten die Schlafstörungen chronifizieren.

4.2. Nicht-medikamentöse Therapie von Schlafstörungen

Zur Behandlung der Schlafstörungen bei älteren Patienten stehen medikamentöse und nicht-medikamentöse Therapiemaßnahmen zur Verfügung (Gottlieb 1990). Grundsätzlich sollte vor jeder Behandlung, sei es nun eine medikamentöse oder nicht-medikamentöse Therapie, eine schlafpädagogische Beratung stattfinden (Schönbrunn u. Berger 1989). Der Patient sollte über wesentliche Erkenntnisse der Schlafphysiologie und Schlafhygiene aufgeklärt werden. Die wichtigsten Tipps für die richtige Schlafhygiene sind in Tab. 4.2 dargestellt.

Die konsequente Einhaltung dieser Regeln erweist sich als sehr effizient zur Behandlung von Schlafstörungen, beinhaltet jedoch das Problem, dass insbesondere ältere Patienten diese Regeln nicht einhalten wollen, weil sie ihnen als zu beschwerlich erscheinen.

Darüber hinaus sollten gerade bei älteren Patienten unrealistische Erwartungen an den Schlaf, wie etwa "8 Stunden Schlaf müssen sein", angegangen werden. Die Patienten müssen darüber aufgeklärt werden, dass es eine erhebliche Bandbreite der Schlafbedürftigkeit und Schlaffähigkeit gibt.

Neben den in Tab. 4.2 dargestellten Regeln der Schlafhygiene gehören zu den nicht-medikamentösen Therapieverfahren bei Schlafstörungen im weiteren die Stimuluskontrolle (☞ Tab. 4.3), die Schlafrestriktion, die paradoxe Intervention, chronotherapeutische Verfahren bei verzögerten oder verfrühten Schlafphasensyndromen und Verfahren zur Entspannung wie autogenes Training und progressive Muskelentspannung oder *biofeedback*-Verfahren (Hajak et al. 1992, Hajak u. Jordan 1997).

Kognitive Techniken wie etwa Gedankenstopp, Grübelstuhl und kognitive Umstrukturierung schlafdysfunktionaler Gedanken zielen darauf ab, die Einstellung der Patienten zu ihrem Schlaf zu verändern. Besonders ältere Patienten zeigen eine angespannte Haltung im Hinblick auf ihren Schlaf, haben bestimmte hochgesteckte Erwartungen und wollen mit Gewalt den Schlaf erzwingen, was aber letztendlich das Gegenteil bewirkt. Durch Veränderung der Einstellung zum Schlaf und nächtlichen Grübeleien sollen Teufelskreise aus Erwartungsängsten durchbrochen und Hilflosigkeitsgefühle gegenüber dem eigenen Schlaf abgebaut werden (Riemann u. Dressing 1997).

- Nicht länger als notwendig im Bett verbleiben, nicht wach im Bett herumliegen, nicht länger als zu den beschwerdefreien Zeiten liegen bleiben.
- Regelmäßige Zeiten für das Zubettgehen und das morgendliche Aufstehen einhalten, auch zum Wochenende und im Urlaub.
- Tagesschlafepisoden soweit möglich vermeiden.
- Eine angenehme und schlaffördernde Gestaltung des Schlafzimmers ohne Gegenstände, welche an Arbeit/seelische Belastungen erinnern, den Wecker und andere Uhren aus dem Blickfeld des Bettes verbannen.
- Nur ein leichtverdauliches Abendessen zu sich nehmen, abendliche Alkohol- und Koffeinkarenz einhalten, den abendlichen Zigarettenkonsum minimieren.
- Die Abend- und Nachtstunden so entspannend wie möglich gestalten (z.B. nicht arbeiten), die für den nächsten Tag anstehenden Tätigkeiten nicht im Schlafzimmer, sondern vor dem Zubettgehen in einem anderen Wohnraum durchdenken, am besten niederschreiben, nicht ärgern, wenn das Einschlafen nicht sofort möglich ist, nachts nicht auf die Uhr sehen.
- Regelmäßige körperliche Betätigung am Nachmittag erleichtert das Einschlafen, dies gilt nicht für intensive aber unregelmäßige körperliche Aktivitäten kurz vor dem Schlafengehen.

Tab. 4.2: Tipps für die richtige Schlafhygiene (aus Hajak u. Jordan 1997).

- Das Zubettgehen ist nur erlaubt, wenn der Patient müde ist und glaubt, einschlafen zu können.
- Das Bett ist nur zum Schlafen oder für sexuelle Aktivitäten da. Es darf im Bett nicht gelesen, gearbeitet, ferngesehen oder gegessen werden.
- Bei Einschlafschwierigkeiten müssen nach einer festgelegten Zeit (15 Minuten!) Bett und Schlafzimmer wieder verlassen werden. Erst bei erneuter "echter" Müdigkeit mit dem Gefühl, wieder schlafen zu können, darf der Patient wieder zu Bett gehen. Falls es nötig ist, wird dieser Vorgang mehrmals wiederholt, um den "Stimulus Bett" von der "Erfahrung Schlaflosigkeit" zu lösen und mit einem schnellen Einschlafen zu verbinden.
- Das morgendliche Aufstehen erfolgt immer zur gleichen Zeit, unabhängig von der Schlafqualität der letzten Nacht und dem Müdigkeitsgefühl am Morgen. Dieses Verhalten unterstützt die Ausbildung eines geregelten Schlaf-Wach-Rhythmus.
- Schlafen am Tage ist nicht gestattet; der "Schlafdruck" wird so auf den Nachtschlaf konzentriert.

Tab. 4.3: Verhaltensmaßregeln der Stimuluskontrolle (aus Hajak und Jordan 1997).

4.3. Medikamentöse Therapie von Schlafstörungen

Zu den medikamentösen Therapiemöglichkeiten gehören die Anwendung von Pharmaka zur Behandlung der zugrundeliegenden organischen und/oder psychischen Grunderkrankung und die Anwendung der pflanzlich und chemisch definierten Hypnotika-Sedativa bei den idiopathischen Schlafstörungen.

Benzodiazepine sowie Zopiclon, Zolpidem und Zaleplon sind heute die mit Abstand meistverschriebenen Schlafmittel, da sie wirksam und gut verträglich sind (Clarenbach u. Müller 1997). Eine medikamentöse Behandlung von Schlafstörungen mit Benzodiazepinen, Zopiclon, Zolpidem und Zaleplon bei älteren Patienten ist unter folgenden Bedingungen angezeigt:

- zur Entlastung des Patienten bei akuten reaktiven oder situativen Schlafstörungen, z.B. vor oder nach Operationen, Verlust eines Angehörigen
- bei chronischen, nicht vorbehandelten Schlafstörungen, um den Circulus vitiosus zu durchbrechen, der aus Angst vor dem Nichtschlafenkönnen eine erhöhte Erregungsbereitschaft und damit wieder eine Schlaflosigkeit mit erhöhter Müdigkeit am anderen Tag erzeugt
- zur Unterstützung anderer Therapien bei der Behandlung organischer und psychischer Erkrankungen.

Die Auswahl eines bestimmten Benzodiazepins bzw. von Zopiclon, Zolpidem oder Zaleplon sollte anhand syndrombezogener Kriterien erfolgen, etwa ob eine Ein- oder Durchschlafstörung oder ein vorzeitiges Erwachen im Vordergrund stehen und anhand substanzbezogener Kriterien. Als Schlafmittel bei Patienten mit Einschlafstörungen sind Zaleplon oder Zolpidem bzw. Benzodiazepine vorzuziehen, deren Wirkung rasch eintritt, in den ersten 4 h das Maximum erreicht und nicht in den folgenden Tag hinüberreicht. Benzodiazepine mit raschem Wirkungseintritt sind z.B. Triazolam und Temazepam und führen in den üblichen Dosen kaum zu psychomotorischer Beeinträchtigung und Sedation am nächsten Morgen (Roger et al 1993). Diesem Vorteil steht der Nachteil der Entzugsinsomnie gegenüber (Gillin et al 1989, Adam u. Oswald 1989). Die Absetzphänomene können schon am Morgen nach der abendlichen Einnahme als zu frühes morgendliches Erwachen den Schlaf beeinträchtigen. Bei Durchschlafstörungen erscheinen Zopiclon und Benzodiazepine mit mittlerer Halbwertszeit, die ohne aktive Metaboliten verstoffwechselt werden, günstig. Diese Substanzen haben eine genügend lange sedativ-hypnotische Wirkung und kumulieren bei mehrmaliger Verabreichung weniger als Benzodiazepine mit langer Halbwertszeit. Eine *rebound*-Symptomatik mit Angstzuständen am nächsten Tag wurde nicht beobachtet und überdauernde *hang-over*-Effekte im Sinn einer unerwünschten Sedierung am nächsten Tag sind gering. Bei lang wirksamen Benzodiazepinen besteht bei älteren Patienten sehr stark die Gefahr der Kumulation. Sie führen häufig zu Müdigkeit, Konzentrationsstörungen und zum Nachlassen des Reaktionsvermögens

Sedierende Medikamente	Beispiele (Generika-Name)	Handelsname, z.B.	Dosierung (mg)
Antihistaminika	• Doxylamin	• Gittalun®	• 10-25
	• Promethazin	• Atosil®	• 10-25
Antidepressiva	• Amitriptylin	• Saroten (ret.)®	• 10-25
	• Doxepin	• Aponal®, Sinquan®	• 10-25
	• Trimipramin	• Stangyl®	• 10-25
	• Mirtazapin	• Remergil®	• 15-30
Neuroleptika	• Melperon	• Eunerpan®	• 10-25
	• Pipamperon	• Dipiperon®	• 10-25
	• Risperidon	• Risperdal®	• 0,5-1,0
	• Olanzapin	• Zyprexa®	• 2,5-5,0
	• Quetiapin	• Seroquel®	• 25-50

Tab. 4.4: Schlafmittelalternativen zu Benzodiazepinen bei älteren Patienten mit Durchschlafstörungen.

am folgenden Tag. Die muskelrelaxierenden Nebeneffekte der Benzodiazepine führen darüber hinaus bei älteren Personen häufig zu Stürzen mit Schenkelhalsfrakturen. Mögliche medikamentöse Alternativen zu den Benzodiazepinen und Zopiclon, Zolpidem bzw. Zaleplon sind in Tab. 4.4 aufgeführt. Sedierende Antihistaminika, sedierende Neuroleptika und sedierende Antidepressiva haben alle ihre eigenen unerwünschten Wirkungen. Sie beeinflussen z. T. die Schlafarchitektur stark und zeigen bei chronischer Einnahme einen Wirkungsverlust. Sie sind aber bei jenen Patienten zu erwägen, bei denen eine Abhängigkeit vermutet werden kann, ein mehrfacher Versuch mit Benzodiazepinen vorausgegangen ist oder sonstige Kontraindikationen bestehen. Über die Wirkung dieser Stoffklassen bei chronischen Schlafstörungen älterer Patienten ist bisher sehr wenig bekannt, so dass sie kaum als einzig verwendbare Schlafmittel für die Praxis empfohlen werden können. V. a. bei der Applikation von klassischen Neuroleptika in niedriger Dosierung bzw. den sog. niedrigpotenten klassischen Neuroleptika ist die nicht zu verharmlosende Gefahr einer Spätdyskinesie bei älteren Patienten zu berücksichtigen (Rüther 1988). Atypische Neuroleptika wie Risperidon, Olanzapin bzw. Quetiapin besitzen Vorteile gegenüber den klassischen Neuroleptika und können durchaus in Betracht gezogen werden.

Auch Antidepressiva, die ausgeprägt antihistaminerg oder antiserotonerg wirken (z.B. Amitriptylin, Doxepin, Trimipramin, Mianserin, Mirtazapin), können zur Tranquillisierung und Schlafinduktion verwendet werden. Hier müssen jedoch die vegetativen und insbesondere die anticholinergen Nebenwirkungen beachtet werden. Trimipramin und Mirtazapin erscheinen gegenwärtig als die geeignetsten Antidepressiva zur Behandlung von Schlafstörungen. Chloraldurat als Alternative ist meist zu schwach und zu kurz wirksam.

Nicht zu verharmlosende Risiken bei der Verwendung von Benzodiazepinen liegen bei der Behandlung der vorgenannten Erkrankungen in der Toleranzentwicklung und in der Ausbildung einer physischen und psychischen Abhängigkeit, insbesondere nach längerer Anwendung in höherer Dosierung. Die wichtigsten Entzugssymptome bei Benzodiazepinabhängigkeit sind in Tab. 4.5 dargestellt. Bei Beachtung und Einhaltung der Anwendungsempfehlungen sind die obengenannten Risiken in der Regel gut beherrschbar. Zudem sind paradoxe Reaktionen auf die Verordnung von Benzodiazepinen, insbesondere bei älteren Patienten, immer wieder zu beobachten.

4.3. Medikamentöse Therapie von Schlafstörungen

Psychische Symptome
• Reizbarkeit
• Angst, Unruhe
• Depressive Verstimmung
• Wahrnehmungsstörungen
Neuropsychiatrische Komplikationen
• Psychose
• Delir
• Suizidalität
• Krampfanfall
Körperliche Symptome
• Tremor, Schwäche
• Hyperhidrose
• Müdigkeit, Insomnie
• Übelkeit, Anorexie
Somatische Komplikationen
• Angina pectoris
• Hypertonus
• Fieber

Tab. 4.5. Entzugserscheinungen bei Benzodiazepinabhängigkeit.

Wohl gibt es Einzelberichte über *rebound*-Phänomene, Entzugssyndrome, Abhängigkeit und Abusus sowie psychische Nebenwirkungen nach längerer Einnahme von Zopiclon und Zolpidem, doch sie sind relativ selten und es liegen häufig begleitende oder vorausgegangene Alkohol- oder Benzodiazepinabhängigkeiten vor. Nach mehreren Jahren klinischer Anwendung kann davon ausgegangen werden, dass sich beide Substanzen im Hinblick auf die o.g. Komplikationen günstiger verhalten als die Benzodiazepinhypnotika (Clarenbach u. Müller 1997). Kognitive und sensorische Störungen, wie sie unter Benzodiazepinen bekannt sind, sind auch für Zolpidem berichtet (Pies 1995). Trockener Mund und ein bitterer Geschmack sind bei Zopiclon häufige unerwünschte Arzneimittelwirkungen (Wadworth u. Mc Tavish 1993). Für die Dauer der Verordnung von Zopiclon, Zolpidem und das erst seit kurzem auf dem Markt befindliche Zaleplon sollten dennoch dieselben Regeln gelten wie für die Benzodiazepine, nämlich dass bei Erstverordnungen beide Substanzen nicht länger als 2x 14 Tage verordnet werden sollten.

Von den pflanzlichen Schlafmitteln ist die Effizienz von Baldrian (Valeriana) bekannt und polysomnographisch belegt, wobei allerdings die Natur der schlafanstoßenden Substanzen bei über 70 Inhaltsstoffen bisher nicht geklärt ist. Für alle anderen pflanzlichen Hypnotika steht der wissenschaftliche Wirkungsnachweis aus, häufig schränken zudem die alkoholische Zubereitung die Verordnung ein. Es gibt keinerlei Hinweise, dass eine jahrelange Einnahme von Phytopharmaka zu Toleranz und Abhängigkeit bzw. zum Umstieg auf eine chemische Substanz führt. Jedoch sollte auch bei der Verordnung von Phytopharmaka die Indikationsstellung nach 3 Monaten auf jeden Fall kontrolliert werden.

Therapie von Verhaltensstörungen bei Demenz (BPSD)

5. Therapie von Verhaltensstörungen bei Demenz (BPSD)

5.1. Allgemeine Anmerkungen

Aus der Sicht des Klinikers ist die Demenz ein Geflecht aus kognitiven Störungen, Verhaltensstörungen und somatischen Symptomen (☞ Tab. 5.1). Für die diagnostische Zuordnung sind Veränderungen von Affekt, Antrieb und Persönlichkeit sowie psychotische Phänomene sekundär, für die Angehörigen der Patienten und andere Pflegende stehen diese Symptome jedoch meist im Mittelpunkt der Erkrankung (Kurz et al 1991). Die Verhaltensstörungen tragen erheblich mehr als die kognitiven Beeinträchtigungen zur Belastung der Angehörigen bei (Coen et al. 1997), darüber hinaus werden sie am häufigsten als Ursachen für eine Heimunterbringung genannt (Balesteri et al. 2000, Haupt u. Kurz 1993, O'Donnell et al. 1992, Steele et al. 1990). Etwa 80 % der in Pflegeeinrichtungen untergebrachten Patienten leiden an Verhaltensauffälligkeiten wie aggressivem Verhalten, Agitation, Wahn, illusionären Verkennungen, Lärmen, Schreien u. ä. (Billig et al. 1991, Finkel et al. 1997, Morriss et al. 1990, Peabody et al. 1987, Rovner et al. 1986, Tariot et al. 1993, Wragg u. Jeste 1988, Zimmer et al. 1984). In den letzten Jahren sind zunehmend neurobiologische Korrelate für psychotische Phänomene (Förstl 2000, Förstl et al. 1994) und depressive Syndrome (Zubenko 1996) im Rahmen demenzieller Erkrankungen beschrieben worden.

Obwohl die Existenz dieser Verhaltensauffälligkeiten allgemein bejaht wird, werden sie weder in DSM-IV (APA 1994) noch im ICD-10 (WHO 1992) im Rahmen demenzieller Erkrankungen definiert (Caine et al. 2000, Zaudig 2000).

Unter dem etwas sperrigen Begriff *Behavioral and Psychological Symptoms of Dementia* (BPSD) setzen sich jedoch klinische Forscher in den Vereinigten Staaten und in Europa in den letzten Jahren zunehmend auch mit der Diagnostik und Therapie der Verhaltensstörungen bei Demenz auseinander (Caine 1996, Finkel 1996, Finkel u. Cooler 1996, Finkel et al. 1997, Lebowitz 2000, Zaudig 1996). Ausschlaggebend war die Erfahrung, dass die Wirksamkeit der Cholinomimetika begrenzt ist und diese Substanzen die mit der Demenz einhergehenden vielfältigen Probleme nicht aus der Welt schaffen.

Verhaltensstörungen treten meist in den mittleren bis späten Stadien einer demenziellen Erkrankung auf (Rapp et al. 1992). Während vor einigen Jahren die meisten Autoren (Swearer et al. 1988, Yeager et al. 1995) noch davon ausgingen, dass es - was Art und Häufigkeit von Verhaltensstörungen anbelangt - keinen wesentlichen Unterschied zwischen den verschiedenen Demenzformen gibt, ist die Dokumentation und Quantifizierung von Verhaltensstörungen bei Demenz durch die Entwicklung standardisierter Fremdbeurteilungsskalen nun-

Bereich	Symptom
Kognitive Störungen	Störungen von Gedächtnis, Denkvermögen, Sprache, Praxis, Visuokonstruktion
Verhaltensstörungen • Psychotische Phänomene • Affektive Störungen • Antriebsstörungen • Persönlichkeitsveränderung	 • Wahnbildungen, illusionäre Verkennungen, Sinnestäuschungen • Depressivität, Angst, emotionale Labilität, Aggressivität, Enthemmung • Unruhe, Aspontaneität, Apathie • hypotypischer, hypertypischer oder heterotypischer Persönlichkeitswandel
Somatische Störungen	Inkontinenz, Rigidität, Gangstörung, Primitivreflexe, Störungen der Körperhaltung, Krampfanfälle, Schluckstörungen, Appetitstörungen, Störungen des Schlaf-Wach-Rhythmus

Tab. 5.1: Symptome der Demenz (aus Kurz 1998).

mehr einfacher und zuverlässiger geworden. Zur Erfassung und Beschreibung von Verhaltensauffälligkeiten im Rahmen einer Demenz werden als Skalen die Behavior Pathology *in Alzheimer's Disease Rating Scale BEHAVE-AD* (Reisberg et al. 1987, Sclan et al. 1996), das *Neuropsychiatric Inventory NPI* (Cummings et al. 1994), die *Lund Manchester*-Kriterien für die frontotemporale Demenz (Neary et al. 1998), *die Manchester and Oxford Universities Scale for the Psychopathological Assessment of Dementia MOUSEPAD* (Allen et al. 1996), die *Columbia University Scale for Psychopathology in Alzheimer's Disease CUSPAD* (Devanand et al. 1992) *und die Behavior Rating Scale for Dementia of the Consortium to Establish a Registry for Alzheimer's Disease CERAD-BRS* (Tariot et al. 1994) empfohlen. Der Einsatz dieser Skalen ermöglicht es, das Auftreten einzelner Verhaltensstörungen zu quantifizieren und zwischen Demenzen verschiedener Ätiologie zu vergleichen (Cummings 1996a). Die wichtigsten Befunde sind dabei bisher die folgenden (Kurz 1998):

- Alzheimer-Patienten zeigen Verhaltensstörungen häufig schon in frühen Krankheitsstadien (Mega et al. 1996)
- Verhaltensstörungen sind bei frontotemporalen Degenerationen (Swartz et al. 1997), jedoch nicht bei vaskulären Demenzen (Cummings 1996), häufiger als bei der Alzheimer-Demenz
- Unruhe und Aggressivität sind die häufigsten Verhaltensstörungen bei der Alzheimer-Krankheit gefolgt von Wahnphänomenen, Angst, Depression und Halluzinationen (Devanand et al. 1997)
- Unruhe ist das zeitlich stabilste Symptom, Depression das flüchtigste (Devanand et al. 1997).

Wie weit die Verhaltensstörungen und ihre Beschreibung reichen, lässt sich aus der Vielfalt von Begriffen ableiten, die sich in der Literatur zu diesem Thema finden: Unkooperatives oder störendes Verhalten, Lärmen, Umherlaufen, Schreien, Agitation, Wandern, Veränderung der Nahrungsaufnahme, Inkontinenz, Schlafstörungen, sexuelle Verhaltensauffälligkeiten, Affektlabilität, etc. (Burns et al. 1990, Swartz et al. 1997a, Swearer et al. 1998, Teri et al. 1989). Von den genannten Störungen sind Agitation mit 40-90 %, wahnhafte Störungen mit ca. 40 %, Umherlaufen mit 30-70 % und verbale und körperliche Aggressionen mit 20-40 % die häufigsten (Burns et al. 1990, Teri et al. 1989).

Diese Ergebnisse beeinflussen die Therapieplanung für Verhaltensstörungen bei demenziellen Erkrankungen. So ist bei vielen Patienten eine kontinuierliche Behandlung der Unruhe, Aggressivität, Enthemmung oder Wahnphänomene erforderlich.

5.2. Psychopharmakologische Behandlung

Es besteht wissenschaftlicher Konsens, dass bei allen Verhaltensstörungen zunächst behandelbare Ursachen identifiziert werden müssen (Stoppe u. Staedt 1999). Dies bedeutet im Einzelfall Modifikationen störender Umgebungsreize oder die Behandlung von Infektionen und anderen körperlichen Erkrankungen. Auch sollten Verhaltensstörungen als Folge unerwünschter Arzneimittelwirkungen der verordneten Medikamente ausgeschlossen werden. Im Anschluss sollten Milieutherapie (Gestaltung des gesamten Wohn- und Lebensraums mit Tagesstrukturierung und konstanten Bezugspersonen) und andere, nicht-pharmakologische Ansätze (wie z.B. Realitätsorientierung, Selbst-Erhaltungstherapie und Familienedukation), in Betracht gezogen werden. Darüber hinaus ist insbesondere an eine Stabilisierung des Tag-Nacht-Rhythmus, z. B. bei Schlafstörungen und Inkontinenz, zu denken. Aus der Vielzahl der therapeutischen Möglichkeiten ist für jeden Patienten ein individuell abgestimmter Behandlungsplan zusammenzustellen (Gutzmann 1997). Aggressivität und das Persistieren der anderen Verhaltensstörungen machen meist eine Pharmakotherapie erforderlich (Class et al. 1997, Sunderland 1996, Yeager et al. 1995, Zayas u. Grossberg 1996). Die wichtigsten Zielsymptome der psychopharmakologischen Behandlung von Verhaltensstörungen bei Demenz sind Aggressivität und Wahnphänomene, aber auch Unruhe, Angst und depressive Verstimmung. Primär werden zur Behandlung dieser Symptome vor allem Neuroleptika und Antidepressiva (APA 1997, Class et al. 1997) aber auch Benzodiazepine eingesetzt. Kurz (1998) weist darauf hin, dass die Häufigkeit der Verordnung vor allem klassischer Neuroleptika in einem Missverhältnis zu der schmalen Datenbasis steht, auf die sich die Behandlung stützen kann.

Verhaltensstörungen im Alter und nicht etwa Schizophrenien sind das Hauptindikationsgebiet von Neuroleptika (Linden 1999). Neuroleptika stellen ebenfalls das Mittel der Wahl für Verhaltensstörungen im Rahmen der Demenz in der hausärztlichen Versorgung dar (Stoppe et al. 1998). Dies steht - wie bereits ausgeführt - im Gegensatz zu einer eher dürftigen wissenschaftlichen Datenbasis bezüglich klassischer Neuroleptika. So berichteten Streim et al. (1995) über zu häufige und vor allem zu langfristige Neuroleptikaverordnungen in psychiatrischen Heimen. Semla et al. (1994) stellten fest, dass langfristig bei bis zu 75 % der untersuchten Heimbewohner die Neuroleptika abgesetzt bzw. reduziert werden konnten, worunter sich bei einem großen Teil von ihnen sowohl der klinische Befund verbesserte als auch die Nebenwirkungen abnahmen.

5.2.1. Zur Verfügung stehende Psychopharmaka

Wie bereits dargestellt, erfordert der Einsatz von Neuroleptika im höheren Lebensalter ebenso wie die Behandlung mit Antidepressiva und Benzodiazepinen gerade in der Langzeittherapie eine besondere Beachtung potenzieller Nebenwirkungen (☞ Tab. 5.2). Die Verträglichkeit der eingesetzten Psychopharmaka ist bei älteren Patienten besonders zu beachten und hat bei der Beurteilung für den Einsatz bei psychischen Störungen und Verhaltensauffälligkeiten im Rahmen der Demenz einen besonderen Stellenwert.

Extrapyramidal-motorik	• Frühdyskinesien • Parkinsonoid • tardive Dyskinesie
Kognition und Kortex	• Sedierung • Delirprovokation • Senkung der Krampfschwelle
Extrazerebral:	
• kardiovaskulär	• Hypotension • Tachykardie • EKG-Veränderungen
• hämatologisch	• Leukozytopenie • Thrombosen
• peripher-anticholinerg	• Obstipation (Ileus) • Harnverhalt • Akkomodationsstörungen
• allergisch	• Leber • Blutbild
• endokrin	• Blutzuckeranstieg
Malignes neuroleptisches Syndrom	

Tab. 5.2: Klinisch wichtige Nebenwirkungen von Neuroleptika bei Patienten im höheren Lebensalter.

5.2.1.1. Klassische hochpotente Neuroleptika

Bei bis zu 50 % der älteren Patienten treten unter klassischen hochpotenten Neuroleptika extrapyramidale Störungen wie ein Parkinson-Syndrom, Akathisien und tardive Dyskinesien auf (Avorn et al. 1994). Problematisch ist die Tatsache, dass diese extrapyramidal-motorischen Störungen häufig nicht als Nebenwirkungen erkannt werden. Da es - wie bereits dargestellt - im Rahmen des Alterungsprozesses in der Regel zu einer Erhöhung der Vulnerabilität gegenüber EPMS-Störungen kommt (Malletta et al. 1991a, b), sollte in der Praxis intensiv auf extrapyramidal-motorische Störungsbilder geachtet werden (Caligiuri et al. 1998). Die eingeschränkten motorischen Fähigkeiten können Stürze mit Frakturen, eine Immobilisation mit drohender Pneumonie, eine weitere Einschränkung der kognitiven Funktionen und in der Folge eine erhöhte Mortalität zur Folge haben.

5.2.1.2. Klassische niederpotente Neuroleptika

Typisch für klassische niederpotente Neuroleptika wie z.B. Levomepromazin oder Chlorprotixen mit initial dämpfender und schlafanstoßender Wirkung, die zur Therapie psychomotorischer Erregungszustände eingesetzt werden, sind vegetative Nebenwirkungen. Dazu zählen Störungen der Kreislaufregulation, insbesondere Blutdruckabfall, verminderte Speichelsekretion, Obstipation und Miktionsstörungen. Besonders empfindlich sind ältere Patienten gegenüber einer durch Neuroleptika induzierten orthostatischen Hypotension (Haug u. Gattaz 1997). Salzman (1987) führt dies auf eine altersabhängig verminderte Empfindlichkeit der zentralen Barorezeptoren zurück. In Anbetracht einer nahezu 20 %igen Mortalität bei Stürzen in dieser Altersgruppe sind somit auch orthostatische Hypotensionen und ausgeprägte Sedierungen als gravierende unerwünschte Arzneimittelwirkungen zu werten (Ray et al. 1987). Die anticholinergen Nebenwirkungen dieser Psychopharmaka können zu deliranten Symptomen und zusätzlichen kognitiven Einbußen führen. Häufig machen schon bei geringen Dosierungen auftretende Sehstörungen, Mundtrockenheit, Obstipation und Harnverhalt adäquate Dosierungen dieser Pharmaka unmöglich.

5.2.1.3. Atypische Neuroleptika

Atypische Neuroleptika wie Clozapin, Risperidon, Olanzapin, Amisulprid, Quetiapin oder Ziprasidon zeichnen sich durch ein spezifisches Wirk- und Nebenwirkungsprofil gegenüber den klassischen Neuroleptika aus (☞ Tab. 5.3, 5.4, 5.5). Im Vergleich zu den klassischen Neuroleptika ist ihre Verträglichkeit deutlich besser (Naber et al. 2000, Schmauß 1999), insbesondere das wesentlich geringere Risiko für extrapyramidal-motorische Störungen ist für den Einsatz bei älteren Patienten von Vorteil (Klages et al. 1993). Aber auch atypische Neuroleptika sind nicht völlig nebenwirkungsfrei. Unter Clozapin können anticholinerge und kardiovaskuläre Nebenwirkungen auftreten, darüber hinaus kann Clozapin zur Gewichtszunahme und Sedierung führen. Unter Risperidon kann es zu Beginn der Behandlung zu orthostatischen Dysregulationen kommen, unter Olanzapin sind anticholinerge Effekte, Sedierung und Gewichtszunahme sowie eine Verschlechterung einer diabetischen Stoffwechsellage in Betracht zu ziehen. Unter Amisulprid ist aufgrund möglicherweise erhöhter Prolaktinspiegel die Verschlechterung einer bereits bestehenden Osteoporose zu beachten. Quetiapin kann zu Sedierung und Schwindel führen.

Substanzen ohne anticholinerge Effekte wie z.B. Risperidon haben den Vorteil, dass sie zu keiner Verschlechterung der häufig bereits eingeschränkten kognitiven Funktionen führen.

5.2.1.4. Benzodiazepine

Benzodiazepine sind nach den Neuroleptika die am zweithäufigsten verordneten Medikamente bei Patienten mit Verhaltensstörungen im Rahmen ei-

Substanz	D_1	D_2	D_3	D_4	5-HT_{2A}	5-HT_{1A}	$\alpha 1$	$\alpha 2$	Hist	Musk
Haloperidol	+	+++	-	-	++	-	+++	++	+	+
Clozapin	++	++	+	++	+++	++	+++	++	+++	+++
Zotepin	+	++	++	++	+++		+++	++	+++	+
Risperidon	+	+++	++	+++	+++	++	+++	+++	+	-
Olanzapin	++	++	++	++	++	-	+++	++	+++	+++
Sertindol	+++	+++	+++	+++	+++	+	+++	++	+	+
Amisulprid	-	+++	+++	-	-	-	-	-	-	-
Quetiapin	+	++	+	-	++	+	++	++	+	-
Ziprasidon	+	+++	+++	++	+++	+++	+++	++	++	-

Tab. 5.3: Rezeptorbindungsprofile atypischer Neuroleptika im Vergleich zu Haloperidol. D_1-D_4 = Dopamin-Typ 1-4-Rezeptorblockade; 5-$HT_{2A/1A}$ = Serotonin-Typ2A- und 1A-Rezeptorblockade; $\alpha 1/\alpha 2$ = Noradrenalin-Typ α1- und -α2-Rezeptorblockade; Musk = Azetylcholinrezeptorblockade, muskarinerg; Hist. = Histamin-Typ 1-Rezeptorblockade (modifiziert nach Roszinsky-Köcher und Dulz 1996, Arnt 1998, Richelson et al. 1999, Bymaster et al. 1999).

Unerwünschte Arzneimittelwirkungen	Typische Neuroleptika z.B. Haloperidol	Clozapin	Risperidon	Olanzapin
ZNS				
EPS	+ bis +++	0 bis +	0 bis ++[a]	0 bis +
Spätdyskinesien	+ bis +++	0 bis + (?)	0 bis + (?)	0 bis + (?)
Krampfanfälle	0 bis +	+ bis +++	0 bis +	0
Sedation	+ bis +++	+++	0 bis +	+ bis ++
Andere				
MNS	+	+	+	?
Kardiovaskuläre Effekte[b]	+ bis ++	+++	+	0 bis +
Transaminasenanstieg	+	+	+	+
Anticholinerge Effekte	+ bis +++	+++	0	0 bis ++
Agranulozytose	0	+++	0	+
Prolaktinanstieg	+++	0	+ bis ++	0[c]
Störungen des Orgasmus und der Ejakulation	++	++	++	+ bis ++
Gewichtszunahme	+	+++	+	+++
Verstopfte Nase	0 bis +	0 bis +	0 bis +	0 bis +
Hauterscheinungen	+	+	0 bis +	+

Tab. 5.4: Unerwünschte Arzneimittelwirkungen atypischer Neuroleptika. Abkürzungen: EPS = extrapyramidalmotorische Symptome; MNS = malignes neuroleptisches Syndrom. Symbole: 0 = keine oder keine signifikanten Unterschiede von Plazebo. + = mild, ++ = mäßig, +++ = ausgeprägt, ? = ungenügende Datenlage. [a] = dosisabhängig (> 6 mg/Tag), [b] = orthostatische Hypotension und verlängertes QT-Intervall, [c] = dosisabhängiger Anstieg innerhalb des Normalbereichs.

Unerwünschte Arzneimittelwirkungen	Zotepin	Sertindol	Quetiapin	Ziprasidon	Amisulpirid
ZNS					
EPS	0 bis +	0 bis +	0 bis +	0 bis +	0 bis ++[a]
Spätdyskinesien	0 bis + (?)	?	?	?	0 bis + (?)
Krampfanfälle	+	0	0	+	0 bis +
Sedation	+++	0	+ bis ++	0 bis +	+
Andere					
MNS	+	?	?	?	?
Kardiovaskuläre Effekte[b]	++	++	+	++	+
Transaminasenanstieg	+	0 bis +	0 bis +	0 bis +	0 bis +
Anticholinerge Effekte	++	0	0 bis ++	0	0
Agranulozytose	0	0	0	0	0
Prolaktinanstieg	+ bis ++	0[c]	0	0[c]	+ bis +++
Störungen des Orgasmus und der Ejakulation	++	0 bis +	+ bis ++	+	+ bis ++
Gewichtszunahme	++	++	++	0 bis +	+
Verstopfte Nase	0 bis +	++	0 bis +	?	0 bis +
Hauterscheinungen	+	0	+	?	?

Tab. 5.5: Unerwünschte Arzneimittelwirkungen atypischer Neuroleptika. Abkürzungen: EPS = extrapyramidalmotorische Symptome; MNS = malignes neuroleptisches Syndrom. Symbole: 0 = keine oder keine signifikanten Unterschiede von Plazebo, + = mild, ++ = mäßig, +++ = ausgeprägt, ? = ungenügende Datenlage. [a] = dosisabhängig (> 800 mg/Tag), [b] = orthostatische Hypotension und verlängertes QT-Intervall, [c] = dosisabhängiger Anstieg innerhalb des Normalbereichs.

ner Demenz. Sie werden meist bei den Zielsymptomen agitiertes Verhalten, Angstzustände und Schlafstörungen eingesetzt. Nachteile, insbesondere bei Benzodiazepinen mit langer Halbwertszeit, sind Sedierung, Gedächtnisstörungen, Verwirrtheitszustände sowie die muskelrelaxierenden Eigenschaften, die das Sturzrisiko für ältere Patienten deutlich erhöhen. Auch gelegentlich auftretende Erregungszustände im Sinne paradoxer Reaktionen und eine Umkehr des Schlaf-Wach-Rhythmus sind gelegentlich zu beobachten. Aufgrund des hohen Abhängigkeitspotentials von Benzodiazepinen sollte die Therapie nur über einen Zeitraum von maximal 6 Wochen durchgeführt werden.

5.2.1.5. Antidepressiva und Phasenprophylaktika

In der Therapie von Verhaltensstörungen im Rahmen einer Demenz kommen in den letzten Jahren vermehrt auch Antidepressiva der 3. Generation und Phasenprophylaktika wie Carbamazepin und Valproinsäure zum Einsatz.

5.2.2. Praktisches Vorgehen in der psychopharmakologischen Therapie

Gerade bei älteren Patienten sind ein einfaches und übersichtliches Therapieschema und eine individuelle Darreichungsform entscheidend für die *compliance*. Zur Sicherung der *compliance* sollten Verwandte oder Pflegepersonen immer mit einbezogen werden.

5.2.2.1. Klassische Neuroleptika

Neuroleptika sind die am häufigsten verordneten Pharmaka zur Behandlung von Verhaltensstörungen bei älteren Patienten (Branchey et al. 1978, Devanand et al. 1988, Helms 1985, Phillipson et al. 1990, Risse u. Barnes 1986, Schneider et al. 1990, Small 1988, Wragg u. Jeste 1988). Die wichtigsten Zielsymptome zur Anwendung von Neuroleptika in der Psychogeriatrie sind in Tab. 5.6 zusammengefasst.

Salzman (1987) hat 69 Untersuchungen zur Indikation von klassischen Neuroleptika bei Agitiertheit und Unruhe zusammengestellt, ohne zu einem eindeutigen Bild über deren Nutzen zu gelangen. Von den untersuchten Neuroleptika - Haloperidol und Thioridazin waren am häufigsten untersucht - erwies sich keines als dem anderen eindeutig überlegen. Erstaunlicherweise waren Neuroleptika Plazebo gegenüber nicht immer überlegen. In den von Salzman zusammengefassten Studien war eine hohe Inzidenz von Nebenwirkungen zu beobachten. Bei den hochpotenten klassischen Neuroleptika war insbesondere das Risiko für Spätdyskinesien hoch (Casey 1991), während bei den niederpotenten klassischen Neuroleptika Benommenheit, Hypotension, eine erhöhte Sturzgefahr, Sedierung sowie anticholinerge Nebenwirkungen ausgeprägt waren.

Akute organische Psychosyndrome
• akuter Verwirrtheitszustand
• delirantes Syndrom
• Durchgangssyndrom
Chronische organische Psychosyndrome
• primäre (SDAT u. MID) und sekundäre Demenzerkrankungen
• Korsakow-Syndrom
• Folge von Hirnschädigungen
• Wesensänderungen mit verminderter Affektkontrolle
Paranoide Syndrome
• chronische Schizophrenie
• Altersparanoid
• Kontaktmangelparanoid u.a.
• Dermatozoenwahn
Affektive Syndrome
• späte Manie
• Manie bei MDE
• Wahnbildungen bei Depression
Einzelne Zielsymptome
• Tag-Nacht-Umkehr
• Schmerzen

Tab. 5.6: Zielsyndrome zur Anwendung von Neuroleptika in der Psychiatrie (aus Stuhlmann 1992).

5.2.2.2. Atypische Neuroleptika

Die Wirksamkeit atypischer Neuroleptika in der Behandlung von Verhaltensstörungen bei Demenz ist in den letzten Jahren zunehmend besser untersucht und dokumentiert. Nach einigen Fallberichten und offenen Studien (Goldberg u. Goldberg 1997, Frenchman u. Prince 1997, Jeanblanc u. Davis 1995, Zarate et al 1997) finden sich insbesondere für Risperidon in der Zwischenzeit einige Plazebo-kontrollierte Studien mit hoher Fallzahl. In einer Plazebo-kontrollierten 12-wöchigen Doppelblindstudie bei 625 Patienten (Katz et al. 1999) ergab ein Dosierungsvergleich von 0,5, 1 und 2 mg Risperidon pro Tag, dass 1 mg Risperidon pro Tag eine adäquate Dosierung für die Mehrzahl der Patienten darstellte. Mit dieser Dosierung konnte eine signifikante Besserung sowohl der psychotischen Symptomatik als auch der Verhaltensstörungen bei Patienten mit Alzheimer-Demenz, vaskulärer oder gemischten Formen der Demenz nachgewiesen werden.

Verträglichkeit und Sicherheit von Risperidon waren in dieser Untersuchung gut. Dies zeigte sich sowohl in den Abbruchraten als auch der Anzahl unerwünschter Ereignisse, die in der Plazebogruppe und den Risperidongruppen mit 0,5 und 1 mg pro Tag vergleichbar waren. Insbesondere hinsichtlich extrapyramidal unerwünschter Arzneimittelwirkungen war 1 mg Risperidon pro Tag mit Plazebo vergleichbar. Bei 2 mg Risperidon pro Tag nahm die Häufigkeit einiger Nebenwirkungen (wie extrapyramidal motorische Symptome, Insomnie und leichte periphere Ödeme) zu. Die Autoren folgern aus den vorliegenden Ergebnissen, dass als optimale Dosis zur Behandlung psychotischer Störungen und Verhaltensauffälligkeiten bei Demenz sowohl im Hinblick auf Wirksamkeit als auch auf Verträglichkeit 1 mg Risperidon pro Tag zu empfehlen ist (Abb. 5.1, 5.2).

In einer Plazebo-kontrollierten Vergleichsstudie (de Deyn et al. 1999, de Deyn u. Katz 2000) Risperidon vs. Haloperidol bei 334 Patienten mit Verhaltensauffälligkeiten im Rahmen einer Demenz über 12 Wochen ließ sich feststellen, dass bereits zwei Wochen nach Beginn einer Behandlung die mittlere Dosierung von 1,1 mg Risperidon pro Tag zu einer signifikanten Besserung der aggressiven Symptomatik im Vergleich zu Plazebo führte, während es unter Haloperidol (mittlere Dosis: 1,2 mg pro Tag) über den gesamten Behandlungszeitraum (12 Wochen) zu keiner signifikanten Besserung gegenüber Plazebo kam. Risperidon und Haloperidol waren beide bezüglich ihrer Wirksamkeit auf psychische Symptome einer Plazebobehandlung signifikant überlegen. Die Häufigkeit extrapyramidal-motorischer Symptome unter Risperidon unterschied sich nicht signifikant von Plazebo, war jedoch signifikant geringer als unter Haloperidol (Abb. 5.3, 5.4).

Die Autoren schließen aus den vorhandenen Daten, dass Risperidon in geringer Dosis (etwa 1 mg pro Tag) wirksam in der Behandlung von Verhaltensauffälligkeiten bei Patienten mit Demenz ist und bei diesen auch eine gute Verträglichkeit besitzt.

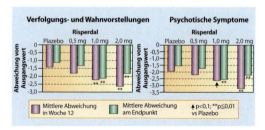

Abb. 5.1: Effekt von 0,5, 1,0 und 2,0 mg Risperidon im Vergleich zu Plazebo auf Verhaltensstörungen bei Demenz (Untergruppenscores Verfolgungs- und Wahnvorstellungen bzw. psychotische Symptome auf BEHAVE-AD, aus Katz et al. 1999).

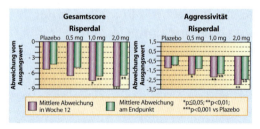

Abb. 5.2: Effekt von 0,5, 1,0 und 2,0 mg Risperidon im Vergleich zu Plazebo auf Verhaltensstörungen bei Demenz (Gesamtscore und Untergruppenscore Aggressivität auf BEHAVE-AD, aus Katz et al. 1999).

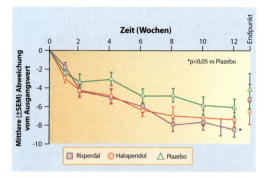

Abb. 5.3: Effekt von Risperidon, Haloperidol und Plazebo auf Verhaltensstörungen bei Demenz (Gesamtscore auf der BEHAVE-AD, aus de Deyn u. Katz 2000).

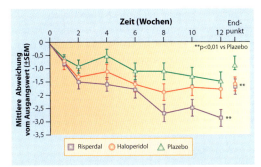

Abb. 5.4: Effekt von Risperidon, Haloperidol und Plazebo auf Verhaltensstörungen bei Demenz (Untergruppenscore Aggressivität auf der BEHAVE-AD, aus de Deyn u. Katz 2000).

In einer Plazebo-kontrollierten Studie wurden von Street et al (1999) bei 206 verhaltensauffälligen dementen Patienten die Wirksamkeit von 5, 10 und 15 mg Olanzapin pro Tag über 6 Wochen untersucht. Bereits unter 5 mg Olanzapin kam es im Vergleich zu Plazebo zu einer Verbesserung der Symptome Agitation, Wahn und Halluzinationen. Unter 5 und 10 mg Olanzapin wurde keine Zunahme extrapyramidal-motorischer Störungen im Vergleich zu Plazebo beobachtet. Anticholinerge Nebenwirkungen wie Obstipation, Mundtrockenheit und Harnverhalt zeigten sich unter allen drei Olanzapindosierungen gleich häufig. Häufig wurde bei den behandelten Patienten eine Sedierung und Gewichtszunahme, in Einzelfällen auch - wohl aufgrund der anticholinergen Potenz - Verwirrtheit beobachtet.

Clozapin sollte bei Patienten mit Verhaltensauffälligkeiten im Rahmen einer Demenz nur in einer sehr geringen Dosierung (6,25 mg pro Tag) begonnen und ganz allmählich gesteigert werden. Clozapin besitzt ausgeprägte sedative und anticholinerge Eigenschaften, auf das vorgeschriebene hämatologische Monitoring ist auch bei älteren Patienten streng zu achten (Barak et al 1999, Frankenburg et al 1994).

Zusammenfassend kann festgestellt werden, dass atypische Neuroleptika in der Behandlung von Verhaltensauffälligkeiten bei Demenz in den letzten Jahren einen erheblichen Fortschritt in diesem Bereich gebracht haben (Lanctot et al 1998, Stoppe u. Staedt 1999). Untersucht wurden bisher insbesondere Risperidon, jedoch auch Clozapin und Olanzapin. Für Risperidon liegt eine Zulassung in diesem Indikationsbereich vor. Im Gegensatz zu Studien mit klassischen Neuroleptika, die eine Wirksamkeitsüberprüfung meist nur über einen Zeitraum von 4-6 Wochen durchführten, liegen die Untersuchungszeiträume der Risperidonstudien bei über 12 Wochen. Nach der bisherigen Datenlage scheint Risperidon in niedriger Dosierung von durchschnittlich 1 mg pro Tag einen deutlichen Fortschritt für die Behandlung nichtkognitiver Symptome bei Demenzerkrankten zu bedeuten. Die Vorteile gegenüber klassischen Neuroleptika liegen in der guten Verträglichkeit; durch das Fehlen anticholinerger Effekte wird zudem der kognitive Abbau nicht verstärkt, die Aktivität des älteren Menschen bleibt erhalten. Sowohl klassische als auch atypische Neuroleptika sollten nur unter strenger Indikationsstellung nach Ausschöpfen alternativer Behandlungsmöglichkeiten unter Bevorzugung oraler Medikation und in niedriger Dosierung verordnet werden (☞ Tab. 5.7). Hirsch et al. (2000) weisen zudem darauf hin, dass eine diskontinuierliche Neuroleptikaverordnung im Alter die Regel sein sollte. Mehrmonatige Behandlungszeiträume sind nach Meinung dieser Autoren meist nicht erforderlich; eine Ausnahme sei die Behandlung der mitunter länger persistierenden Unruhezustände.

- strenge Indikationsstellung - zurückhaltender Einsatz
- Ausschöpfen alternativer Behandlungsmöglichkeiten
- initial mit 1/3 der mittleren Erwachsenendosis beginnen: "start low - go slow"
- bei ausreichender Wirkung Dosisreaktion nach einigen Tagen
- orale Medikation bevorzugen
- Beachtung von Arzneimittelinteraktionen, besonders mit trizyklischen Antidepressiva, Benzodiazepinen, Antihypertensiva, Diuretika- und Anti-Parkinson-Medikamenten
- psychotherapeutische Führung des Patienten
- Sicherstellen der raschen Erkennung von Nebenwirkungen
- Überprüfen der Notwendigkeit zur Weiterführung der Therapie
- abruptes Absetzen vermeiden

Tab. 5.7: Hinweise zur Anwendung von Neuroleptika bei alten Patienten (aus Stuhlmann 1992).

5.2.2.3. Benzodiazepine

Benzodiazepine haben in einigen kontrollierten Untersuchungen in der Behandlung von Verhaltensstörungen bei Demenz eine dem Plazebo überlegene Wirksamkeit erbracht. In Vergleichsuntersuchungen ergaben sich jedoch Hinweise, dass Neuroleptika Benzodiazepinen überlegen sind und Benzodiazepine nur in der Behandlung von Schlafstörungen wirksamer sind. Die meisten vorliegenden Studien sind jedoch bereits älter und besitzen eine schlechte diagnostische Operationalisierung und keine standardisierten Messinstrumente. Wie bereits angeführt, sind ungünstige Effekte der Benzodiazepinmedikation Verwirrtheit, Tagesmüdigkeit, Koordinationsstörungen und eine Sturzneigung. Benzodiazepine mit kurzer Halbwertszeit und ohne aktive Metaboliten (z.B. Oxazepam, Temazepam und Lorazepam) sollten unter allen Umständen bevorzugt werden.

5.2.2.4. Antidepressiva

Bei der Therapie von Verhaltensstörungen im Rahmen einer Demenz sind insbesondere Antidepressiva zu empfehlen, die eine niedrige anticholinerge Potenz besitzen. Dies trifft insbesondere für die Antidepressiva der 3. Generation wie SSRIs (Burke et al 1997), NaSSAs, SNRIs und auch für Trazodon (Sultzer et al. 1997) und den RIMA Moclobemid zu. In den bisher vorliegenden wenigen Untersuchungen zeigen SSRIs einen guten Effekt auf affektive Störungen, Affektlabilität und andere Verhaltensstörungen (Burke et al. 1997, Gottfries et al. 1992, Nyth u. Gottfries 1992, Olafsson et al. 1992, Sultzer 2000, Swartz et al. 1997 a, b). Studien an Patienten mit schweren Verhaltensstörungen liegen für SSRIs bisher jedoch noch nicht vor (Hermann et al. 1996). Zu erwähnen ist, dass in Studien auch trizyklische Antidepressiva wie Imipramin und Doxepin mit starker anticholinerger Wirkkomponente ohne kognitive Verschlechterung von den entsprechenden Patienten gut toleriert wurden und wirksam waren (Hermann et al. 1996). Einige Autoren vertreten die Ansicht, dass in Anbetracht einer zu erwartenden Langzeitbehandlung Substanzen wie Trazodon gegenüber Benzodiazepinen und Neuroleptika zu bevorzugen sind (Class et al. 1997, Pinner u. Rich 1988, Simpson u. Foster 1986, Sultzer et al. 1997). Die Dosierung der neueren Antidepressiva entsprechen in diesem Indikationsbereich meist den üblichen Dosierungen, bei einigen Substanzen wie trizyklischen Antidepressiva und Trazodon ist eine niedrigere Dosis (z.B. 50-200 mg Trazodon) bei Patienten mit Verhaltensstörungen im Rahmen einer Demenz anzustreben. Eine Alternative zu den Antidepressiva stellt auch Buspiron in einer Dosierung von 20-60 mg dar (Colenda 1988). Diese Substanz ist gut verträglich - es ist bisher jedoch nicht eindeutig nachgewiesen, dass es sowohl Trazodon als auch Plazebo überlegen ist.

5.2.2.5. Phasenprophylaktika

Therapieversuche können auch mit den Phasenprophylaktika Carbamazepin und Valproinsäure unternommen werden (Tariot u. Porsteinsson 2000). Carbamazepin 100-800 mg pro Tag zeigt in einigen Untersuchungen innerhalb von vier Wochen positive Effekte auf Agitation, Unruhe und Ängstlichkeit (Hermann et al. 1996, Leibovici u. Tariot 1988, Tariot et al. 1994). Valproinsäure zeigte in ersten Untersuchungen ebenfalls gute Effekte (Hermann et al. 1996, Kando et al. 1996, Kunik et al. 1998, Porsteinsson et al. 1997), auch Lithium kann gelegentlich hilfreich sein (Holton u. George 1985). Da sowohl Valproinsäure als auch Lithium neurotoxische Effekte mit zunehmender Agitiertheit und Verwirrtheit hervorrufen können, sollte bei ihrem Einsatz die niedrigste therapeutische Dosis gewählt werden. Beide Substanzen sollten abgesetzt werden, falls sich das Befinden verschlechtert.

Therapie demenzieller Erkrankungen

6. Therapie demenzieller Erkrankungen

6.1. Allgemeine Anmerkungen

Die Behandlung von Patienten mit Hirnleistungsstörungen nimmt einen immer größeren und bedeutenderen Platz in der Gerontopsychiatrie ein. Die diagnostische Klassifikation der Erkrankungen, die mit Hirnleistungsstörungen einhergehen, hat sich in den letzten Jahren geändert. So besteht heute Einigkeit darüber, dass die Diagnostik mit symptomorientierten Kriterienlisten für organisch-psychische Störungen nach ICD-10 nicht nur für wissenschaftliche Untersuchungen, sondern auch für den klinischen Gebrauch von großem Nutzen ist. Tab. 6.1 gibt einen Überblick über die wichtigsten Demenzformen nach ICD-10. Hier ist anzumerken, dass ca. 60 % der demenziellen Erkrankungen bei über 65jährigen klinisch der Demenz vom Alzheimer-Typ und ca. 20 % der Gruppe der vaskulären Demenz zugerechnet werden können. Seltenere Ursachen sind Mischformen beider Erkrankungen, Demenzen bei M. Parkinson, der Creutzfeldt-Jakob-Erkrankung, des M. Pick sowie die Levy-Körper-Demenz (Jellinger 1996). Etwa 5 % der Demenzerkrankungen werden der Gruppe der sekundären, z. T. reversiblen Demenzformen zugeordnet (z.B. bei internistischen Erkrankungen, chronischen Intoxikationen oder Hypovitaminosen) (☞ Tab. 6.2). Die Demenz vom Alzheimer-Typ ist durch histopathologische Veränderungen gekennzeichnet, die hauptsächlich in der Hirnrinde und der tiefer gelegenen grauen Substanz auftreten. Es handelt sich hierbei um Veränderungen, die durch zwei voneinander verschiedene pathologische Proteine verursacht werden. Bei den Alzheimerfibrillen handelt es sich um intrazelluläre Konglomerate, die aus dem Eiweiß Tau bestehen, das physiologisch eine große Bedeutung für den intraaxonalen Transport besitzt (☞ Abb. 6.1). Bei den Plaques handelt es sich um extrazelluläre Ablagerungen des β-A4-Proteins (β-Amyloid) (Galasko 1998, Hulstaert et al. 1999) (☞ Abb. 6.2).

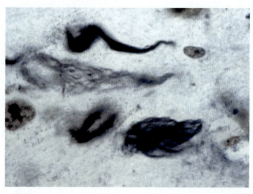

Abb. 6.1: Neurofibrillen bei Alzheimer-Demenz (aus Herrschaft, Antidementiva in der Praxis, UNI-MED 2001).

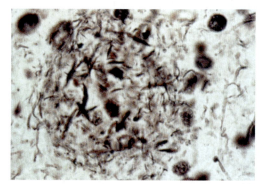

Abb. 6.2: Amyloid-Plaques (aus Herrschaft, Antidementiva in der Praxis, UNI-MED 2001).

F00	Demenz bei Alzheimer'scher Erkrankung	
	F00.0	Demenz bei Alzheimer'scher Erkrankung mit frühem Beginn (Typ 2)
	F00.1	Demenz bei Alzheimer'scher Erkrankung mit spätem Beginn (Typ 1)
	F00.2	Demenz bei Alzheimer'scher Erkrankung, atypische oder gemischte Form
	F00.9	nicht näher bezeichnete
F01	vaskuläre Demenz	
	F01.0	vaskuläre Demenz mit akutem Beginn
	F01.1	Multiinfarktdemenz (vorwiegend kortikal)
	F01.2	subkortikale vaskuläre Demenz
	F01.3	gemischte (kortikale und subkortikale) vaskuläre Demenz
	F01.8	andere
	F01.9	nicht näher bezeichnete
F02	Demenz bei andernorts klassifizierten Erkrankungen	
	F02.0	Demenz bei Pick'scher Erkrankung
	F02.1	Demenz bei Creutzfeldt-Jacob'scher Erkrankung
	F02.2	Demenz bei Huntington'scher Erkrankung
	F02.3	Demenz bei Parkinson'scher Erkrankung
	F02.4	Demenz bei Erkrankung durch das Humane Imundefizienz Virus (HIV)
	F02.8	Demenz bei andernorts klassifizierten Krankheitsbildern

Tab. 6.1: Überblick über die Demenzformen nach ICD-10.

Endokrinopathien
• Hypothyreose
• Hyperthyreose
• Hypoparathyreoidismus
• Hyperparathyreoidismus
Vitaminmangelkrankheiten
• B1-, B6- oder B12-Mangel
• Folsäuremangel
Metabolische Enzephalopathien
• chronisch hypoxische Zustände
• chronische Lebererkrankungen (M. Wilson, Hämochromatose, Leberzirrhose)
• chronische Nierenerkrankungen (Dialyse-Enzephalopathie)
Intoxikationen
• Industriegifte (Kohlenmonoxid, Quecksilber, Blei, Perchlorethylen)
• Medikamente (z.B. Kardiaka, Antihypertensiva, Psychopharmaka)
• Alkoholabhängigkeit
Elektrolytstörungen
• Hyponatriämie (z.B. diuretische Behandlung)
• Hypernatriämie
Rheologisch bedingte Störungen
• Polyzythämie
• Hyperlipidämie
• Multiples Myelom
Chronische Infektionskrankheiten
• bakteriell (M. Whipple, Neurosyphilis, Neuroborreliose)
• viral (Zytomegalie, HIV-Enzephalitis, progressive multifokale Leukenzephalitis)
Spätformen der Leukodystrophien
• z.B. Zeroidlipofuszinose

Tab. 6.2: Mögliche Ursachen demenzieller Syndrome.

Der Begriff "Demenz" hat in den vergangenen Jahren eine inhaltliche Wandlung erfahren. Während traditionell mit der Syndromdiagnose Demenz chronisch progredient verlaufende und unheilbare Hirnerkrankungen charakterisiert wurden, lassen moderne Klassifikationssysteme die Prognose offen und schließen damit auch reversible Verläufe ein. Eine unabdingbare Voraussetzung für die Diagnose eines Demenzsyndroms, das zunächst unabhängig von der Ätiologie definiert wird, ist der Nachweis von Störungen von Gedächtnis und Denkvermögen. Die Beeinträchtigung des Gedächtnisses bezieht sich auf die Aufnahme und Wiedergabe von neuen Informationen, während früher erlernte und seit langem vertraute Inhalte erst in fortgeschrittenen Krankheitsstadien betroffen sind. Neben Gedächtnisstörungen bestehen aber auch Störungen des Denkvermögens wie die Einschränkung der Urteilsfähigkeit. Hinzu kommen Störungen der Auffassung, des Rechnens, der Sprache, der emotionalen Kontrolle sowie der Orientierung. Auch Wesensänderungen - insbesondere in fortgeschrittenen Stadien - lassen sich beobachten. Hierbei handelt es sich um Symptome, die auch der Definition der Demenz nach ICD-10 (Dilling et al. 1993) entsprechen. (☞ Tab. 6.3).

1. Störungen des Gedächtnisses
• Aufnahme und Wiedergabe neuerer Informationen
• Verlust früher erlernter und vertrauter Inhalte (in späteren Stadien)
2. Störungen des Denkvermögens
• Störung der Fähigkeit zu vernünftigen Urteilen
• Verminderung des Ideenflusses
• Beeinträchtigung der Informationsverarbeitung
3. Störungen der emotionalen Kontrolle
• Störung des Sozialverhaltens
• Störung der Motivation

Tab. 6.3: Definition der Demenz nach ICD-10. Die Störungen von 1 und 2 müssen schwer genug sein, um eine wesentliche Beeinträchtigung der Aktivitäten des täglichen Lebens nach sich zu ziehen. Dauer: mehr als 6 Monate.

Entscheidend für eine ICD-10-Diagnose ist die Tatsache, dass die Demenz hier als eine kognitive Störung angesehen wird, die mehrere Bereiche betrifft und einen Schweregrad erreicht haben muss, mit dem eine erhebliche Beeinträchtigung der Aktivitäten des täglichen Lebens verbunden sind. Damit wird in der ICD-10 eine Schwelle für kognitiv-intellektuelle Störungen, nach deren Überschreitung von einer Demenz gesprochen wird, definiert. Gleichzeitig wird aber auch deutlich, dass es kognitiv-intellektuelle Störungen gibt, die nicht das Ausmaß einer Demenz erreichen. So wird im ICD-10 auch die Diagnose einer "leichten kognitiven Störung" (F 06.7) angeführt. Im erläuternden Text wird darauf hingewiesen, dass diese Störung bei einer Vielzahl zerebraler und körperlicher Erkrankungen auftreten kann und, dass das Leitsymptom kognitive Störungen sind, die nicht den Schweregrad einer Demenz erreichen.

Die diagnostische Abklärung von Hirnleistungsstörungen ist schwierig und zeitaufwendig (Cummings 1996b), da neben einem strukturierten klinischen Interview eine Reihe weiterer Untersuchungen in die Beurteilung des psychopathologischen Querschnittbildes und des Verlaufs integriert werden müssen (☞ Tab. 6.4). Wichtige Instrumente für die Diagnose eines Demenzsyndroms sowie leichter kognitiver Störungen sind eine gezielte Anamneseerhebung einschließlich der Befragung naher Angehöriger. Tab. 6.5 gibt einen orientierenden Überblick über Angaben und Verhaltensweisen von Patienten während der Untersuchungssituation, die Ausdruck einer beginnenden Demenz sein können. Ein Repertoire von Fragen, die die wichtigsten Bereiche kognitiver Funktionen abdecken sind im *Mini-Mental-State-Test* MMST (Folstein et al. 1975, 1990) zusammengefasst. Mit dem Uhrentest (Shulman et al. 1986) kann man sich außerdem ein Bild von den räumlich-kognitiven Fähigkeiten eines Patienten machen (☞ Tab. 6.6). Andere eingeführte strukturierte Interviews und Tests zur Quantifizierung kognitiver Funktionsstörungen sind z.B. der Syndrom-Kurz-Test SKT (Erzigkeit 1989), das *Structured Interview for the Diagnosis of Dementia of the Alzheimer Type, Multiinfarct Dementia and Dementias of other Aetiology* SIDAM (Zaudig et al. 1991), der Dem Tect (Kessler et al. 2000) und der Test zur Früherkennung von Demenzen mit Depressionsabgrenzung TFDD (Ihl 2000). Die *Alzheimer's Disease Assessment Scale ADAS* (Mohs et al 1983) bzw. *ADAS-cog* (Mohs et al. 1983, Ihl u. Weyer 1993) ist ein strukturiertes Interview mit Testseiten, das in zahlreichen klinischen Studien eingesetzt wurde, jedoch als Routineinstrument für die Praxis aufgrund seines Umfangs kaum geeignet ist. Keines dieser Verfahren ist als *screening-*

6.1. Allgemeine Anmerkungen

Verschlechterung im Bereich von	Häufige Angaben von Patient und Angehörigen	Häufiges Verhalten im Gesprächsverlauf
Lernen und Behalten neuer Informationen	vergisst Gespräche und Termine, verlegt Gegenstände	repetitiv, wiederholt die gleichen Fragen, widerspricht eigenen Angaben im Gesprächsverlauf, verlegt Brille, Bleistift, Handtasche
Sprachverständnis und -produktion	Auffassungs- und Wortfindungsstörungen	sucht nach Worten, verwendet die falschen Ausdrücke, missversteht Fragen
Planen und Bewältigen anspruchsvoller Aufgaben	Schwierigkeiten beim Einkaufen, Kochen, Vorbereitung von Einladungen, Buchführen, verirrt sich beim Autofahren, im Krankenhaus	wirkt umständlich und ist nicht in der Lage, umfangreichere und zusammenhängende Angaben etwa zum Krankheitsverlauf oder über somatische Vorerkrankungen zu machen
Urteilsvermögen	unkritische oder gleichgültige Haltung bei wichtigen Entscheidungen und in sozialen Situationen, Regelverletzungen	verkennt Situation und Intention der Untersuchung
Verhalten	verminderter Antrieb, sozialer Rückzug, Desinteresse an früheren Hobbys, vermehrte Reizbarkeit, Depression	wirkt uninteressiert/ängstlich/überfordert/verstimmt/rasch erschöpft ("bröckelnde Fassade")

Tab. 6.5: Angaben und Verhaltensweisen während der Untersuchung, die Ausdruck einer beginnenden Demenz sein können (aus: Förstl u. Einhäupl 2002).

Instrument geeignet, da ihre Anwendung stets die Syndromdiagnose Demenz bereits voraussetzt.

- Anamnese
- Fremdanamnese
- Körperliche Untersuchung
- Neurologische Untersuchung
- Psychopathologischer Befund
- Testpsychologische Untersuchung
- Laborparameter
- Elektrokardiogramm
- Elektroenzephalogramm
- Kraniales Computertomogramm

Tab. 6.4: Zur Erstdiagnostik der Demenz obligate Untersuchungen.

Funktion	Mini Mental State Test	Uhrentest
Lernen und Gedächtnis	Erinnern von 3 Wörtern	
Orientierung	Datum, Ort	
Denken, Urteilen	Unterschiede benennen (Abstraktionsvermögen), Rechnen	Zeiger einstellen
Sprache	Benennen, Lesen, Schreiben	
Praxie	Ausführung einer Handlung	
Visuokonstruktion	Fünfecke nachzeichnen	Kreis zeichnen, Ziffern anordnen

Tab. 6.6: Prüfung der Kognition durch einfache Tests

Der MMST ist das international am häufigsten angewandte kognitive Testverfahren - ein etwa 10 Minuten dauerndes Interview mit praxisnahen Handlungsaufgaben, das wegen seiner mangelnden Sensitivität bei leichten Störungen nicht unumstritten ist. Der SKT benötigt etwa 15 Minuten zur Durchführung und ist auch bei leichten Störungen gut geeignet. TFDD und Dem Tect benötigen nur 5 bzw. 6-8 Minuten zur Durchführung, bei beiden Tests besteht bisher aber nur eine begrenzte Erfahrung über die Breite der Anwendung. Das SIDAM ist für den Einsatz bei allen Schweregraden der Demenz geeignet, benötigt jedoch für die Durchführung ca. 30 Minuten.

Hat sich der Verdacht auf ein demenzielles Syndrom erhärtet, sollten neben einer gründlichen neurologischen-internistischen Untersuchung an Laboruntersuchungen zumindest ein Blutbild, TSH basal und TPHA veranlasst werden (DGPPN 2000, Kropp et al. 2000, Wallesch 2001). Auch ein CT oder ein MRT sind erforderlich. Nur so lassen sich Infarkte oder andere fokale Hirnveränderungen wie Hämatome, Tumoren usw. und auch ein Normaldruckhydrozephalus ausschließen. Die MRT ist dem CT in ihrem räumlichen Auflösungsvermögen überlegen. Nachteil der MRT kann die Häufigkeit von unspezifischen hyperintensiven Marklagerveränderungen sein, die oft zu Unrecht als Hinweise auf eine vaskuläre Demenz interpretiert werden (Barber et al. 1999, Kalaria et al. 1999). Die Diagnose der vaskulären Demenz wird in Deutschland zu häufig gestellt - dies liegt oftmals an der Überinterpretation entsprechender radiologischer Befunde.

Die Demenz kann klinisch anhand der Symptome und ihrer Ausprägung sowohl in 3 Stadien (☞ Tab. 6.7) als auch in 7 Stadien (☞ Tab. 6.8) eingeteilt werden. Die Diagnose einer Alzheimer-Demenz ist im wesentlichen eine Ausschlussdiagnose, eine sichere Bestätigung der klinischen Verdachtsdiagnose ist nur durch neuropathologische *post-mortem*-Untersuchungen möglich. Bezüglich der Ätiologie der Alzheimer-Demenz werden neben genetischen Faktoren (z.B. Mutationen im Amyloidvorläuferprotein - Apo E 4 Allel - bei familiären Formen mit frühem Krankheitsbeginn und homo- oder heterozygotes Vorhandensein des Apolipoprotein-E4-Allels bei familiären Formen mit spätem Krankheitsbeginn und spontaner Alzheimer-Demenz) (Mc Connell et al. 1999) eine Störung des zerebralen Glukosestoffwechsels, Veränderungen im Amyloidmetabolismus und in der Phosphorylierung von Zytoskelettproteinen diskutiert (Hock u. Müller-Spahn 1994). Aufgrund des langsam fortschreitenden Verlaufs der Erkrankung mit einer durchschnittlichen Dauer von 6-8 Jahren vom Auftreten der ersten klinischen Symptomatik bis zum Tod sowie einer wahrscheinlich 15-30 Jahre dauernden präklinischen allmählichen Zunahme von zerebralen Ablagerungen in Form seniler Plaques und neurofibrillärer Bündel (Beyreuther 1993) kommt man allmählich zu der Auffassung, dass nur Langzeitbehandlungskonzepte bei der Alzheimer-Demenz erfolgreich sein können. Die Therapie demenzieller Erkrankungen sollte in jedem Fall aus einem aufeinander abgestimmten Konzept aus nicht-medikamentösen und medikamentösen Maßnahmen bestehen. Die Information und Aufklärung des Betroffenen und seiner Angehörigen sollten sowohl der medikamentösen als auch der nicht-medikamentösen Therapiemaßnahmen vorausgehen. Angesichts der Schwere und der ungünstigen Prognose der Erkrankung muss die Aufklärung umfassend aber einfühlsam erfolgen. Durch frühes Einbeziehen der Familie und weiterer Bezugspersonen kann ein Verbleib des Patienten in seiner gewohnten Umgebung relativ lange ermöglicht werden.

Die Behandlungsmöglichkeiten demenzieller Erkrankungen müssen in der klinischen Praxis die Bereiche der Primär- (optimale internistische Einstellung, Ausschluss von Gefäßrisikofaktoren) und Sekundärprävention (z.B. die Gabe von Acetylsalicylsäure) umfassen (Bergener u. Reisberg 1989, Bergener u. Finkel 1995). Eine weitere wichtige Rolle nimmt in der klinischen Praxis die symptomatische Behandlung von ängstlichen oder agitiert-depressiven Syndromen, von nächtlichen Unruhe- und Verwirrtheitszuständen und Störungen im Schlaf-Wach-Rhythmus mit entsprechenden Psychopharmaka ein. Die dafür geeigneten Medikamente wurden bereits in den letzten Abschnitten angeführt. Die wichtigsten Kriterien zur Unterscheidung zwischen Verwirrtheitszustand und Demenz sind in Tab. 6.9 dargestellt.

6.2. Moderne antidementive Therapie - Allgemeine Behandlungsprinzipien

Unter Antidementiva werden zentralnervös wirksame Arzneimittel verstanden, die höhere integrative Hirnfunktionen wie Gedächtnis, Lernen, Auffassungs-, Denk- und Konzentrationsfähigkeit

6.2. Moderne antidementive Therapie – Allgemeine Behandlungsprinzipien

leichte Alzheimer-Krankheit = Stadium I	
Parameter	Symptomatik
Gedächtnis	schwaches Erinnerungsvermögen für kurz zurückliegende Ereignisse das Erlernen neuer Informationen ist gestört
Orientierung, visuell-räumliche Fähigkeiten	gestörtes Orientierungsvermögen in fremder Umgebung Tendenz, sich zu verirren eingeschränkte Fähigkeit, Abbildungen zu kopieren
Sprache	Wortfindungsstörungen, reduzierter aktiver Wortschatz
andere kognitive Funktionen	eingeschränktes Urteilsvermögen
nicht-kognitive Symptome	Gleichgültigkeit, depressive Verstimmungen, Unruhe
Motorik	normal
mittelschwere Alzheimer-Krankheit = Stadium II	
Parameter	Symptomatik
Gedächtnis	tiefgreifende Störung des Kurzzeitgedächtnisses Erinnerung an frühere Ereignisse geht verloren
Orientierung, visuell-räumliche Fähigkeiten	örtliche Desorientierung auch in vertrauter Umgebung Nichterkennen der Wohnung oder der Angehörigen Patienten gehen leicht verloren schwache Bildverarbeitung Apraxie
Sprache	zunehmende Störungen des Sprachverständnisses und des sprachlichen Ausdrucks Wortfindungsstörungen, Wortverwechslungen, Silbenverdrehungen
andere kognitive Funktionen	Akalkulie (Unfähigkeit, einfache Rechnungen vorzunehmen) schwere Störung des Urteilsvermögens
nicht-kognitive Symptome	Unruhe, Aggressivität, Wahn, Sinnestäuschungen
Motorik	Unruhe und Umherwandern
schwere Alzheimer-Krankheit = Stadium III	
Parameter	Symptomatik
Gedächtnis und kognitive Fähigkeiten	schwerste Störung des Gedächtnisses und aller kognitiven Funktionen
Sprache	charakterisiert durch Echolalie und Palilalie Patienten können stumm werden
persönliche Pflege	totaler Verlust der Fähigkeit zur eigenen Pflege Harn- und Stuhlinkontinenz können vorkommen
Motorik	unsicheres Stehen, wiederholtes Fallen, verminderte Mobilität, Gliederstarre, gebeugte Haltung, Schluckstörungen, zerebrale Krampfanfälle schließlich Bettlägerigkeit

Tab. 6.7: Stadien der Alzheimer-Krankheit.

1.	Unauffällig. **Keine Beschwerden**
2.	Subjektive Beschwerden über Vergesslichkeit, Verlegen von Gegenständen, Wortfindungsschwierigkeiten, Schwierigkeiten genauso schnell zu lesen oder zu verstehen wie früher. Es gibt **keine objektivierbaren Auffälligkeiten**
3.	**Erste objektivierbare Beeinträchtigungen.** Vergisst gelegentlich den Wochentag, was es zum Mittagessen gab oder welches Buch gerade gelesen wurde. Einige "weiße Flecken" in der persönlichen Vorgeschichte. Verwirrung, wenn mehr als eine Sache gleichzeitig zu erledigen ist. Wiederholtes Fragen. Gelegentlich Verstimmung und um die eigene Gesundheit besorgtes Nachfragen. Die Defizite zeigen sich auch in psychometrischen Tests.
4.	**Mäßige Beeinträchtigungen.** Schwierigkeiten, den eigenen Lebenslauf zu erinnern, Gesprächen zu folgen, bei einfachen Haushaltstätigkeiten außer An- und Ausschalten, bei Bankgeschäften oder dem Kauf von Briefmarken. Probleme, Bekannte am Telefon wiederzuerkennen. Die Schwierigkeiten spiegeln sich **in allen psychometrischen Tests** wider.
5.	**Mittelschwere Beeinträchtigungen.** Kennt die eigene Adresse und wesentliche Inhalte seines Lebenslaufes nicht mehr. Unsicher zu Tag, Monat und Jahr sowie zum herrschenden Wetter. Schlafstörungen. Wahnvorstellungen wie: es wurde mir etwas weggenommen.
6.	**Schwere Beeinträchtigungen.** Unsicher zu Zeit, Aufenthaltsort und eigenem Namen. Häufig wird der Name des Lebenspartners nicht mehr erinnert. Geringe Kenntnisse aktueller Ereignisse. Hilfe beim Waschen, Baden und Anziehen nötig. Blasen- und Darminkontinenz. Beim Besteck kann nur noch der Löffel adäquat verwendet werden. Tag-Nacht-Umkehr. Zielloses Umherlaufen. Verbale oder physische Aggressivität.
7.	**Sehr schwere Beeinträchtigungen.** Sprache auf ein bis zwei Worte reduziert. Häufig Bettlägerigkeit. Keine Vorstellung vom eigenen Namen. Unfähig, von 1 bis 10 zu zählen. Durchgängige Hilfe erforderlich. Zum Ende nicht mehr in der Lage, den Kopf zu heben. Ernährung nur noch i.v. oder über Katheter möglich.

Tab. 6.8: Schweregradeinteilung (SG) der Demenz nach der Global Deterioration Scale (GDS) mit typischen Symptomen (aus DGPPN 2000).

	Verwirrtheitszustand	Demenz (Alzheimer-Typ)
Beginn	• akut	• schleichend
Dauer	• kurz	• chronisch
Komorbidität	• gewöhnlich präsent • akute Erkrankung	• häufig fehlend
Aufmerksamkeit	• fluktuierende Beeinträchtigung	• konstant
Wahrnehmung	• lebhafte Halluzinationen häufig	• Halluzinationen selten • agnostische Störungen häufig
Psychomotorik	• immer beeinträchtigt • wechselnd zwischen Unruhe und Apathie	• oft unauffällig
Schlaf	• immer gestört • Schlafumkehr	• häufig ungestört
Tagesverlauf der Symptome	• wechselnd	• konstant

Tab. 6.9: Unterscheidung zwischen Verwirrtheitszustand und Demenz.

verbessern sollen, für die jedoch ein spezifischer, einheitlicher Wirkungsmechanismus nicht bekannt ist (Coper u. Kanowski 1983). Sie gehören pharmakologisch unterschiedlichen Stoffgruppen an und haben unterschiedliche pharmakologische Strukturen. Ihr Hauptindikationsgebiet sind die hirnorganisch bedingten Leistungsstörungen im Rahmen demenzieller Erkrankungen.

Historisch wurden die Begriffe "Antidementiva" und "Nootropika" synonym verwandt. Aus heutiger Sicht wäre diese Definition zu weit gefasst, so dass wir üblicherweise zum einen von Antidementiva als Oberbegriff sprechen, zum anderen von Nootropika im engeren Sinne, unter denen ältere Substanzen mit typischen Vigilanz steigernden Effekten im EEG, wie z.B. Pirazetam und Pyritinol, verstanden werden.

Die Antidementiva stellen eines der strittigsten Kapitel in der Psychopharmakologie dar. Das Spektrum der Positionen reicht von eindeutiger Ablehnung bis zur reflektierten Zustimmung. Dementsprechend gibt es unterschiedliche Verschreibungsgewohnheiten der Ärzte: Die einen verschreiben Antidementiva als bisher einzig mögliche medikamentöse Therapie hirnorganischer Erkrankungen, die anderen verzichten darauf mit dem Hinweis auf die ungenügende Wirksamkeit dieser Präparate. Diese Diskussion hat auch mögliche gesundheitspolitische Konsequenzen. In einer Situation, in der im Versorgungssystem überall nach Einsparungsmöglichkeiten gesucht wird, droht wieder die Herausnahme der Antidementiva aus der Leistungspflicht der Krankenkassen.

Für diese unerfreuliche Situation gibt es eine Reihe von Gründen: Neben verschiedenen konzeptuellen Problemen, die mit dem Begriff der Wirkungsweise der Antidementiva verbunden sind, stellen insbesondere die oft geringen Plazebo-Verum-Differenzen und die oft geringe Stabilität der Befunde zur Wirksamkeit bestimmter Antidementiva ein besonderes Problem dar. Von in der Versorgung tätigen Ärzten wird v. a. die möglicherweise zu geringe Alltagsrelevanz der Behandlungseffekte von Antidementiva kritisiert.

Die nachfolgenden Ausführungen sollen verdeutlichen, dass zumindest einige Antidementiva von großer klinischer Bedeutung sind und beim gegenwärtigen Wissensstand für die Behandlung hirnorganischer Erkrankungen sehr intensiv in Betracht gezogen werden sollten.

Die in den Wirkmechanismen heterogene Gruppe der Antidementiva kann dem sog. protektiven Therapieansatz (Growdon 1992) demenzieller Erkrankungen zugeordnet werden, dessen Ziel es ist, den Verlauf der neuronalen Degeneration zu verzögern, um die Entwicklung gravierender kognitiver Defizite möglichst lange hinauszuzögern (Beck 1995). Von Bedeutung für die Pathogenese erscheinen dabei insbesondere der Einfluss exzitatorischer Aminosäuren, der oxidative Stress, hohe intrazelluläre Kalziumkonzentrationen und die Dysfunktion des cholinergen Nervensystems zu sein. Die Gabe antioxidativ wirksamer Substanzen (z.B. Vitamin-E-Präparate) wird immer wieder empfohlen, kontrollierte Studien liegen dazu jedoch noch nicht vor. Kritisch anzumerken ist, dass trotz der breiten Verschreibungspraxis der Antidementiva nicht für alle Substanzen genügend kontrollierte Langzeitstudien vorliegen, die qualitativ den gültigen internationalen Standards entsprechen und einen Einfluss auf den Verlauf demenzieller Erkrankungen belegen. Das Ziel der Antidementivabehandlung ist die Besserung der Demenz, v.a. in ihren kognitiven Symptomen, mit daraus folgender deutlicher Verminderung der Beeinträchtigung im alltäglichen Leben sowie der Verhinderung der Krankheitsprogression über einen längeren Zeitraum. Da kognitive Leistungen und emotionale Zustände sich gegenseitig beeinflussen, sind unter Wirksamkeitsaspekten nicht nur die Effekte auf die kognitive Kernsymptomatik (Gedächtnisleistung, Konzentrationsfähigkeit, Aufnahmefähigkeit, Denken, Orientierung), sondern auch auf den affektiv-emotionalen Bereich (Stimmung, Befindlichkeit, Antrieb, Spontaneität, Kreativität) von Bedeutung (Möller 1996 b). Es ist bei manchen Patienten schwer zu entscheiden, welcher Aspekt zu einer positiven Veränderung im alltäglichen Leben geführt hat, ob eher die kognitive oder die affektiv-emotionale Komponente. Von den Betreuungspersonen wird oftmals gerade letzterer Effekt als bedeutsam beschrieben, weil der Patient dadurch besser integrierbar wird (☞ Kap. 5.).

Die Grenzen für die Behandlung der Demenz mit Antidementiva ergeben sich aus den nachfolgenden Einschränkungen (Herrschaft 1992 a):

- fehlende Kriterien für die Voraussage der individuellen therapeutischen Wirksamkeit
- Fehlen eines für die jeweilige Substanz spezifischen und zuverlässigen Wirkprofils, aus dem Zielsymptome für die Indikation festgelegt werden können
- begrenzte Wirksamkeit der Antidementiva mit durchschnittlichen Plazebo-Verum-Differenzen von 15-20 % zugunsten von Verum

Obwohl die Wirkungsstärke von Antidementiva gemäß den Plazebo-Verum-Differenzen zum Teil relativ niedrig liegt, darf dies nicht zum therapeutischen Pessimismus des Arztes führen und erst recht nicht zu einem Ausschluss dieser Substanzen aus dem medizinischen Versorgungsangebot durch politische Maßnahmen. Zu berücksichtigen ist, dass bei bestimmten Patienten bestimmte ätiopathogenetische Mechanismen von stärkerer Bedeutung sind als andere und *vice versa*, so dass auch wegen der biologischen Heterogenität - die zur Zeit nicht ausreichend durch entsprechende Prädiktoren vorhersehbar ist - zu erwarten ist, dass Substanzen bei bestimmten Patienten wirken und bei anderen nicht. Die Tatsache, dass wir momentan bei einer Antidementivabehandlung diese biologischen Subgruppen mangels entsprechender Indikatoren nicht berücksichtigen können, lässt ebenfalls von vornherein erwarten, dass in der Gesamtbilanz bei einer untersuchten Patientengruppe die Wirksamkeit nicht so deutlich hervortreten kann wie bei bestimmten Subgruppen oder Einzelfällen (Möller 1993). Die Behandlungsdauer mit Antidementiva hängt vom Therapieeffekt ab (Rabins 1998). Um festzustellen, ob ein Therapieeffekt eintritt oder nicht, sollte in der Regel 2 oder 3 Monate, bei Acetylcholinesteraseinhibitoren 6 Monate lang behandelt werden, wobei eine genaue Beobachtung des Patienten sowie die Einbeziehung subjektiver Angaben des Patienten und von Informationen der Bezugspersonen erforderlich ist. Zeigt sich ein Behandlungserfolg, so ist angesichts des chronischen und meist progredienten Verlaufs der Grunderkrankung eine Dauerbehandlung indiziert. Ist nach einer Periode von mindestens 3 bzw. 6 Monaten bei Acetylcholinesteraseinhibitoren keine positive Wirkung des Antidementivums festzustellen, sollte das Präparat abgesetzt werden. Andernfalls sollte die Behandlung so lange fortgesetzt werden, bis der Eindruck entsteht, dass eine fortbestehende Wirksamkeit nicht mehr vorliegt.

Eine mangelhafte oder fehlende therapeutische Reaktion auf ein bestimmtes Antidementivum schließt die Wirksamkeit anderer Antidementiva keinesfalls aus. Das ergibt sich bereits aus den Ausführungen über die unterschiedlichen Wirkkomponenten der einzelnen Pharmaka und über die biologische Heterogenität der behandelten Patienten. Das bedeutet, dass bei jedem Patienten versucht werden sollte, durch andere Antidementiva eine klinische Besserung zu erreichen.

Von Klinikern wird immer wieder betont, dass sich der Effekt der Antidementiva erst dann richtig entfalten kann, wenn gleichzeitig eine Stimulation kognitiver Fertigkeiten des Patienten erfolgt. Dieser Aspekt wurde allerdings, abgesehen von einer Studie von Yesavage et al. (1981), bisher nur wenig untersucht. In dieser Untersuchung zeigte sich, dass Patienten, die neben der Behandlung mit Antidementiva gleichzeitig an einem kognitiven Training teilnahmen, in besonderer Weise von der Behandlung profitierten. In dem Zusammenhang sei betont, dass eine medikamentöse Behandlung demenzieller Erkrankungen im Kontext zu anderen psychiatrischen Behandlungsstrategien stehen sollte, zu der neben dem Training kognitiver Fertigkeiten insbesondere die psychosoziale Betreuung von Patienten und Angehörigen zu zählen ist. Unabhängig von der Antidementivatherapie sollte bei allen Formen von Demenzen im höheren Lebensalter - wie bereits erwähnt - immer an die internistische Basistherapie gedacht werden, falls eine entsprechende Indikation vorliegt.

6.3. Wesentliche Aspekte einzelner Acetylcholinesterasehemmer

In der zweiten Hälfte der 70er sowie Anfang der 80er Jahre wurde übereinstimmend von verschiedenen Forschergruppen auf eine Reihe von Befunden hingewiesen, welche ein zentrales cholinerges Defizit als biochemisches Korrelat der Demenz vom Alzheimer-Typ (SDAT) nahelegen (Möller 1996a). An *post-mortem*-Gehirnen von SDAT-Patienten zeigte sich im Vergleich zu altersgleichen Kontrollen eine reduzierte Konzentration der Cholinacetyltransferase (CAT). Im Neokortex sind die CAT-Konzentrationen um bis zu 90 % ge-

Studie	Dauer (Monate)	Dosierung	ADAS cog (ITT-LOCF) vs. *baseline*	vs. Plazebo
Galantamin (Wilcock et al. 2000)	6	Plazebo	2,2	
		24 mg/d	-0,8***	3,0
		32 mg/d	-1,3***	3,5
Galantamin (Raskind et al. 2000)	6	Plazebo	2,0	
		24 mg/d	-1,9***	3,9
		32 mg/d	-1,4***	3,4
Galantamin (Tariot et al. 2000b)	5	Plazebo	1,7	
		16 mg/d	-1,4***	3,1
		24 mg/d	-1,4***	3,1
Donepezil (Rogers 1998)	6	Plazebo	1,8	
		5 mg	-0,7***	2,5
		10 mg	-1,1***	2,9
Donepezil (Burns 1999)	6	Plazebo	1,4	
		5 mg	0,4**	1,0
		10 mg	-1,5***	2,9
Rivastigmin (Corey-Bloom 1999)	6	Plazebo	4,1	
		1-4 mg	2,4*	1,7
		6-12 mg	0,3***	3,8
Rivastigmin (Rösler 1999)	6	Plazebo	1,3	
		1-4 mg	1,4	-0,1
		6-12 mg	-0,3	1,6

Tab. 6.10: Zulassungsstudien für die Acetylcholinesterasehemmer Galantamin, Donepezil und Rivastigmin. * p < 0,05; ** P < 0,01; *** p < 0,001).

sunken (Davis 1989, White et al. 1977). Das cholinerge Defizit findet sich in Hirnregionen, welche besonders stark von der SDAT befallen sind: Amygdala, Hippokampus, temporaler Neokortex, parietale und präfrontale Hirnregionen (Ball 1985). Diese neokortikalen Bahnen sind Projektionsbereiche cholinerger Bahnen, welche im Nucleus basalis Meynert im Basalganglienbereich ihren Ausgang nehmen (Whitehouse et al. 1985). Diese Hirnregionen scheinen das neuroanatomische Korrelat der kognitiven und psychomotorischen Funktionen zu sein, die besonders durch die SDAT beeinträchtigt werden (Beaumont 1983).

Basierend auf einer Reihe von Befunden (Übersicht bei Möller 1996 a) wurde schließlich die Acetylcholinmangelhypothese der Demenz entwickelt. Diese Hypothese besagt, dass der mit dieser Krankheit verbundene kognitive Verlust mit einem Acetylcholinmangel und deswegen verminderter cholinerger Neurotransmission im Kortex zusammenhängt und dass eine Verbesserung dieser Signalübertragung die kognitive Leistungsfähigkeit steigern kann (Davis et al. 1981).

Ausgehend von der Acetylcholinmangelhypothese der SDAT bietet sich theoretisch analog zum Vorgehen beim M. Parkinson eine cholinerge Substitutionstherapie an. Eine solche Substitutionstherapie setzt allerdings voraus, dass überhaupt noch ein ausreichender Prozentsatz funktionsfähiger cholinerger Neuronen vorhanden ist. Für eine solche Substitutionstherapie gibt es theoretisch verschiedene Möglichkeiten, die bereits alle versucht wurden. Wie aus einer Übersichtsarbeit von Kurz et al. (1986) zu ersehen ist, haben die meisten dieser Ansätze, insbesondere der Versuch mit Präkursoren des Acetylcholins keine eindeutigen Wirkungen auf die senile Demenz vom Alzheimer-Typ gezeigt. Aus der Bewertung der hierzu vorliegenden Literatur ergibt sich, dass der Einsatz von Acetylcholinesterasehemmern bisher am erfolgreichsten war. Mit der erfolgten Zulassung der Acetylcholinesterasehemmer Tacrin, Donepezil, Rivastigmin und Galantamin stehen erstmals Medikamente aus der Gruppe der sog. Palliativsubstanzen zur Behandlung der SDAT zur Verfügung, wobei eine definitive Beurteilung dieser Substanzen derzeit noch nicht möglich erscheint.

6.3.1. Donepezil (Aricept®)

Der Acetylcholinesterasehemmer Donepezil ist ein Piperidinderivat. Donepezil hemmt hochselektiv und reversibel die Acetylcholinesterase. Bei regelmäßiger Einmalgabe von 5 mg Donepezil/Tag ist die Acetylcholinesterase im Mittel um 65 %, bei Gabe von 10 mg Donepezil um etwa 80 % gehemmt (Friedhoff et al. 1987). Ein höherer Donepezilplasmaspiegel führt nicht zu einer entsprechend höheren Hemmung der Acetylcholinesterase. Donepezil hemmt in der angegebenen Dosierung selektiv die Acetylcholinesterase und die überwiegend in der Körperperipherie vorkommende Butyrylcholinesterase. Die Nebenwirkungsrate ist vergleichbar mit der anderer Acetylcholinesteraseinhibitoren.

■ **Pharmakokinetik**

Maximale Plasmaspiegel von Donepezil werden etwa 3-4 h nach oraler Einnahme erreicht. Die terminale Halbwertszeit liegt bei etwa 70 h, so dass die Verabreichung von je einer Tagesdosis über mehrere Tage langsam zu einem Steadystate führt. Ein *steady state* wird innerhalb von 3 Wochen nach Beginn der Therapie erreicht. Die lange Halbwertszeit führt zu einer verhältnismäßig langen Eliminationszeit der Substanz. Donepezil ist zu 95 % an menschliche Plasmaproteine gebunden und wird sowohl mit dem Urin in unveränderter Form ausgeschieden, als auch durch das Cytochrom-P450-System zu mehreren Metaboliten verstoffwechselt, von denen nicht alle identifiziert wurden.

■ **Klinische Wirkung**

Der entsprechende Nachweis der Wirksamkeit von Donepezil, der 1997 auch zur Zulassung in Deutschland führte, erfolgte primär in 3 großen, Plazebo-kontrollierten Doppelblindstudien:

- in einer 12-Wochen-Studie mit 468 Patienten, die in verschiedenen Dosierungen (5 und 10 mg/Tag) von Donepezil vs. Plazebo geprüft wurden (Rogers 1996)
- in einer 30-Wochen-Studie mit 473 Patienten in verschiedenen Dosierungen von Donepezil vs. Plazebo (Rogers 1996, Rogers u. Friedhoff 1997)
- in einer 24-Wochen-Studie mit 818 Patienten, die mit verschiedenen (5 und 10 mg) Dosierungen von Donepezil vs. Plazebo behandelt wurden (Burns et al. 1999).

In der dreiarmigen ersten Phase-III-Studie (Rogers et al. 1996) wurden 468 Patienten mit leichter bis mittelschwerer Alzheimer-Demenz eingeschlossen. Die drei Arme der aktiven Behandlungsphase über 12 Wochen gliederten sich in 5 mg/Tag über 12 Wochen, 5 mg/Tag über 1 Woche gefolgt von 10 mg/Tag für 11 Wochen und Plazebo für 12 Wochen. Sowohl für die primären (ADAS-cog und CIBIC-plus) als auch für die sekundären Zielgrößen MMSE und CDR-SB fanden sich bis zur 12. Behandlungswoche hochsignifikante Verbesserungen. Bei Studienende zeigten 38 % der Patienten unter 10 mg/Tag, und 32 % unter 5 mg/Tag Donepezil eine Verbesserung. Unter Plazebo lediglich 18 %.

In der zweiten klinischen Studie (Rogers et al. 1998) und der dritten klinischen Studie (Burns et al. 1999) wurden insgesamt 1291 ambulant behandelte Patienten mit einer leichten bis mittelschweren Alzheimer-Demenz über 24 Wochen doppelblind in drei Studienarmen mit Plazebo, Donepezil 5 mg/Tag und 10 mg/Tag behandelt. Ab der 12. Woche bis zum Ende der aktiven Behandlungsphase in der 24. Woche zeigte sich eine statistisch hochsignifikante Verbesserung der kognitiven Funktionen (ADAS-cog $p < 0{,}0001$). Auch in diesen Studien wurde der Therapieerfolg in den ADAS-cog, CIBIC-plus, MMSE und CDR-SB bestätigt. Ein wichtiger Aspekt der Therapie ist die ununterbrochene Medikamentengabe über einen langen Zeitraum. Wird die Behandlung z.B. nach 6 Monaten beendet, wird innerhalb von 6 Wochen eine starke Verschlechterung der kognitiven Funktionen auf das Plazebobehandlungsniveau beobachtet.

In der Zwischenzeit liegen zwei weitere große Plazebo-kontrollierte Studien vor, in denen der entsprechende Nachweis der Wirksamkeit von Donepezil bei leichter bis mittelschwerer Alzheimer Demenz über 1 Jahr erbracht wurde. In einer Studie (Mohs et al. 2001) werden 431 Patienten mit leichter bis mittelschwerer Alzheimer Demenz über 54 Wochen mit Plazebo bzw. Donepezil (5 mg/Tag über 28 Tage, anschließend 10 mg/Tag) behandelt. Donepezil verlängerte die mediane Zeit bis zum klinisch erkennbaren Funktionsabbau gegenüber Plazebo um 38 %.

In einer zweiten Studie (Winblad et al. 2001) wurden 286 Patienten mit leichter bis mittelschwerer Alzheimer-Demenz ebenfalls mit Plazebo bzw. Donepezil (5 mg/Tag über 28 Tage, anschließend 10 mg/Tag) behandelt. Donepezil zeigte sich dabei Plazebo in der globalen Beurteilung, in der Verbesserung der kognitiven Funktionen und den Aktivitäten des täglichen Lebens in der 24., 36. und 52. Woche hochsignifikant überlegen.

In allen 5 großen klinischen Studien konnte ein Wirksamkeitsnachweis für Donepezil bei einer leichten bis mittelschweren Alzheimer-Erkrankung über bis zu einem Jahr erbracht werden. Dabei fand sich nicht nur gruppenstatistisch eine Besserung der kognitiven Leistungsfähigkeit, sondern es zeigte sich auch eine deutliche Verzögerung des fortschreitenden Abbaus der Aktivitäten des täglichen Lebens.

In einer 24-wöchigen, randomisierten Doppelblindstudie konnten Feldman et al. (2001) nunmehr auch bei 290 Patienten mit mittelschwerer bis schwerer Alzheimer-Demenz eine hochsignifikante Überlegenheit von Donepezil (5-10 mg/Tag) über Plazebo feststellen. Die Patienten der Donepezil-Gruppe schnitten auf der CIBICplus-Skala bei allen Studienvisiten besser ab als die der Plazebo-Gruppe.

Neben diesen großen Studien gibt es eine Reihe kleinerer Studien, die größtenteils die Wirksamkeit von Donepezil im Vergleich zu Plazebo belegen können.

Als Indikation für Donepezil gilt eine Demenz vom Alzheimer-Typ leichten bis mittleren Schweregrades.

■ Dosierung

Zur Behandlung demenzieller Syndrome wird Donepezil in einer Dosierung von 5-10 mg pro Tag empfohlen. Die Behandlung erfolgt zunächst mit 5 mg pro Tag als Einmaldosis am Abend. Die 5-mg-Dosis sollte für mindestens einen Monat aufrechterhalten werden, im Anschluss daran kann die Dosis auf 10 mg pro Tag erhöht werden. Die empfohlene Maximaldosis pro Tag beträgt 10 mg.

■ Unerwünschte Wirkungen

Die häufigsten unter Donepezil beobachteten Nebenwirkungen sind cholinerge Nebenwirkungen wie Übelkeit, Erbrechen, Diarrhoe und Bauchschmerzen. Des Weiteren treten Muskelkrämpfe, Müdigkeit, Schlaflosigkeit und gelegentlich Kopfschmerzen auf. Es wurden keine bemerkenswerten Abweichungen bei den Laborwerten, außer einer geringen Erhöhung der Muskelkreatinkinase im Serum, beobachtet. Abgesehen von diesen beschriebenen unerwünschten Begleitwirkungen hat Donepezil nach den bisherigen Erfahrungen keine weiteren nennenswerten Begleitwirkungen (Stewart et al. 1998).

Aufgrund der Verstoffwechselung mit dem Cytochrom P 450-System ist eine Erhöhung der Donepezilkonzentration durch Enzymhemmung durch Ketokonazol, Itrakonazol und Erythromycin möglich, eine Verminderung der Donepezilkonzentration kann durch Enzyminduktoren wie Rifampicin, Phenytoin, Carbamazepin und Alkoholabusus erfolgen. Pharmakokinetische Interaktionsstudien zeigen keine relevanten Interaktionen mit Theophyllin, Warfarin, Cimetidin und Digoxin.

Eine Dosisanpassung ist weder für Patienten mit Nierenfunktionsstörungen noch für Patienten mit leichten bis mittleren Leberfunktionsstörungen notwendig. Dies gilt ebenfalls für Patienten im höheren Lebensalter (Ohnishi et al. 1993).

6.3.2. Galantamin (Reminyl®)

Galantamin, ein tertiäres Alkaloid, ist ein selektiver, kompetitver und reversibler Inhibitor der Acetylcholinesterase. Zusätzlich verstärkt Galantamin die intrinsische Aktivität von acetylcholinergen Rezeptoren, vermutlich durch allosterische Modulation der Rezeptorbindungsstelle.

Zur direkten Behandlung des nikotinischcholinergen Defizits ist die Verwendung von "allosterisch potenzierenden Liganden" (APL) nikotinischer Rezeptoren ein vielversprechender neuer Ansatz. Die APL sensibilisieren sowohl postsynaptische wie auch prä- und perisynaptische nikotinische Rezeptoren gegenüber dem natürlichen Transmitter Acetylcholin und bewirken somit neben erhöhten elektrischen Reizantworten auch eine erhöhte präsynaptische Transmitterfreisetzung und Veränderungen der Genregulation, wobei sich letztere günstig auf die Zahl nikotinischer Rezeptoren auswirken kann. Die Wirkungen auf prä- und perisynaptische nikotinische Rezeptoren ist vermutlich von besonderer Bedeutung, da diese Rezeptoren modulierend auf cholinerge, aber auch auf andere Neurotransmittersysteme (wie z.B. Glutamat, GABA, Dopamin, Serotonin) wirken und somit neben Lern- und Gedächtnissprozessen auch andere Verhaltensmuster bei der Demenz vom Alzheimer-Typ beeinflussen können. Galantamin ist ein besonders wirksamer nikotinischer APL und besitzt somit einen dualen Wirkmechanismus (Maelicke u. Albuquerque 2000.)

Pharmakokinetik

Galantamin wird rasch resorbiert, maximale Plasmaspiegel werden etwa 1 h nach oraler Einnahme erreicht.

Bis zu 75 % des verabreichten Galantamins werden in metabolisierter Form ausgeschieden. *In vitro*-Untersuchungen weisen darauf hin, dass das Cytochrom-P 450 2D6 an der Metabolisierung von O-Desmethyl-Galantamin und Cytochrom P 450 3A4 an der Metabolisierung zu Galantamin-N-Oxyd beteiligt ist. Zwischen schwachen und starken Cytochrom P 450 2D6-Metabolisierern zeigte sich kein Unterschied in der Gesamtausscheidung mit Urin und Faeces. *In vitro*-Untersuchungen deuten darauf hin, dass Galantamin ein sehr geringes inhibitorisches Potential für die wichtigsten Isoenzyme des menschlichen Cytochrom P 450-Enzymsystems aufweist. Die Plasma-Halbwertszeit liegt bei etwa 7-8 h, ein *steady state* wird innerhalb von 2-3 Tagen erreicht. Im Dosisbereich von zweimal 4 bis 16 mg ist die Pharmakokinetik von Galantamin linear. Die Plasma-Eiweiß-Bindung von Galantamin ist mit etwa 18 % relativ gering. Galantamin wird rasch vollständig (94 % renal, 6 % via Faeces) ausgeschieden. Etwa 18-22 % der im Urin ausgeschiedenen Menge sind unverändertes Galantamin. Galantamin-Plasmaspiegel nehmen biexponenziell ab.

Die Pharmakokinetik von Galantamin kann bei Patienten mit Leber- und/oder mittelschweren Nierenfunktionsstörungen verändert sein. Bei Patienten mit Leberfunktionsstörungen sind die *area under curve* (AUC) und die Halbwertszeit von Galantamin um ungefähr 30 % erhöht. Die Plasmakonzentrationen von Galantamin erhöhten sich mit abnehmender Kreatininclearance.

Klinische Wirkung

Der entsprechende Nachweis der Wirksamkeit von Galantamin, der Ende 2000 auch zur Zulassung in Deutschland führte, erfolgte in 4 randomisierten, doppelblinden und kontrollierten Phase-III-Studien und weiteren offenen Studien bei über 3200 Patienten (Raskind et al. 2000, Tariot et al. 2000b, Wilcock et al. 2000). Eine Übersicht über die entsprechenden Zulassungsstudien für Donepezil, Rivastigmin und Galantamin findet sich in Tab. 6.10.

Die durchgeführten klinischen Studien beurteilten die Auswirkungen der Galantaminbehandlung auf 4 zentrale Bereiche der Demenz vom Alzheimer-Typ, und zwar auf die kognitiven Funktionen, die Alltagsfunktionen, das Verhalten und die Belastung der pflegenden Angehörigen. Als Hauptwirksamkeitsparameter wurden die kognitiven Funktionen gewählt, als Messinstrument dienten die ADAS-cog (*Alzheimer´s Disease Assessment Scale*). Um die Wirkung der Behandlung auf die 3 anderen zentralen Bereiche zu bewerten, wurden NPI (*Neuropsychiatric Inventory*), DAD (*Disability Assessment for Dementia*), ADCS/ADL (*Alzheimer´s Disease Cooperative Study Activities of Daily Living Scale Inventory*) und CIBIC-plus (*Clinician´s Interview-Based Impression of Change plus Caregiver Input*) verwendet. Galantamin zeigte eine überlegene Wirksamkeit im Bereich der Kognition mit einer Erhaltung der kognitiven Fähigkeiten, wie Erinnerungsvermögen, Orientierung und Sprachvermögen über mindestens 12 Monate, der Verhaltensstörungen über mindestens 5 Monate, der Aktivitäten des täglichen Lebens sowie der Pflegelast (Abb. 6.3, 6.4, 6.5, Tab. 6.10, 6.11).

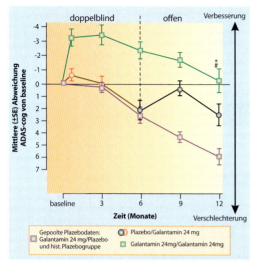

Abb. 6.3: Effekt von Galantamin in Vergleich zu Plazebo auf die Kognition über eine 6 bzw. 12-monatige Behandlungsdauer (aus Raskind et al. 2000). * p < 0,05 versus Plazebo, # keine signifikante Abweichung von der *baseline*.

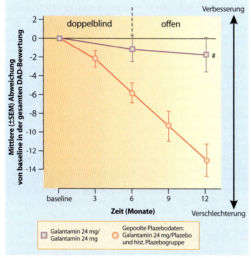

Abb. 6.4: Effekt von Galantamin versus Plazebo auf die Alltagskompetenz (aus Raskind et al. 2000). # keine signifikante Abweichung von der *baseline*.

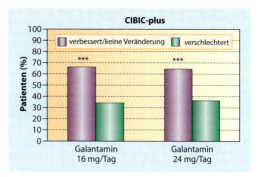

Abb. 6.5: Effekt von Galantamin auf den klinischen Gesamteindruck dementer Patienten nach 6-monatiger Behandlung (aus Tariot et al. 2000). *** p < 0,001.

Phase III Studie	Galanta-min Dosis	ADAS cog Punktezahl	
		Δ Plazebo	p-Wert
Wilcock et al. 2000	24 mg/d	3,1	< 0,001
Raskind et al. 2000	24	3,9	< 0,001
gepoolte Daten*	24	3,4	< 0,001
Tariot et al. 2000b	16	3,3	< 0,001
	24	3,6	< 0,001

Tab. 6.11: Effekt von Galantamin versus Plazebo auf die Kognition demenzieller Patienten in den 3 Zulassungsstudien. * Wilcock et al. 2000, Raskind et al. 2000, Studien über 6 Monate.

Inzwischen liegen Daten aus Studien über 36 (Torfs u. Feldmann 2000) und 48 Monate (Raskind et al. 2002) vor, die auch die Langzeitwirksamkeit von Galantamin bestätigen. Der Erhalt der kognitiven Funktionen ist dabei unter der Galantamintherapie signifikant höher als ohne Medikation (Raskind et al. 2002, Stern et al. 1994).

Vor kurzem berichteten Erkinjuntti et al. (2002) auch über die therapeutische Wirksamkeit von Galantamin bei Patienten mit wahrscheinlicher vaskulärer Demenz oder Mischformen von Alzheimer Demenz mit einer vaskulären Demenz. In einer doppelblinden Plazebo-kontrollierten Studie wurden 592 Patienten entweder mit Plazebo oder Galantamin 24 mg/Tag über 26 Wochen behandelt. Galantamin zeigte sich dabei Plazebo in der Beurteilung der Globalfunktionen mit der CIBIC-plus-Skala und der Aktivitäten des täglichen Lebens mit der DAD-Skala hochsignifikant überlegen. Auch die Verhaltensauffälligkeiten - gemessen mit der NPI-Skala - verbesserten sich gegenüber Plazebo zum Ausgangswert signifikant.

Auch nach 12monatiger Behandlung mit Galantamin lagen die Werte der ADAS-cog 11 Item Skala noch bei oder über dem Ausgangswert (Kurz et al. 2002). Des Weiteren zeigen erste Ergebnisse, dass der bei der Alzheimer-Demenz gestörte Glukosestoffwechsel durch eine Behandlung mit 8 bzw. 16 mg Galantamin verbessert werden kann (Mielke et al. 2002).

■ Dosierung

Zur Behandlung demenzieller Syndrome wird Galantamin in einer Dosierung von 16-24 mg/Tag empfohlen. Die Behandlung erfolgt zunächst mit 2x 4 mg/Tag über einen Zeitraum von 4 Wochen, anschließend kann die Dosis auf 2x 8 mg täglich erhöht werden. Bei guter Verträglichkeit können später weitere Dosissteigerungen auf 2x 12 mg erfolgen. Eine Steigerung der Erhaltungsdosis auf 24 mg Galantamin/Tag sollte individuell nach sorgfältiger Beurteilung der Behandlung im Hinblick auf therapeutischen Nutzen und Verträglichkeit in Betracht gezogen werden. Die Erhaltungstherapie kann so lange fortgesetzt werden, wie ein therapeutischer Nutzen für den Patienten besteht. Eine Beendigung der Therapie ist in Erwägung zu ziehen, wenn kein therapeutischer Effekt mehr erkennbar ist. Nach abruptem Absetzen der Therapie tritt kein *rebound*-Effekt auf.

■ Unerwünschte Wirkungen

Die häufigsten unter Galantamin beobachteten Nebenwirkungen sind cholinerge Nebenwirkungen wie Übelkeit, Erbrechen, Diarrhoe, abdominelle Schmerzen, Dyspepsie, Appetitminderung von vorübergehender Natur und von leichter bis mäßiger Intensität. Sie treten meist bei Behandlungsbeginn oder bei zu schneller Erhöhung der Dosis auf. Galantamin führt im Allgemeinen nicht zu Schlafstörungen, es wurden keine bemerkenswerten Abweichungen der Laborparameter festgestellt, darüber hinaus kam es zu keinen relevanten kardiorespiratorischen Veränderungen.

■ Interaktionen

Galantamin wird über CYP 2 D6 und 3A4 metabolisiert. Es kann deshalb notwendig werden, die Galantamindosis bei einer Begleitmedikation mit starken Inhibitoren von CYP 2D6 oder 3A4 (z.B. Chinidin, Fluoxetin, Fluvoxamin, Paroxetin, Ketokonazol) zu reduzieren. Das Hemmpotential von Galantamin gegenüber den Isoenzymen von CYP P 450 ist sehr gering und klinisch wahrscheinlich nicht relevant. Galantamin sollte nicht gleichzeitig mit anderen Cholinomimetika verabreicht werden, da eine klinisch relevante Bradykardie anzunehmen ist.

6.3.3. Rivastigmin (Exelon®)

Rivastigmin ist ein hirnselektiver Acetylcholinesterasehemmer vom Carbamattyp (Enz et al. 1996). Er ist, wie Acetylcholin selbst, ein Substrat der Acetylcholinesterase. Carbamate reagieren ähnlich wie Acetylcholin, jedoch mit dem Unterschied, dass ihre Bindung an der Esterasebindungsstelle zur Bildung eines über Stunden stabilen Komplexes führt. Die pseudoirreversible Bindung durch Rivastigmin verhindert die Hydrolyse von Acetylcholin über einen Zeitraum von etwa 10-12 h. Infolgedessen werden nur verhältnismäßig niedrige Konzentrationen von Rivastigmin benötigt, um eine klinisch wirksame Hemmung zu erreichen. Eine Toleranzentwicklung wurde bisher nicht beobachtet (Enz et al. 1996). Im Tierversuch wird nach oraler Verabreichung von Rivastigmin eine 80 %ige Hemmung der Acetylcholinesterase im Gehirn erreicht bei gleichzeitig nur geringfügiger peripherer Aktivität (Polinski 1998). Die Selektivität von Rivastigmin für das Gehirn gegenüber der Peripherie wurde auch durch eine humanexperimentelle Studie bestätigt (Enz et al. 1996). Rivastigmin wird über die Blut-Hirn-Schranke gut in das Gehirn aufgenommen.

■ Pharmakokinetik

Maximale Plasmaspiegel von Rivastigmin werden etwa 1 h nach oraler Einnahme erreicht. Die Plasmahalbwertszeit liegt bei etwa 1-2 h, ein *steady state* wird bereits nach einem Tag erreicht. Rivastigmin ist nur zu etwa 40 % an Plasmaproteine gebunden. Die Blut-Plasma-Relation beträgt 0,8-0,9, wobei 40-50 % der Substanz, unabhängig von der Dosis, erythrozytär gebunden sind. Rivastigmin wird fast vollständig innerhalb von 24 h renal eliminiert und nicht durch Cytochrom-P 450-Isoenzyme abgebaut.

Klinische Wirkung

Der entsprechende Nachweis der Wirksamkeit von Rivastigmin, der 1998 auch zur Zulassung in Deutschland führte, erfolgte in 8 Therapiestudien mit mehr als 3300 Patienten (Rösler et al. 1998) im Rahmen des sog. ADENA-Studienprogramms. 4 dieser Studien hatten sämtlich ein prospektives, randomisiertes, multizentrisches, doppelblindes und Plazebo-kontrolliertes Studiendesign über 26 Behandlungswochen (Anand u. Gharabawi 1996).

Die Studien belegen über einen Zeitraum von 6 Monaten einen günstigen Effekt auf kognitive Leistungen und Aktivitäten des täglichen Lebens. Die klinische Gesamtbeurteilung fiel ausnahmslos positiv aus. Die Wirksamkeit wurde in allen Einzelstudien und in der Gesamtanalyse der im Rahmen des Adenaprogramms erhobenen Daten belegt (Anand u. Gharabawi 1996, Corey-Bloom et al. 1998, Rösler et al. 1999, Sramek et al. 1996).

Als Indikation für Rivastigmin gilt eine Demenz vom Alzheimer-Typ leichten bis mittleren Schweregrades.

Dosierung

Zur Behandlung demenzieller Syndrome wird Rivastigmin in einer Dosierung von 6-12 mg/Tag empfohlen. Die Behandlung erfolgt zunächst mit 2x 1,5 mg/Tag über 14 Tage, anschließend kann die Dosis auf 2x 3 mg täglich erhöht werden. Bei guter Verträglichkeit können später weitere Dosissteigerungen auf 4,5 mg und dann 6 mg 2x täglich erfolgen, wobei die Abstände zwischen den Dosissteigerungen mindestens 2 Wochen betragen sollen.

Unerwünschte Wirkungen

Die häufigsten unter Rivastigmin beobachteten Nebenwirkungen sind cholinerge Nebenwirkungen wie Übelkeit, Erbrechen, Diarrhoe und Appetitlosigkeit. Diese Nebenwirkungen sind im Allgemeinen vorübergehender Natur und von leichter bis mäßiger Intensität. Sie treten meist bei Behandlungsbeginn oder bei zu schneller Erhöhung der Dosierung auf. Es wurden keine bemerkenswerten Abweichungen bei den Laborwerten festgestellt, darüber hinaus kam es zu keinen relevanten kardiorespiratorischen Veränderungen (Rösler et al. 1998).

Interaktionen

Verstärkung cholinerger Wirkkomponenten (z.B. bei einigen Glaukommitteln), Abschwächung anticholinerger Wirkkomponenten wie z.B. von Antihistaminika und Antidepressiva sowie Wirkungsverstärkung von Betarezeptorenblockern möglich.

6.4. Wesentliche Aspekte anderer Antidementiva

6.4.1. Codergocrinmesilat (z.B. Hydergin®)

Codergocrinmesilat stellt ein Gemisch hydrierter Mutterkorn- (Secale-) Alkaloide dar. Codergocrin zeigt, wie die meisten Mutterkornalkaloide, ein breites Spektrum pharmakologischer Wirkungen, die nicht auf einen einzigen grundlegenden Mechanismus auf zellulärer oder molekularer Ebene zurückzuführen sind. Auf Neurotransmitterebene zeigt Codergocrin einen positiven Effekt auf die Noradrenalinfreisetzung, es besitzt darüber hinaus eine Affinität zu präsynaptischen und postsynaptischen Dopaminrezeptoren mit agonistischen Effekten, sowie eine Affinität zu 5HT-Rezeptoren mit ebenfalls agonistischen Effekten. Es besitzt keine Wirkung auf cholinerge Rezeptoren, dennoch bestehen Wechselwirkungen mit dem cholinergen System des ZNS. So konnte ein Anstieg der Acetylcholinsynthese nachgewiesen werden, überdies wurde ein positiver Effekt auf die synaptische Plastizität der Acetylcholinrezeptoren mit Verbesserung ihrer Funktionsstruktur und Impulstransmission festgestellt. Codergocrin übt darüber hinaus einen günstigen Einfluss auf den Hirnmetabolismus aus. So konnte tierexperimentell ein Anstieg der O_2- und Glukoseaufnahme des Gehirns, eine Normalisierung des gestörten Glucosestoffwechsels und der Glykolyse und ein Anstieg des ATP-Gehaltes in den Neuronen nachgewiesen werden. Auch positive, stoffwechselabhängige Veränderungen der zerebralen Mikrozirkulation ließen sich tierexperimentell nach Verabreichung von Codergocrin nachweisen.

Pharmakokinetik

Wie auch andere Mutterkornalkaloide zeigt Codergocrinmesilat eine unvollständige Resorption im Magen-Darm-Trakt sowie einen erheblichen *First-pass*-Effekt mit Biotransformation in der Leber und eine schnelle Diffusion in das Gewebe. Die Halbwertszeit wird mit 2-4 h angegeben, die Ausscheidung erfolgt nahezu ausschließlich über die Galle (Gertz 1997).

Klinische Wirkung

Gemessen an der Qualität und Quantität der durchgeführten Studien kann Codergocrinmesilat als das bisher am besten untersuchte Nootropikum gelten. Nach einer Analyse von mehr als 20 unter doppelblind Plazebo-kontrollierten Bedingungen in den USA durchgeführten Studien kamen Fanchamps 1983, McDonald 1977 und Singer et al. 1985 zu dem Schluss, dass Codergocrinmesilat sowohl gestörte kognitive Funktionen (Verwirrtheit, Desorientiertheit, Minderung der Gedächtnisleistungen, verringerte geistige Präsenz) als auch emotionale Symptome (depressive Verstimmungen, Ängstlichkeit, emotionale Labilität) günstig beeinflusst. In einer Reihe von Studien ließen sich die kognitiven Effekte auch mit Hilfe von testpsychologischen Untersuchungen objektivieren (Herzfeld et al. 1972, Kugler et al. 1978). Bis zum heutigen Tage werden 41 Plazebo-kontrollierte Doppelblindstudien in der Indikation demenzieller Syndrome bei der Demenz vom Alzheimer Typ, der vaskulären Demenz und ihren Mischformen erbracht, z. T. auch mit negativen Ergebnissen (Thompson et al. 1990). In einer Metaanalyse dieser randomisierten Plazebo-kontrollierten Studien kamen Olin et al. 2000 jedoch zu dem Ergebnis, dass Codergocrinmesilat signifikante Behandlungseffekte zeigt. Aufgrund der Tatsache, dass die meisten Studien vor 1984 durchgeführt wurden und damit keine aktuellen Diagnosestandards zur Anwendung kommen konnten, bleibt eine gewisse Unsicherheit über die Wirksamkeit dieser Substanz.

Dosierung

Es wird empfohlen, bei oraler Verabreichung die Substanz 3x täglich vor dem Essen einzunehmen. Die Tagesgesamtdosis sollte zwischen 3 und 4,5 mg liegen.

Unerwünschte Wirkungen

Die wichtigsten unerwünschten Wirkungen von Codergocrinmesilat sind Übelkeit, Erbrechen, gastrointestinale Beschwerden und das Gefühl der verstopften Nase. Da nach parenteraler Gabe von Codergocrin eine blutdrucksenkende Wirkung in etwas verstärktem Ausmaß und beschleunigt zu erwarten ist, ist Vorsicht bei Patienten mit Hypotonie angezeigt.

Interaktionen

Codergocrin beeinflusst die Plättchenaggregation und Blutviskosität. Bei Patienten, die gleichzeitig die Blutgerinnung beeinflussende Pharmaka erhalten, sind zunächst häufigere Kontrollen der Gerinnungswerte angezeigt.

6.4.2. Ginkgo biloba-Trockenextrakte (z.B. Tebonin®)

Ginkgo biloba-Präparate enthalten Extrakte aus den getrockneten Blättern des Ginkgobaumes. Der Wirkung von Ginkgo biloba liegt kein einheitlicher Wirkmechanismus zugrunde, u.a. werden eine Hemmung des Plättchen aktivierenden Faktors durch Ginkgolid B (Inhaltsstoff von Ginkgo biloba) aber auch antioxidative Eigenschaften der Flavoglykoside diskutiert.

Pharmakokinetik

Die Ginkgolide zeigen beim Menschen nach oraler Applikation der festen sowie flüssigen Darreichungsform des Ginkgoextrakts eine sehr gute absolute Bioverfügbarkeit. Die maximalen Plasmakonzentrationen werden nach 1,5 h erreicht. Die Halbwertszeit beträgt 4,5 h, die Ausscheidung erfolgt über Lunge, Urin und Faeces.

Klinische Wirkung

Für einen der Ginkgo biloba-Extrakte, EGb 761, liegen einige methodisch aktuelle Studien zur Behandlung von Patienten mit Alzheimer- und vaskulärer Demenz vor. In einer multizentrischen, Plazebo-kontrollierten Doppelblindstudie von 216 Patienten mit einer primär degenerativen Demenz vom Alzheimer-Typ oder vaskulären Demenz ergab sich bei einer Dosis von 240 mg/Tag über die Dauer von 24 Wochen ein statistisch signifikanter Unterschied zugunsten des Ginkgoextrakts für das klinische Gesamturteil, den Syndromkurztest, die Nürnberger Altersbeobachtungsskala sowie die Responderanalyse (Kanowski et al. 1996).

In einer weiteren Plazebo-kontrollierten, randomisierten Doppelblindstudie an 309 Patienten mit mittelschwerer, primär degenerativer oder vaskulärer Demenz fand sich nach 52-wöchiger Behandlung eine signifikante Überlegenheit des Ginkgoextrakts mit der ADAS-cog-Skala und der GERRI-Skala, mit der die Alltagsaktivitäten der Patienten beurteilt wurden (LeBars et al. 1997). Diese positiven Ergebnisse reflektiert auch die Metaanalyse von Oken et al. (1998), wenngleich hier angeführt wird, dass die klinische Bedeutung dieses Befundes noch weiterer Klärung bedarf. Nicht alle hier zugrundeliegenden Studien hatten nämlich *outcome*-Parameter zur Beeinflussung der Alltagsaktivitäten und des klinischen Gesamtbildes enthalten oder eine konsistente Verbesserung dieser Parameter erkennen lassen.

▪ Dosierung

Ginkgo biloba-Spezialextrakt wird oral und parenteral angewendet. Zur oralen Applikation stehen feste und flüssige Darreichungsformen als Filmtabletten und Tropfen bzw. Lösung zur Verfügung. Die durchschnittliche Tagesdosis beträgt 120-240 mg des auf 24 % Ginkgoflavoglykoside und 6 % Terpenlactone standardisierten Ginkgoextrakts.

▪ Unerwünschte Wirkungen

Nach oraler Applikation werden selten leichte Magen-Darm-Beschwerden, Kopfschmerzen oder allergische Hautreaktionen beobachtet. Darüber hinaus ist eine Förderung von Blutungsneigung (Hemmung der Thrombozytenaggregation) möglich.

▪ Interaktionen

Wirkungsverstärkung von Thrombozytenaggregationshemmern/Antikoagulanzien.

6.4.3. Memantin (z.B. Axura®, Ebixa®)

Memantin ist ein niederaffiner unkompetitiver NMDA-Rezeptor-Antagonist aus der Gruppe der Adamantane. Der exzitatorische Neurotransmitter Glutamat spielt - soweit heute bekannt - eine bedeutende Rolle bei der Entstehung neurodegenerativer Erkrankungen. Etwa 2/3 aller exzitatorischen Synapsen des ZNS werden von Glutamat als Neurotransmitter erregt. Glutamat ist zum einen an verschiedenen neurophysiologischen Funktionen wie Gedächtnis, Lernen, Motorik und Wahrnehmung beteiligt, andererseits hat es auch exzitatorische Wirkung. Die exzitatorische Wirkung von chronisch freigesetztem Glutamat und der sich anschließende lang andauernde Calciumeinstrom führen zum Untergang kortikaler und subkortikaler Neurone und damit zum Auftreten eines demenziellen Syndroms.

Memantin blockiert die NMDA-Wirkung nutzungs- und spannungsabhängig (Chen et al. 1992, 1998, Parsons et al. 1995, 1996, 1999). Diese schnelle nutzungs- und spannungsabhängige Rezeptorblockade wird bereits bei therapeutischen Konzentrationen im Gehirn erreicht (Kornhuber u. Quack 1995), so dass der Wirkmechanismus als therapeutisch relevant anzusehen ist. Memantin besitzt eine neuroprotektive Wirkung und ist auch in der Lage, Lern- und Gedächtnisvorgänge positiv zu beeinflussen und damit eine Besserung kognitiver Defizite herbeizuführen.

▪ Pharmakokinetik

Memantin wird nach oraler Gabe gut und rasch resorbiert und erreicht maximale Plasmakonzentrationen nach 6-8 h, passiert die Blut-Hirn-Schranke und erreicht Liquorkonzentrationen, die bei etwa 50 % der Serumspiegel liegen. Die Proteinbindung liegt bei etwa 42-45 %, Biotransformationsreaktionen spielen beim Metabolismus von Memantin eine vergleichsweise untergeordnete Rolle. Als Metabolite konnten primär-, sekundär- und tertiärhydroxylierte Verbindungen nachgewiesen werden. Die Ausscheidung erfolgt fast vollständig über den Urin. Die durchschnittliche Eliminationshalbwertszeit liegt bei 60-100 h.

▪ Klinische Wirkung

Zur primären Zielgruppe gehören Patienten mit einer Demenz vom Alzheimertyp, mit einer vaskulären Demenz und mit Mischformen aus DAT und VD. Der Wirksamkeitsnachweis von Memantin in der Indikation Demenz basiert auf einer Reihe von Plazebo-kontrollierten Doppelblindstudien. Bei Dosierungen von 10-30 mg konnte eine signifikante Besserung kognitiver Störungen, der Antriebsarmut, affektiver und motorischer Störungen bei guter Verträglichkeit nachgewiesen werden. Der Wirksamkeitsnachweis wurde entsprechend den an Demenzstudien gestellten Anforderungen auf der psychopathologischen Test- und Verhaltensebene erbracht. Erwähnenswert ist, dass für Memantin auch Untersuchungen zur Wirksamkeit bei Patienten mit schwerer Demenz vorliegen (Winblad u. Poritis 1999). In einer Plazebokontrollierten Doppelblindstudie an 166 Patienten mit schwerer Demenz führte die 3-monatige Gabe von Memantin für 61 % der mit Memantin behandelten Patienten zur Verbesserung der Alltagsfunktionen und zur Reduzierung der Pflegebedürftigkeit. Diese Verbesserungen wurden unabhängig voneinander vom Arzt und Pflegepersonal unter Verwendung des CGI-C- und der BGP festgestellt. In einer zusätzlichen ADL-Skala (*Activities of Daily Living*) zeigte sich bei Memantin im Vergleich zu Plazebo außerdem eine signifikante Verbesserung bei der Körperhygiene, beim Anziehen, bei der Miktionskontrolle, bei der räumlichen Orientierung und bei der Personenerkennung.

■ Dosierung

Memantin wird in der Regel oral verabreicht, kann aber auch parenteral appliziert werden. Zu Behandlungsbeginn werden Dosierungen von 5 mg täglich empfohlen, ab der 2. Behandlungswoche Dosiserhöhung in 5 mg-Schritten bis auf maximal 20-30 mg täglich. Die letzte Medikamenteneinnahme sollte möglichst bis 14.00 Uhr erfolgt sein. 1 Ampulle für die i.v.-Gabe enthält 10 mg Memantin.

■ Unerwünschte Wirkungen

Dosisabhängig können unter Therapie mit Memantin Schwindel, innere und motorische Unruhe, Übererregung, Müdigkeit, Kopfdruck und Übelkeit auftreten. In Einzelfällen wurde bei Patienten mit erhöhter Anfallsbereitschaft eine Absenkung der Krampfschwelle beobachtet, diese Symptome sind in der Regel vorübergehend und können häufig durch eine einschleichende Dosierung vermieden werden. Kontraindikationen für eine Therapie mit Memantin stellen schwere Verwirrtheitszustände, schwere Nierenfunktionsstörungen und Epilepsie dar. Auf eine gleichzeitige Gabe von Amantadin sollte verzichtet werden.

■ Interaktionen

L-Dopa, Dopaminantagonisten, Amantadin, Anticholinergika, Barbiturate und Neuroleptika können in ihren Wirkungen und Nebenwirkungen durch Memantin verstärkt werden. Bei gleichzeitiger Anwendung von Memantin mit Baclofen oder Dantrolen kann deren Wirkung verändert werden.

6.4.4. Nimodipin (z.B. Nimotop®)

Nimodipin ist ein Calciumantagonist aus der Gruppe der 1,4-Dihydropyridine. Wie andere Stoffe dieser Substanzklasse verhindert Nimodipin den Einstrom von Calcium-Ionen durch die spannungs- und rezeptoraktivierten Kanäle der Zellmembranen über eine Interaktion mit spezifischen, hochaffinen Bindungsstellen und bewirkt eine Tonusminderung der glatten Muskelzellen der Blutgefäße. Durch die Stabilisierung der Calciumhomöostase soll Nimodipin einen antiexzitatorischen und einen neuroprotektiven Effekt besitzen.

■ Pharmakokinetik

Nimodipin wird nach oraler Gabe gut resorbiert und erreicht maximale Plasmakonzentrationen nach 30-60 min. Es zeigt bei oraler Gabe einen erheblichen *first-pass*-Effekt (Rämsch et al. 1985) und wird fast vollständig metabolisiert. Nimodipin passiert zumindest bei Patienten mit Subarachnoidalblutung die Blut-Hirn-Schranke, die im Liquor erreichten Konzentrationen sind jedoch im Vergleich zu den Plasmakonzentrationen niedrig. Die Metaboliten werden über den Urin, teilweise auch über die Faeces ausgeschieden. Die Eliminationshalbwertszeit für Nimodipin liegt bei etwas unter 2 h (Rämsch et al. 1985).

■ Klinische Wirkung

Nimodipin, dessen nootrope Wirkung im wesentlichen mit dem Kalziumantagonismus in Verbindung gebracht wird, wurde schon weitgehend nach den modernen Regeln der Evaluation von Nootropika geprüft. Die Wirksamkeit von Nimodipin bei der Behandlung der Demenz wird kontrovers diskutiert. Zu erwähnen ist einerseits insbesondere die Dreiarmstudie, in der Nimodipin gegen Codergocrinmesilat als eine Art Standardpräparat und gegen Plazebo geprüft wurde (Kanowski et al. 1988). Diese Studie zeigt an einer hohen Fallzahl von Patienten mit leichten und mittelschweren Demenzen - eingeschlossen wurden sowohl Patienten mit seniler Demenz vom Alzheimer-Typ wie auch Patienten mit Multiinfarktdemenz - eine hochsignifikante Überlegenheit zu Plazebo, gleichzeitig aber auch eine statistisch signifikante Überlegenheit zu Codegocrinmesilat.

Demgegenüber wurde Nimodipin in zwei neueren Studien als unwirksam (primäre Endpunkte) bei Alzheimer-Demenz angesehen (Fritze u. Walden 1995, Morich et al. 1996). Die Cochrane Collaboration kam in einem Review zu dem Entschluss, dass die Datenlage eine Empfehlung nicht rechtfertige (Qizilbash et al. 1999).

■ Dosierung

Zur Behandlung demenzieller Syndrome wird Nimodipin in einer Dosierung von 90 mg (3x 30 mg/Tag) empfohlen.

Unerwünschte Wirkungen

Die wichtigsten unerwünschten Wirkungen unter Therapie mit Nimodipin sind Hypotonie, Herzfrequenzzunahme, Kopfschmerzen, Schwindel, periphere Ödeme und Gingivahyperplasie.

Interaktionen

Valproinsäure und Cimetidin erhöhen, Grapefruitsaft und Rifampicin reduzieren Nimodipinplasmaspiegel (pharmakokinetisch), bei gleichzeitiger Gabe von Nimodipin mit Antihypertonika kann es zu einer verstärkten Blutdrucksenkung kommen (pharmkodynamisch).

6.4.5. Piracetam (z.B. Normabrain®)

Piracetam besitzt keinen einheitlichen Wirkmechanismus. Für den Einsatz von Piracetam zur Behandlung der Demenz werden u.a. eine Modulation verschiedener Neurotransmitter, eine Membranstabilisierung und eine Verbesserung des Hirnmetabolismus herangezogen. Aus den pharmakodynamischen Untersuchungen werden zwei Hauptwirkungen für Piracetam postuliert: Eine Protektion gegen zerebrale Schädigungen durch Hypoxie, Ischämie und Intoxikationen und in enger Korrelation mit den biochemischen und neurophysiologischen Befunden ein fördernder Einfluss auf die Lern- und Gedächtnisvorgänge, insbesondere bei gestörter Hirnfunktion.

Pharmakokinetik

Piracetam wird beim Menschen fast vollständig resorbiert, die maximale Serumkonzentration ist nach 1 h erreicht. Piracetam passiert frei die Blut-Hirn-Schranke und reichert sich zu 95 % im Zytoplasma der Neuronen an. Piracetam wird kaum metabolisiert, die Ausscheidung erfolgt fast vollständig durch den Urin. Die Eliminationshalbwertszeit beträgt ca. 5 Stunden.

Klinische Wirkungen

Auch für Piracetam liegt eine umfangreiche Literatur zur Wirksamkeit vor. Während frühere Studien eine Reihe von methodischen Mängeln aufwiesen und Kanowski (1975) zu dem Schluss führten, dass eine gesicherte Wirksamkeit dieser Substanz nicht festzustellen sei, konnte mit Hilfe einer Reihe von in den letzten Jahren durchgeführten Studien jedoch der klinische Wirksamkeitsnachweis für Piracetam erbracht werden (Chouinard et al. 1983, Hermann u. Kern 1985, Perez 1982). Eine neuere Übersichtsarbeit von Herrschaft (1992 c) führte ebenfalls zu einer positiven Gesamtbewertung der Wirksamkeit dieser Substanz, während in einer umfassenden systematischen Literaturanalyse der Cochrane Collaboration sich für den globalen klinischen Gesamteindruck, nicht jedoch für kognitive und andere Parameter, ein signifikantes Ergebnis sichern ließen.

Dosierung

Allgemein werden Dosierungen von 2,4-4,8 g pro Tag empfohlen. Dosiserhöhungen bis zu 10 g pro Tag scheinen keine besseren Behandlungsergebnisse zu erbringen (Coper u. Kanowski 1983).

Unerwünschte Wirkungen

Die wichtigsten unerwünschten Wirkungen einer Piracetamtherapie sind psychomotorische Unruhe, Nervosität, Schlafstörungen, sexuelle Stimulation, gastrointestinale Beschwerden, Alpträume, allergische Reaktionen, erniedrigte Krampfschwelle und Gewichtszunahme. An Interaktionsmöglichkeiten sind Wirkungsverstärkungen anderer ZNS-stimulierender Substanzen möglich (pharmakodynamisch).

6.4.6. Pyritinol (z.B. Encephabol®)

Pharmakokinetik

Nach oraler Gabe werden maximale Blutspiegel von Pyritinol bereits nach 30-60 min erreicht. Die Halbwertszeit ist mit 2 ½ h sehr kurz. Pyritinol wird rasch und weitgehend metabolisiert. Die Metaboliten werden zu fast 75 % über die Niere ausgeschieden. Pyritinol passiert die Blut-Hirn-Schranke. Die Substanz und ihre Metaboliten werden bevorzugt in der grauen Substanz angereichert.

Klinische Wirkung

Auch für Pyritinol wurden durch 10 Plazebokontrollierte Doppelblindstudien ausreichende Hinweise für die Wirksamkeit geliefert, wobei sich die Effekte am deutlichsten bezüglich einer konzentrations- und tempoabhängigen Leistung, wie sie beispielsweise beim Durchstreich- und Zahlensymboltest verlangt wird, zeigen (Übersicht bei Möller 1996). Der zuverlässigste Hinweis für die klinische Wirksamkeit von Pyritinol lässt sich aus der Untersuchung von Tazaki et al. (1980) entnehmen. In dieser Studie wurden sowohl eine deutliche Besserung der klinischen Symptomatik als auch des EEG´s registriert. Eine günstige Beurteilung der Wirksamkeit von Pyritinol wurde auch in einer neueren, zusammenfassenden Literaturdarstellung von Herrschaft (1992 b) gegeben, während in einer neueren Studie Heiß et al. (1994) eine klinische Wirksamkeit von Pyritinol nicht nachweisen konnten.

■ Dosierung

Pyritinol wird in der Regel in einer Gesamtdosis von 600-800 mg/Tag verabreicht. Die Behandlungsdauer bis zur Wirksamkeitsbeurteilung sollte mindestens 8 Wochen betragen. Die Substanz kann auch als Infusion gegeben werden, üblicherweise in einer Dosierung von 400-1000 mg pro Tag über 5-8 Tage zur Behandlung akuter Krankheitszustände.

■ Unerwünschte Wirkungen

Die wichtigsten unerwünschten Wirkungen einer Pyritinoltherapie sind Überempfindlichkeitsreaktionen unterschiedlicher Schweregrade, meist als Ausschläge an Haut und Schleimhaut, Juckreiz, Übelkeit, Erbrechen, Durchfall und Temperaturanstieg sowie gelegentlich Schlafstörungen.

■ Interaktionen

Wechselwirkungen sind mit Antirheumatika bekannt. Pyritinol verstärkt die Nebenwirkungen von Penicillin und Goldpräparaten.

Therapie von schizophrenen Erkrankungen im Alter

7. Therapie von schizophrenen Erkrankungen im Alter

7.1. Allgemeine Anmerkungen

Die Prävalenzrate schizophrener Erkrankungen bei über 65jährigen liegt nach gegenwärtigen Schätzungen zwischen 0,1 und 1 % (Cohen 1990, Gurland u. Cross 1982, Ruskin 1990). Gurland u. Cross (1982) berichteten, dass 35 % aller älteren Patienten, die in einer psychiatrischen Einrichtung behandelt werden, und 12 % aller Heimbewohner an einer Schizophrenie erkrankt sind. Der Verlauf schizophrener Erkrankungen im höheren Lebensalter ist nach Meinung einiger Autoren (Belisky u. McGlashan 1993, Davidson et al. 1995) noch ungenügend untersucht. Nach neueren Arbeiten (Jeste et al. 1998, Naidoo et al. 2000) sind die meisten älteren (> 65 Jahre) schizophrenen Patienten weiblich, leiden am paranoiden Subtypus der Schizophrenie und sind bezüglich der Schwere ihrer Erkrankung und ihres sozialen Funktionsniveaus äußerst heterogen.

Während E. Kraepelin 1896 ursprünglich den Begriff "Dementia praecox" prägte, um die schwere funktionelle Beeinträchtigung schizophrener Patienten im Langzeitverlauf zu charakterisieren, beschrieben namhafte Forscher in den letzten Jahrzehnten ein wesentlich breiteres Spektrum des Ersterkrankungsalters und einen deutlich vorteilhafteren Langzeitverlauf (Bleuler 1972, Ciompi 1980, Harris u. Jeste 1988, Huber et al. 1979, Tsuang 1979). So stellte Ciompi (1980) fest, dass nur 18 % der von ihm untersuchten schizophrenen Patienten in der Langzeitkatamnese schwere Endstadien ihrer Erkrankung zeigten. Obwohl die Ergebnisse nicht vollständig konsistent sind, legt die aktuelle Forschung über den Verlauf schizophrener Erkrankungen eine gewisse Veränderung der Symptomatik nahe - Symptome wie z.B. Halluzinationen oder Wahninhalte scheinen im Langzeitverlauf eher rückläufig zu sein (Pfohl u. Winokur 1982, Schultz et al. 1997), negative Symptome nehmen wohl eher zu (Davidson et al. 1995). Darüber hinaus wird angenommen, dass es geschlechtsspezifische Unterschiede bezüglich des Verlaufs einer Spätschizophrenie gibt - Frauen zeigen im Vergleich zu älteren Männern dabei schlechtere Ergebnisse (Seeman 1986). Dies mag u.a. auf die hormonellen Veränderungen zurückzuführen sein, die Frauen in der Postmenopause erleben (Riecher-Rosler et al. 1994). Nach bisher vorliegenden Untersuchungen scheint bei erkrankten Männern im höheren Lebensalter jedoch eine deutlichere Verschlechterung der Negativsymptomatik (Alogie, Affektverflachung, Apathie, Anhedonie, Aufmerksamkeitsstörungen, Asozialität) vorzuliegen.

Obwohl ältere schizophrene Patienten im Vergleich zu gleichaltrigen psychisch Gesunden eine schlechtere kognitive Leistungsfähigkeit besitzen, unterscheiden sie sich in Art und Schweregrad ihrer kognitiven Defizite doch deutlich von Patienten mit demenziellen Erkrankungen (Davidson et al. 1995, Heaton et al. 1994, Powchik et al. 1993). Die kognitiven Defizite sind wohl bei Patienten mit deutlicher Negativsymptomatik am ausgeprägtesten (Addington und Addington 1991, Davidson et al. 1995).

Es ist nicht auszuschließen, dass Spätschizophrenien aufgrund des Rückgangs der Positivsymptomatik (Wahnsymptomatik, halluzinatorische Erlebnisse, psychotische Ich-Erlebnisstörungen, ausgeprägt desorganisiertes Verhalten) und der damit verbundenen Zunahme der Negativsymptomatik seltener diagnostiziert und behandelt werden als Schizophrenien im frühen oder mittleren Erwachsenenalter.

In der 5. Auflage seines Lehrbuchs beschrieb E. Kraepelin im Jahr 1896 - wie bereits erwähnt - erstmals die Dementia praecox und unterschied sie von anderen psychotischen Störungen und senilen Demenzen. Seine Terminologie bzw. sein Krankheitskonzept ist eng mit dem Ersterkrankungsalter (Aldoleszenz bzw. frühes Erwachsenenalter: "Praecox") und dem Verlauf (fortlaufende Verschlechterung: "Demenz") assoziiert. Wie Kraepelin in späteren Auflagen seines Lehrbuchs anmerkte, waren weder der frühe Beginn noch die kontinuierliche Verschlechterung im psychosozialen Funktionsniveau bei allen von ihm untersuchten Patienten mit schizophrenieähnlichen Symptomen zu beobachten.

Kraepelin (1896) benutzte die Begriffe "Paranoia" bzw. "Paraphrenie", um zwei Typologien von Patienten mit gut erhaltener Primärpersönlichkeit und gut erhaltenem Affekt zu beschreiben, die entweder umschriebene Wahnphänomene (Paranoia) oder Halluzinationen und Wahnphänomene (Paraphrenien) zeigten. Beide Terminologien (insbesondere die Paranoia) ähneln gegenwärtigen Konzepten der Wahnerkrankung: abgesehen von den offensichtlichen psychotischen Symptomen zeigen die Patienten kaum psychopathologische Auffälligkeiten. Roth (1955) benutzte den Begriff "Spätparaphrenie" für Patienten, die psychotische Symptome jenseits des 65. Lebensjahres entwickelten. Der Begriff "Paraphrenie" wurde in der psychiatrischen Literatur sehr unterschiedlich definiert und findet sich weder im DSM-IV noch im ICD-10.

Obwohl es keine klare empirische Basis für die Definition einer oberen Grenze für das Ersterkrankungsalter der Schizophrenie gibt, beschränkte das DSM-III die Diagnose Schizophrenie auf alle Patienten mit einem Ersterkrankungsalter unter 45 Jahren. Diese Einschränkung wurde im DSM-III-R aufgehoben, wobei eine schizophrene Erkrankung mit einem Ersterkrankungsalter über 45 Jahren als "Schizophrenie mit spätem Erkrankungsbeginn" - late onset schizophrenia (LOS) - bezeichnet wurde. Im DSM-IV wurde eine Grenze für das Ersterkrankungsalter völlig abgeschafft und damit eine Spezifikation der Schizophrenie mit spätem Beginn nicht mehr gefordert. Ähnliches trifft für das ICD-10 zu. Die Kontroverse über die Frage, ob eine Schizophrenie mit spätem Beginn eine "richtige" Schizophrenie ist, blieb jedoch weiter bestehen (Almeida 1998, Andreasen 1999, Crespo-Facorro et al. 1999, Howard et al. 2000, Jeste et al. 1998, McClure et al. 1999). Wie zuerst von M. Bleuler (1972) gefordert, ist es vielleicht sinnvoll, zwischen einer Schizophrenie mit Beginn im mittleren Lebensalter und schizophrenieartigen Psychosen mit sehr spätem Ersterkrankungsalter zu unterscheiden (Howard et al. 2000). Andreasen (1999) fasste die wichtigsten Argumente gegen eine Subsumierung der Schizophrenie mit spätem Erkrankungsbeginn (LOS) unter die "richtigen" Schizophrenien wie folgt zusammen:

Patienten mit einer Schizophrenie mit späten Ersterkrankungsbeginn zeigen seltener formale Denkstörungen und Negativsymptome, besitzen eine geringere genetische Belastung für die Schizophrenie, jedoch ein höheres Risiko für Spätdyskinesien.

Darüber hinaus ist davon auszugehen, dass der Schizophrenie mit spätem Erkrankungsbeginn neurodegenerative Prozesse zugrundeliegen und im Gegensatz dazu der Schizophrenie mit frühem Erkrankungsbeginn Entwicklungsstörungen des Gehirns zugrundeliegen. Im weiteren bestehen Geschlechtsunterschiede in der Inzidenz von Schizophrenien mit frühem im Vergleich zu solchen mit spätem Erkrankungsbeginn.

Frauen haben im Vergleich zu Männern ein größeres Risiko eine Schizophrenie mit spätem Beginn zu erleiden, insbesondere bei sozialer Insolation und Schwerhörigkeit (Almeida et al. 1995). Die Schizophrenie mit spätem Krankheitsbeginn nimmt üblicherweise einen ähnlich chronischen Verlauf wie die Schizophrenie mit frühem Krankheitsbeginn (Tran-Johnson et al. 1992).

7.2. Wirksamkeit der Neuroleptika bei der Spätschizophrenie

7.2.1. Klassische Neuroleptika

Salzman u. Tune (2001) führen an, dass der breite Einsatz klassischer Neuroleptika im höheren Lebensalter in deutlichem Kontrast zu der relativ geringen Anzahl methodisch sauberer Studien bei schizophrenen Patienten im höheren Lebensalter steht. Wesentliche Probleme bestehen nach Meinung der Autoren in der diagnostischen Heterogenität bzw. der kleinen Fallzahl der untersuchten Patienten, in inadäquaten Dosierungen oder Behandlungsdauern der untersuchten Neuroleptika, einer insuffizienten Dokumentation der Begleitmedikationen sowie der Tatsache, dass nichtvalidierte Rating-Skalen verwendet wurden bzw. nicht einmal festgestellt werden konnte, ob die beobachtete Besserung des Befindens auf eine Besserung der Agitation oder der psychotischen Symptomatik zurückzuführen war. Die allgemeine Annahme, dass ältere schizophrene Patienten oder zumindest diejenigen mit spätem Erkrankungsbeginn besser auf eine neuroleptische Behandlung ansprechen bzw. eine niedrigere Neuroleptikadosis benötigen, ist nach Meinung mehrerer Autoren bisher nicht überzeugend nachgewiesen worden (Eastham 1998, Jeste et al. 1996, McClure u. Jeste 1999, Mulson u. Gershon 1993). Keine einzige Studie mit klassischen Neuroleptika und nur wenige Studien mit atypischen Neuroleptika differenzieren zwischen älteren schizophrenen Patienten mit frühem bzw. spätem Erkrankungsbeginn. Von Jeste et al. (1998) wird darauf hingewiesen, dass die bisher verfügbaren Therapiestudien zur Schizophrenie mit spätem Erkrankungsbeginn meist auf kleinen Fallzahlen oder Kasuistiken, jedoch nicht auf gut kontrollierten Doppelblindstudien beruhen. Basierend auf den bisher vorliegenden Studien (Jeste et al. 1988 1996, 1998b) hat es den Anschein, dass schizophrene Patienten mit spätem Erkrankungsbeginn im Vergleich zu Patienten mit frühem Erkrankungsbeginn besser auf eine neuroleptische Behandlung ansprechen. Darüber hinaus zeigt sich, dass sehr alte Patienten mit einem jahrzehntelangen, besonders schweren Krankheitsverlauf, die primär in Heimen untergebracht sind, nahezu behandlungsresistent sind. Bei diesen Patienten werden Neuroleptika eher zur Behandlung von Unruhe und Agitation als zur Besserung der produktiv-psychotischen Symptomatik verordnet (Davidson et al. 1995). Diese Unterschiede in der therapeutischen *response* zwischen zwei Gruppen älterer schizophrener Patienten - eine Gruppe mit frühem Beginn, ausgeprägter Symptomatik und chronischem Verlauf; eine andere mit spätem Krankheitsbeginn und milderer Symptomatik - sind nach Salzman und Tune (2001) ein zusätzliches methodologisches Problem, das die Interpretation von Studien mit klassischen Neuroleptika in der Behandlung älterer schizophrener Patienten problematisch macht. Die meisten Studien mit klassischen aber auch atypischen Neuroleptika umfassen ältere schizophrene Patienten sowohl mit frühem als auch spätem Krankheitsbeginn. Ein großer Anteil von Patienten mit frühem Krankheitsbeginn kann somit zu falsch negativen, ein großer Anteil von Patienten mit spätem Krankheitsbeginn zu falsch positiven Ergebnissen einer Studie führen.

Es liegen nur wenige offene und kontrollierte prospektive Studien über Wirksamkeit und Sicherheit klassischer Neuroleptika in der Behandlung der Schizophrenie mit spätem Krankheitsbeginn vor. Post (1966) behandelte 71 schizophrene Patienten mit spätem Krankheitsbeginn (über 65 Jahre) entweder mit Trifluoperazin oder Thioridazin und erzielte bei 60,5 % eine komplette und bei 31 % eine partielle Remission der Symptomatik. Diese sehr hohe Erfolgsquote wurde in anderen Untersuchungen teilweise repliziert. Rabins et al. (1984) berichten bei 85,5 %, Pearlson et al. (1989) bei 76 % der mit klassischen Neuroleptika behandelten schizophrenen Patienten mit spätem Erkrankungsbeginn über eine partielle bzw. vollständige Remission. Schizophrene Patienten mit spätem Erkrankungsbeginn zeigen häufig eine zufriedenstellende Besserung ihres Befindens mit relativ niedrigen Neuroleptikadosen (Holden 1987, Pearlson et al. 1998) und scheinen besonders gut von den Depotformulierungen der klassischen Neuroleptika zu profitieren (Howard u. Levy 1992, Raskind et al. 1979).

In einer sehr guten Studie über die Wirksamkeit klassischer Neuroleptika in der Behandlung älterer schizophrener Patienten mit frühem Krankheitsbeginn verglichen Honigfeldt et al. (1965) Acetophenazin und Trifluoperazin mit Plazebo bei 308 Patienten über einen Behandlungszeitraum von 24 Wochen. Beide Neuroleptika waren Plazebo in der Behandlung produktiv-psychotischer Symptomatik, formaler Denkstörungen und psychomotorischen Symptome deutlich überlegen. Tsuang et al. (1971) untersuchten Thioridazin (durchschnittlich 125 mg/Tag) und Haloperidol (durchschnittlich 2 mg/Tag) in einer Doppelblindstudie über 12 Wochen bei 60 produktiv-psychotischen älteren Patienten während einer längerfristigen stationären Behandlung. Beide Neuroleptika zeigten vergleichbare Wirksamkeit auf produktiv-psychotische Symptomatik, Feindseligkeit, Unruhe, Angst und Desorganisation. Branchey et al. (1978) führten eine Doppelblind-*crossover*-Studie Fluphenazin vs. Thioridazin über 20 Wochen bei 30 chronisch hospitalisierten älteren schizophrenen Patienten durch. Beide Substanzen zeigten eine vergleichbare Wirksamkeit, jedoch ein sehr unterschiedliches Nebenwirkungsprofil. Die Autoren kamen folglich zu dem Schluss, dass sich die Behandlung älterer schizophrener Patienten mit Neuroleptika primär an deren Verträglichkeitsprofil orientieren sollte.

7.2.2. Atypische Neuroleptika

Für Clozapin liegen keine Plazebo-kontrollierten randomisierten Studien mit einer größeren Anzahl älterer schizophrener Patienten vor. Howanitz et al. (1999) führten eine Doppelblindstudie Clozapin vs. Chlorpromazin über 12 Wochen bei 52 älteren schizophrenen Patienten durch und kamen zu dem Ergebnis, dass beide Neuroleptika in der Behandlung produktiv-psychotischer Symptomatik und der Verhaltensstörungen eine vergleichbare Wirksamkeit zeigen. Die Häufigkeit unerwünschter Arzneimittelwirkungen, insbesondere EPS und hämatologischer Symptome, war in beiden Gruppen vergleichbar. Der Großteil der veröffentlichten Studien über den Einsatz von Clozapin in der Behandlung älterer schizophrener Patienten umfasst im wesentlichen retrospektive Analysen und Kasuistiken (Chengappa et al. 1995, Frankenburg et al. 1994, Pittner et al. 1995, Richards et al. 1996, Sajatovic et al. 1997, Salzman et al. 1995). Die Ergebnisse zeigen größtenteils eine zufriedenstellende bis gute Wirksamkeit mit sehr geringen EPS-Raten, aber häufigen anderen unerwünschten Arzneimittelwirkungen wie deliranten Symptomen, Somnolenz, orthostatischen Dysregulationen, Agranulozytosen, Leukopenien und kardialen Nebenwirkungen. Sajatovic et al. (1998) untersuchten die Wirksamkeit einer Clozapintherapie bei 329 älteren schizophrenen Patienten über einen Behandlungszeitraum von 5 Jahren und stellten bei einer mittleren Dosierung von 275 mg/Tag insbesondere eine gute Wirksamkeit auf die Positivsymptomatik fest. Patienten im Alter von 55 bis 64 Jahren konnten insgesamt besser als die über 65jährigen von einer Clozapintherapie profitieren.

Alvir et al. (1993) berichten, dass ein höheres Lebensalter mit einem erhöhten Risiko für das Auftreten einer Agranulozytose assoziiert ist. Frauen scheinen darüber hinaus ein größeres Risiko für eine Leukopenie zu besitzen. Auf der Basis dieser Befunde empfehlen Zayas u. Grossberg (1998), dass Clozapin bei älteren Patienten nur eingesetzt werden sollte, wenn vorher zwei Behandlungsversuche mit klassischen Neuroleptika nicht zum Erfolg geführt haben. Die Wirksamkeit von Clozapin in der Behandlung von symptomatischen Psychosen im Rahmen von Parkinson-Erkrankungen ist gut dokumentiert (Burke et al. 1998, Faktor et al. 1995, Lew u. Waters 1993, Wagner et al. 1996, Wolk u. Douglas 1992).

Die Vorteile der Clozapintherapie bei älteren Patienten liegen in einem sehr geringen EPS- und Spätdyskinesie-Risiko und einer guten Wirksamkeit in Bezug auf Positiv- und Negativsymptomatik. Darüber hinaus ist die Wirksamkeit von Clozapin bei therapieresistenten Schizophrenien am besten dokumentiert (Abernathy 1992). Die empfohlene Anfangsdosierung für Clozapin bei älteren Patienten liegt zwischen 6,25 und 12,5 mg. (Oberholzer et al. 1992).

Auch für Risperidon liegen randomisierte, kontrollierte Untersuchungen mit adäquaten Stichprobengrößen bei älteren schizophrenen Patienten bisher nicht vor. Die zahlreichen vorliegenden Veröffentlichungen sind Kasuistiken (Madhusoodanan et al. 1995), retrospektive Untersuchungen (Madhusoodanan et al. 1999, Sajatovic et al. 1996, Zarate et al. 1997) und offene Studien (Davidson et al. 2000, Jeste et al. 1996, Madhusoodanan et al. 1999, Reyntjes et al. 1998). Die meisten Untersuchungen zeigen eine befriedigende bis gute Wirksamkeit von Risperidon. Die häufigsten unerwünschten Arzneimittelwirkungen in diesen Untersuchungen waren Sedation, dosisabhängige EPS, Benommenheit und orthostatische Hypotension. Bei Patienten, die gleichzeitig SSRIs oder Valproinsäure erhielten - beide Substanzen können zu einer Erhöhung des Risperidon-Plasmaspiegels durch CYP 2D6-Hemmung führen - schien ein höheres Risiko für extrapyramidalmotorische Symptome zu bestehen (Madhusoodanan et al. 1999, Zarate 1997). Madhusoodanan et al. (1999) führten eine multizentrische prospektive offene Untersuchung mit Risperidon bei 100 älteren Patienten durch, die an einer Schizophrenie oder schizoaffektiven Psychose erkrankt waren. Die Risperidon-Behandlung in einer Dosierung von maximal 3 mg/Tag führte zu einer signifikanten Besserung der Positiv- und Negativsymptomatik und zu einer Abnahme der EPS-Symptomatik, ohne dass signifikante Veränderungen im EKG und den üblichen Labor- und den Vitalparametern beobachtet wurden. Die Autoren kamen zu dem Schluss, dass Risperidon in der Behandlung älterer Patienten mit Schizophrenie oder schizoaffektiver Psychose wirksam und gut verträglich ist. Bergmann et al. (1995) berichten auch über Verbesserungen der kognitiven Fähigkeiten älterer schizophrener Patienten unter Risperidon-Behandlung. Die Vorteile von Risperidon in der Behandlung älterer Patienten beinhalten eine gute Wirksamkeit bei Positiv- und Negativsymptomatik sowie keine oder nur minimale anticholinerge Effekte. Darüber hinaus zeigt Risperidon in niedriger Dosierung eine geringe Inzidenz von EPS und Spätdyskinesien. Jeste et al. (1999) stellten fest, dass ältere psychotische Patienten unter einer neunmonatigen Behandlung mit Risperidon ein geringeres Spätdyskinesierisiko haben als unter Haloperidol-Behandlung. Die durchschnittliche Risperidondosis zur Behandlung der Schizophrenie liegt bei älteren Patienten zwischen 2 und 3 mg/Tag und ist damit deutlich höher als die durchschnittliche Dosis (1 mg/Tag) zur Behandlung von Verhaltensauffälligkeiten bei dementen Patienten (Brecher 1998). Die empfohlene Anfangsdosierung von Risperidon sollte bei älteren Patienten zwischen 0,5 mg und 1 mg/Tag liegen.

Es finden sich bisher nur wenige Veröffentlichungen zur Wirksamkeit von Olanzapin in der Behandlung älterer schizophrener Patienten. Satterlee et al. (1995) behandelten 238 ältere Patienten mit unterschiedlichen Diagnosen, meist einer Schizophrenie oder einer Demenz vom Alzheimer-Typ mit Olanzapin oder Plazebo und stellten bezüglich Wirksamkeit und Verträglichkeit keine signifikanten Unterschiede zwischen beiden Substanzen fest. Den Mangel an Wirksamkeit von Olanzapin führten die Autoren auf die inadäquate Dosis von 1-8 mg/Tag zurück. Kuntz et al. (1998) stellten in einer kürzlich durchgeführten Studie bei 59 älteren schizophrenen Patienten eine ausgezeichnete Wirksamkeit sowie eine sehr gute Verträglichkeit für Olanzapin in Dosierungen von 5-20 mg/Tag fest. Die am häufigsten berichteten unerwünschten Arzneimittelwirkungen in diesen Studien waren Schlafstörungen, Benommenheit, Kopfschmerzen, Asthenie und Verstopfung. Auch Madhusoodanan et al. (1999, 2002) und Sajatovic et al. (1998) kamen zum Ergebnis, dass Olanzapin in einer Dosierung von 8-10 mg/Tag bei älteren schizophrenen Patienten wirksam und verträglich ist. Die am häufigsten beobachteten unerwünschten Arzneimittelwirkungen in diesen drei Studien waren Sedierung, Gewichtszunahme, milde anticholinerge Effekte, Benommenheit und orthostatische Hypotension. Die Vorteile von Olanzapin in der Behandlung älterer Patienten beinhalten eine gute Wirksamkeit auf Positiv- und Negativsymptomatik und eine geringe EPS-Inzidenz. Die Inzidenz der Spätdyskinesien unter Olanzapintherapien ist bei älteren Patienten bisher nicht systematisch erforscht worden. Die empfohlene Olanzapindosierung für ältere schizophrene Patienten liegt wohl zwischen 5 und 10 mg/Tag.

Zur Wirksamkeit von Quetiapin liegen bisher mehrere Kasuistiken (Madhusoodanan et al. 2000) und zwei offene Studien (McManus et al. 1999, Tariot et al. 2000) vor. Madhusoodanan et al. (2000) berichten kasuistisch über den Einsatz von Quetiapin bei 7 älteren hospitalisierten Patienten, die an einer produktiv-psychotischen Symptomatik im Rahmen einer Schizophrenie, schizoaffektiven Psychose oder bipolaren Störung erkrankt waren. Alle Patienten waren vorher mit klassischen oder anderen atypischen Neuroleptika behandelt worden. 4 Patienten zeigten unter der Quetiapinbehandlung eine Besserung ihrer Symptomatik (sowohl Positiv- als auch Negativsymptomatik). Extrapyramidalmotorische Störungen wurden bei allen 7 Patienten nicht beobachtet. An unerwünschten Arzneimittelwirkungen wird eine minimale Sedation, orthostatische Hypotension und Benommenheit angegeben. Vor kurzem veröffentlichten McManus et al. (1999) die Ergebnisse einer 12wöchigen Interimsanalyse einer offenen Quetiapinstudie über 52 Wochen bei älteren psychotischen Patienten. Die diagnostischen Einschlusskriterien waren in dieser Untersuchung sehr weitgefasst und umfassten sowohl Verhaltensauffälligkeiten im Rahmen von Alzheimer- bzw. vaskulären Demenzen, psychotische Störungen bei einer Parkinson-Erkrankung wie auch schizophrene, schizoaffektive und affektive Erkrankungen. Unter einer durchschnittlichen täglichen Dosis von 100 mg Quetiapin besserte sich die jeweilige Symptomatik - gemessen am BPRS und CGI - und es kam zu einer signifikanten Abnahme der EPS. Die häufigsten unerwünschten Arzneimittelwirkungen waren Somnolenz (32 %), Benommenheit (14 %) und orthostatische Hypotension (13 %). Tariot et al. (2000) berichten über den Einsatz von Quetiapin in der Langzeitbehandlung älterer Patienten mit psychotischen Störungen. Auch in dieser Studie mit 184 Patienten waren die diagnostischen Einschlusskriterien ähnlich weit gefasst wie in der Studie von McManus (1999). Quetiapin führte in einer durchschnittlichen Dosierung von 137,5 mg zu einer signifikanten Besserung der Symptomatik, gemessen an BPRS- und CGI-Skalen. Sicherheit und Verträglichkeit von Quetiapin waren in dieser Untersuchung gut, die häufigsten unerwünschten Arzneimittelwirkungen waren Somnolenz (31 %), Benommenheit (17 %) und orthostatische Hypotension (15 %). Extrapyramidalmotorische Symptome zeigten 13 % der behandelten Patienten.

Vorteile einer Quetiapinbehandlung beinhalten sehr geringe EPS-Raten und minimale anticholinerge Effekte bei guter Wirksamkeit auf Positiv- und Negativsymptomatik. Obwohl die durchschnittliche Dosierung in den bisher vorliegenden Studien bei etwa 100 bzw. 131 mg/Tag lag, scheinen nach klinischen Erfahrungen auch ältere schizophrene Patienten teilweise eine höhere Dosis von bis zu 200-300 mg/Tag zu benötigen.

7.3. Verträglichkeit der Neuroleptika im höheren Lebensalter

Der Einsatz von Neuroleptika im höheren Lebensalter erfordert ebenso wie die Antidepressivabehandlung eine besondere Beachtung potenzieller Nebenwirkungen.

7.3.1. Extrapyramidalmotorische Symptome

Extrapyramidalmotorische Symptome wie z.B. eine Frühdyskinesie, ein Parkinson-Syndrom sowie eine Akathisie waren seit der Entdeckung der Neuroleptika bekannt. Zunächst nahm man an, dass diese unerwünschten Arzneimittelwirkungen mit dem antipsychotischen Effekt der Neuroleptika unabdingbar assoziiert sind. So postulierte das Konzept der "neuroleptischen Schwelle" (Haase 1961), dass die geringste Dosis eines Neuroleptikums, die extrapyramidalmotorische Symptome hervorruft, auch die erforderliche Mindestdosis für den antipsychotischen Effekt sei. Mit Entwicklung des Clozapin wurde diese These widerlegt, nachdem Clozapin als erstes Neuroleptikum ein einzigartiges Nebenwirkungsprofil mit geringer extrapyramidaler Symptomatik und äußerst geringem Risiko für Spätdyskinesien besaß (Casey 1989). Neuroleptika-induzierte extrapyramidalmotorische Symptome werden bei bis zu 75 % der mit klassischen Neuroleptika behandelten Patienten beobachtet und können bei besonders vulnerablen Populationen wie bei älteren Patienten in einem noch höheren Prozentsatz auftreten. Extrapyramidalmotorische Symptome rufen darüber hinaus motorische und kognitive Beeinträchtigungen hervor. So ist z.B. die Akathisie, die durch eine ausgeprägte Bewegungsunruhe gekennzeichnet ist, auch von einer Reihe von psychopathologischen Symptomen wie Reizbarkeit, Angst und Konzentrationsschwierigkeiten begleitet. Das Parkinson-Syndrom mit Tremor, Rigor und Akinese geht häufig auch mit einem verlangsamten Denken und kognitiven Beeinträchtigungen einher (Casey 1995b).

Da es im Rahmen des Alterungsprozesses in der Regel zu einer Erhöhung der Vulnerabilität gegenüber EPMS-Störungen kommt (Maletta et al. 1991a, b), sollte bei älteren Patienten grundsätzlich mit geringeren Dosierungen als bei jüngeren Patienten und mit Neuroleptika mit einem geringeren Potential für extrapyramidalmotorische Störungen behandelt werden. Erklärungen für die höhere Prävalenzrate von extrapyramidalmotorischen Störungen, v. a. senilen Dyskinesien, im höheren Lebensalter müssen berücksichtigen, dass ältere im Vergleich zu jüngeren Patienten auch meist längere Zeit mit Neuroleptika behandelt worden sind. Darüber hinaus gibt es allerdings auch Hinweise für eine erhöhte Vulnerabilität dopaminerger nigrostriärer Strukturen im höheren Lebensalter (Jeste et al. 1995b).

Clozapin war das erste atypische Neuroleptikum, das ein äußerst günstiges extrapyramidalmotorisches Nebenwirkungsprofil zeigte (Stille u. Hippius 1971, Klimke u. Klieser 1995, Casey 1995a, Kane 1988). Im Gegensatz zu Clozapin verursachen die neu eingeführten Substanzen Zotepin, Risperidon, Olanzapin, Quetiapin und Ziprasidon extrapyramidalmotorische Symptome, die jedoch statistisch hochsignifikant seltener auftreten als bei klassischen Vergleichssubstanzen wie z.B. Haloperidol (Fleischhacker et al. 1991, Klieser et al. 1991, Wetzel et al. 1991, Peuskens 1995, Umbricht u. Kane 1995, Tollefson u. Sanger 1997, Tran et al. 1997). Auch unter Amisulpirid sind EPMS zu beobachten. Die Häufigkeit dieser Nebenwirkungen ist bei Risperidon, Olanzapin, Zotepin und Amisulpirid wohl dosisabhängig.

An dieser Stelle erscheint es wichtig, darauf hinzuweisen, dass EPMS-Raten, die sich nicht signifikant von einer Plazebobehandlung unterscheiden, nicht notwendigerweise völlige EPMS-Freiheit bedeuten.

Bisher liegen keine direkten Vergleiche zwischen den neuen Neuroleptika vor, so dass nicht ausgesagt werden kann, ob zwischen diesen Substanzen signifikante Unterschiede bezüglich der EPMS-Häufigkeit bestehen. Meist wird in Vergleichsuntersuchungen als Referenzpräparat Haloperidol verwendet. Haloperidol besitzt zwar einerseits eine sehr gute antipsychotische Wirksamkeit, andererseits aber auch eine hohe Rate für extrapyramidalmotorische Störungen. Bandelow et al. (1997) weisen darauf hin, dass bisher noch keine Studien existieren, die die neuen Neuroleptika mit klassischen, mittelpotenten Neuroleptika wie Perazin vergleichen. So traten z. B. in der AMÜP-Studie unter Perazin nur bei 14,4 % der Patienten EPMS auf, während unter Haloperidol bei 56 % der Patienten EPMS beobachtet wurden (Grohmann u. Rüther 1994).

Zusammengefasst zeigen die neuen Neuroleptika ein günstiges EPMS-Profil und besitzen damit eindeutige Vorteile über die klassischen, insbesondere die hochpotenten Neuroleptika. Sowohl Clozapin, Zotepin, Risperidon, Olanzapin, Sertindol, Quetiapin und Ziprasidon zeigen einen 5HT2-Rezeptorantagonismus, dem eine wichtige Rolle bei der Reduktion extrapyramidalmotorischer Symptome zugesprochen wird (Meltzer et al. 1989). Lediglich Amisulpirid zeigt keinerlei Affinität zu serotonergen Rezeptoren (Chivers et al. 1988, Sokoloff et al. 1998). Amisulpirid besitzt eine dreimal höhere Affinität zu limbischen im Vergleich zu striatalen dopaminergen Rezeptoren (Shoemaker et al. 1997). Auch Clozapin, Olanzapin und Sertindol zeigen eine größere Affinität zu limbischen im Vergleich zu striatalen dopaminergen Rezeptoren (Skarsfeldt 1992, Stockton u. Rasmussen 1996).

7.3.2. Spätdyskinesien

Spätdyskinesien treten bei etwa 15 % der Patienten auf, die über einen längeren Zeitraum eine neuroleptische Behandlung erhalten, werden jedoch in einem deutlich höheren Prozentsatz bei Risikopatienten wie z.B. älteren Patienten beobachtet (Casey 1995a). Die klassischen Neuroleptika scheinen alle ein ähnliches Risiko für das Auftreten von Spätdyskinesien zu besitzen. Die Inzidenz dieser äußerst problematischen und weitgehend irreversiblen Nebenwirkung hat eine wichtige Rolle in der Erforschung neuerer Neuroleptika mit einem günstigeren Nebenwirkungsprofil gespielt. Man geht davon aus, dass Neuroleptika mit einer geringen Inzidenz von extrapyramidalmotorischen Symptomen auch ein geringes Risiko für das Auftreten von Spätdyskinesien besitzen (Casey 1996a). Diese Hypothese wird durch die langjährigen Erfahrungen in der Verordnung von Clozapin unterstützt (Schmauss et al. 1989). Die bisher vorliegenden Resultate über Zotepin, Risperidon, Olanzapin und Sertindol lassen vermuten, dass diese Substanzen auch ein geringes Risiko für Spätdyskinesien beinhalten, wenn sie in Dosierungen verabreicht werden, die keinerlei extrapyramidalmotorische Symptomatik hervorrufen. Diese Annahme ist bisher jedoch keinesfalls bewiesen.

Das Risiko für tardive Dyskinesien ist bereits oberhalb des 40. Lebensjahres 3x größer als unterhalb dieses Alters (Jeste u. Wyatt 1982). In über 2/3 der Studien über tardive Dyskinesien wurde eine statistisch signifikante Korrelation zwischen Alter und Autreten von tardiven Dyskinesien gefunden. Offenbar wird aber nicht nur die Inzidenz mit zunehmendem Alter höher, sondern auch die Schwere der Ausprägung der Bewegungsstörungen (Smith u. Baldessarini 1980).

So gibt es eine Reihe von Untersuchungen, dass ältere Patienten, die bislang keine Neuroleptika eingenommen hatten, schneller und mit geringeren Neuroleptikadosen Spätdyskinesien entwickeln als jüngere Patienten (Jeste et al. 1995, 1999, Karson et al. 1990, Saltz et al. 1989, Woerner et al. 1998, Yassa et al. 1988). Woerner et al. (1998) berichten über eine 31 % Inzidenz neu aufgetretener Spätdyskinesien bei älteren Patienten im Verlauf einer zehnmonatigen Behandlung mit klassischen Neuroleptika. Bei einer katamnestischen Nachuntersuchung nach bis zu 7 Jahren zeigten diese Patienten eine kumulative Inzidenz von über 60 %. Vor kurzem untersuchten Jeste et al. (1999) die Zeit bis zum Auftreten von Spätdyskinesien bei mit klassischen Neuroleptika behandelten älteren Patienten. In einer Subgruppe von Patienten, die vorher niemals Neuroleptika erhalten hatte, betrug die kumulative Inzidenz für Spätdyskinesien nach einmonatiger Behandlung 3,4 % und nach dreimonatiger Behandlung bereits 5,9 %. Die Gesamtinzidenz nach zwölfmonatiger Behandlung lag bei diesen Patienten zwischen 22,3 % und 36,9 %, abhängig vom Ausmaß der früheren Neuroleptikabehandlung. Nach Jeste et al. (1993) liegt ein erhöhtes Spätdyskinesierisiko bei älteren Patienten unter folgenden Bedingungen vor:

- vorhergehende Behandlung mit klassischen Neuroleptika
- vorhergehender Alkoholmissbrauch bzw. Alkoholabhängigkeit

- vorher bestehende Bewegungsstörungen
- Behandlung mit klassischen Neuroleptika mit einer Tagesdosis von mehr als 3 mg Haloperidol bzw. 150 mg Chlorpromazin.

Die Unterscheidung zwischen Spätdyskinesien und "idiopathischen" oder "senilen" unwillkürlicher Bewegungen ist nicht immer einfach (Kane 1995). So geben Owens et al. (1982) an, dass minimale unwillkürliche Bewegungen bei sorgfältiger Untersuchung bei etwa 50 % aller älteren Patienten, die überhaupt jemals mit einem klassischen Neuroleptikum behandelt worden waren, zu beobachten sind. Die bisher verfügbaren Daten zeigen bei älteren Patienten für atypische Neuroleptika deutlich geringere EPS- und Spätdyskinesieraten als für klassische Neuroleptika (Brecher 1998, Kuntz 1998). Darüber hinaus gibt es sogar Hinweise, dass Clozapin bei älteren schizophrenen Patienten zu einer Besserung schwerer Spätdyskinesien führt (Lieberman et al. 1991). Mit dem Absetzen der Neuroleptika bilden sich darüber hinaus Spätdyskinesien bei älteren Patienten seltener als bei jüngeren Patienten zurück (De Veaugh-Geiss 1988, Yassa et al. 1984). Insbesondere Patienten mit kortikaler Atrophie scheinen besonders häufig Spätdyskinesien zu entwickeln (Sweet et al. 1992). Das maligne neuroleptische Syndrom wird auch bei älteren Patienten, die Neuroleptika einnehmen, beobachtet. Es scheint gehäuft bei denjenigen Patienten aufzutreten, die entweder unter einer Demenz oder einer Parkinsonschen Erkrankung leiden (Addonizio 1992).

7.3.3. Sedierung

Bei den klassischen Neuroleptika - insbesondere den Phenothiazinen Laevomepromazin, Perazin, Chlorpromazin oder Chlorprothixen - ist - häufig therapeutisch auch erwünscht - eine Sedation festzustellen.

Unter den atypischen Neuroleptika zeigt Clozapin ebenfalls eine ausgeprägte Sedierung, die insbesondere zu Beginn der Behandlung auftreten und im weiteren Verlauf der Behandlung Dosiserhöhungen nahezu unmöglich machen kann (Kane et al. 1988). Auch Zotepin und Quetiapin zeigen einen ausgeprägt sedierenden Effekt. Eine deutlich geringere Sedation wird unter Olanzapin, Risperidon, Sertindol, Amisulpirid und Ziprasidon beobachtet. Die Häufigkeit der Sedation ist in den Vergleichsstudien mit klassischen Neuroleptika wie Haloperidol oder Fluphenazin ähnlich oder häufig sogar geringer als unter den klassischen Substanzen.

7.3.4. Kardiovaskuläre Nebenwirkungen

Seit Einführung der Neuroleptika sind kardiovaskuläre Nebenwirkungen - und hier insbesondere die orthostatische Hypotension und Veränderungen des EKG - bekannt. Die häufigste kardiovaskuläre Nebenwirkung der Neuroleptika ist die orthostatische Dysregulation (Grohmann u. Rüther 1994). Mehr als die Hälfte der Neuroleptika-induzierten orthostatischen Dysregulationen führen zu therapeutischen Konsequenzen, in 7 % der Fälle ist ein Absetzen des Neuroleptikums notwendig (Grohmann u. Rüther 1994). Da der periphere Gefäßwiderstand vor allem auch über α-adrenerge Rezeptoren geregelt wird, sind orthostatische Dysregulationen häufiger bei Neuroleptika mit starker α-adrenerg blockierender Wirkung wie Chlorpromazin, Clozapin, Risperidon, Zotepin, Quetiapin, Sertindol zu beobachten, in geringerem Maße bei Olanzapin und Ziprasidon. Lediglich Amisulpirid zeigt unter den neuen Neuroleptika keinerlei Beeinflussung der α1- und α2-Rezeptoren. Hochpotente klassische Neuroleptika besitzen eine eher geringe α-blockierende Wirkung, so dass bei der Verordnung dieser Substanzen orthostatische Dysregulationen seltener auftreten. Neben dieser peripheren Wirkung dürfte auch eine zentralnervöse Komponente der Neuroleptika am Entstehen der Hypotonie beteiligt sein. Das Risiko einer orthostatischen Dysregulation ist bei älteren Patienten, insbesondere bei jenen mit kardiovaskulären Vorerkrankungen, zu beachten, da diese Patienten in besonderem Maße gefährdet sind, zu stürzen und sich dadurch zu verletzen (Barnes u. McPhillips 1999). Beim Auftreten von orthostatischen Dysregulationen muss auf Medikamenteninteraktionen geachtet und, falls erforderlich, die Begleitmedikation geändert werden.

Neuroleptika können unterschiedliche EKG-Veränderungen (Warner et al. 1996) hervorrufen, die nicht unbedingt als Hinweis auf schwere kardiale Nebenwirkungen oder Risiken zu werten sind. Das Erkennen der Gefahr einer potenziell lebensgefährlichen Neuroleptika-induzierten Rhythmusstörung ist allerdings wichtig. Unter einer medikamentösen Therapie mit Neuroleptika kann es u. a. zum Auftreten folgender EKG-Veränderungen kommen (Moertl et al. 1998):

- Sinustachykardie (Sinusrhythmus mit Herzfrequenz > 100)
- AV-Blockierungen (Verzögerung der Erregungsüberleitung vom Vorhof auf die Kammer)
- Verbreiterung des QRS-Komplexes (Störung der Erregungsausbreitung in den Kammern)
- Verlängerung der QT-Zeit (Verlängerung der Repolarisation)
- T-Wellen-Veränderungen, Auftreten von U-Wellen (Veränderung des Ablaufs der Repolarisation).

Eine der häufigsten Neuroleptika-induzierten EKG-Veränderung ist die Verlängerung der QT-Zeit, auf die wegen ihrer möglichen Assoziation mit lebensbedrohlichen Rhythmusstörungen genau geachtet werden soll (Garson 1993, Tan 1995).

Die wesentlichen Ursachen einer Verlängerung der QT-Zeit bestehen aus angeborenen und erworbenen Herzerkrankungen sowie pharmakologisch induzierten Verlängerungen der QT-Zeit (Haverkamp et al. 2000, Moertl et al. 1998). Unter den erworbenen Ursachen der Verlängerung der QT-Zeit ist die pharmakologisch induzierte Verlängerung für den klinischen Alltag am wichtigsten.

Verlängerungen der QT-Zeit werden sowohl bei trizyklischen Antidepressiva (Baker et al. 1997, Guy u. Silke 1990, Hewer et al. 1995, Kress-Hermsdorf u. Müller-Oerlinghausen 1990, Van der Merwe et al. 1984) als auch für Neuroleptika aus der Gruppe der Phenothiazine (Flugelmann et al. 1985, Parsons u. Buckley 1997), speziell Thioridazin (Buckley et al. 1995, Kiriike et al. 1987), aber auch für Butyrophenone wie Haloperidol (DiSalvo u. Ogara 1995, Jackson et al. 1997, Kriwisky et al. 1990, Lawrence u. Nasraway 1997) und Pimozid (Fulop et al. 1987) beobachtet. Aufgrund der bisher vorliegenden Befunde ist davon auszugehen, dass die Gruppe der trizyklischen Neuroleptika (Phenothiazine und Thioxantine) eine höhere Rate an kardialen Nebenwirkungen als andere Substanzgruppen besitzt (Kresse-Hermsdorf u. Müller-Oerlinghausen 1990, Mehtonen et al. 1991). Weiterhin scheint das Auftreten von Veränderungen der QT-Zeit, sowie auch die meisten anderen Nebenwirkungen der Neuroleptika, dosisabhängig zu sein (Warner et al. 1996). Auch unter den atypischen Neuroleptika Risperidon (Ravin u. Levenson 1997), Olanzapin (Weaver 1997), Zotepin (Hinterhuber u. Honing 1992), Sertindol (Skarsfeldt 1992) und insbesondere Ziprasidon (Riedel et al. 2002) wurden Verlängerungen der QT-Zeit bekannt. Die pharmakodynamischen Mechanismen der QT-Verlängerungen scheinen heterogen zu sein, so scheinen unterschiedliche Kaliumkanäle betroffen zu sein. Das Risiko einer QT-Verlängerung steigt bei Patienten, die eine begleitende Behandlung mit Medikamenten erfahren, die ebenfalls die QT-Zeit verlängern (z.B. Astimazol, Antiarrhythmika, einige Antidepressiva, Chinidin, Pimozid, Terfenadin und Thioridazin). Patienten, bei denen ein verlängertes QT-Intervall besteht, sind z.B. von der Behandlung mit Ziprasidon auszuschließen. Andere Risikofaktoren sind kardiovaskuläre Störungen wie Hypokaliämie, Hypomagnesiämie und Bradykardie.

7.3.5. Leberwerterhöhung und Cholestase

Seit der Einführung der Neuroleptika sind (meist) passagere Störungen der Leberfunktion (zelltoxisch mit Anstieg von GOT, GPT und γ-GT) und eine Stauungssymptomatik - mit Anstieg der alkalischen Phosphatase sehr selten auch des Bilirubin - bekannt. Sowohl unter den klassischen Neuroleptika - hier häufiger unter den Phenothiazinen und Thioxantenen als unter den Butyrophenonen - und auch unter den neueren Neuroleptika wie Clozapin (Klimke u. Klieser 1995) und Risperidon werden transiente Transaminasen- und γ-GT-Anstiege meist nach etwa zweiwöchiger Therapie beobachtet. Neuere Untersuchungen mit Olanzapin, Sertindol, Quetiapin und Ziprasidon zeigen, dass Transaminasenanstiege sich hier üblicherweise innerhalb eines Bereichs bewegen, der auch unter Haloperidol und anderen konventionellen Neuroleptika gesehen wird. Darüber hinaus kehren die Werte für die Transaminasen und die γ-GT gewöhnlicherweise auf ihren Normbereich zurück (Beasley et al. 1996, Borison et al. 1996, Beasley 1997, van Kammen et al. 1996).

7.3.6. Anticholinerge Nebenwirkungen

Anticholinerge Nebenwirkungen kommen unter den Neuroleptika bei Phenothiazinen am häufigsten vor (bis zu 10 %), treten bevorzugt zu Beginn der Therapie auf und zeigen dann im allgemeinen eine gewisse Adaptation. Diese Nebenwirkungen sind bei älteren Patienten problematischer als bei jüngeren. Stark ausgeprägte anticholinerge Effekte wie trockener Mund, Sehstörungen, Miktionsstörungen, Obstipation und gelegentlich Verwirrtheit können in Einzelfällen zum Absetzen der Medikation zwingen (Goff u. Baldessarini 1993, Taylor u. Lader 1996).

Die neuen Neuroleptika besitzen teilweise eine Reihe von anticholinergen Effekten, in einigen Fällen sind diese spezifischen Nebenwirkungen jedoch schwer mit dem Rezeptorbindungsprofil der jeweiligen Substanz zu erklären. So zeigt das Rezeptorbindungsprofil von Clozapin u.a. eine hohe Affinität zu muskarinergen Rezeptoren und unter Therapie mit Clozapin sind auch bei einer Reihe von Patienten anticholinerge Nebenwirkungen wie z.B. eine Obstipation zu beobachten. Auf der anderen Seite wird unter Clozapintherapie aber auch häufig ein ausgeprägter Speichelfluss beobachtet, der wohl eher einer cholinergen Stimulation denn einer cholinergen Blockade zu attribuieren ist. Aufgrund des Rezeptorbindungsprofils von Olanzapin ist es überraschend, dass unter Therapie mit dieser Substanz so wenige anticholinerge Effekte berichtet werden. Zotepin und Sertindol besitzen geringe anticholinerge Effekte, Risperidon, Amisulpirid, Quetiapin und Ziprasidon führen zu keiner Blockade muskarinerger Rezeptoren. Es ist noch offen, ob sich die neuen atypischen Neuroleptika ohne anticholinerge Eigenschaften durch eine besonders gute Wirkung auf kognitive Defizite bei der Langzeitbehandlung und Rezidivprophylaxe auszeichnen; erste Hinweise dafür lassen sich in eine Untersuchung zugunsten des Quetiapin feststellen (Stip et al. 1996).

7.3.7. Wirkungen auf das hämatopoetische System

Bei Nebenwirkungen auf das hämatopoetische System handelt es sich primär um Leukozytosen oder Leukopenien, die vor allem zu Behandlungsbeginn einer Neuroleptikatherapie und meist unter den klassischen trizyklischen Substanzen auftreten. Eosinophilien mit konsekutiver Monozytose werden gelegentlich ebenfalls in der 2. bis 4. Behandlungswoche bei Therapie mit klassischen trizyklischen Neuroleptika beobachtet.

Die Agranulozytose tritt unter Clozapin in 0,6-2 % der Behandlungsfälle (Liebermann u. Alviv 1992, Klimke u. Klieser 1995), sonst sehr viel seltener auf. Alvir et al. (1993) berichten über eine Zunahme des Agranulozytoserisikos während einer Clozapintherapie im höheren Lebensalter.

Der pathophysiologische Mechanismus, der unter der Therapie mit Clozapin zur Agranulozytose führt, ist bisher noch nicht eindeutig geklärt. Vermutet wurde sowohl ein immunologischer Mechanismus (Pisciotta et al. 1992) als auch eine toxische Wirkung von Clozapinmetaboliten (Gerson u. Meltzer 1992, Uetrecht 1992). Diskutiert wurde auch eine Bildung von zytotoxischen freien Radikalen als Folge einer Oxidation von Clozapin durch die Granulozytenmyeloperoxidase, die möglicherweise in Anwesenheit von Ascorbat (Vitamin C) verhindert werden könnte (Mason u. Fischer 1992). Voraussetzungen für eine Behandlung mit Clozapin ist aufgrund dieses Risikos eine Aufklärung über die Gefahr der Agranulozytose, die dafür typischen Symptome und die notwendigen Untersuchungen sowie die Gewährleistung von wöchentlichen Kontrollen der Leukozytenzahl in den ersten 18 Wochen der Behandlung, danach mindestens einmal im Monat, nach Absetzen über weitere vier Wochen Kontrollen. Soweit bisher bekannt, beinhalten die anderen neuen Neuroleptika dieses Agranulozytoserisiko nicht (Marder u. Maybach 1994, Beasley 1996, van Kammen 1996, Roszinsky-Köcher u. Dulz 1996, Ebert 1997, Möller et al. 1997).

7.3.8. Gewichtszunahme

Ähnlich wie bei den trizyklischen Antidepressiva so stellt auch bei den klassischen Neuroleptika - insbesondere vom Phenothiazintyp - die Gewichtszunahme seit Beginn der neuroleptischen Therapie ein wesentliches Problem dar. Ein Großteil der Patienten, die in den 50er und 60er Jahren mit Chlorpromazin behandelt worden sind, berichteten über eine beträchtliche Gewichtszunahme. Gerade die Gewichtszunahme führt häufig zu *non-compliance* und hat somit beträchtliche Konsequenzen für die adäquate Behandlung der schizophren Erkrankten. Auch die neuen Neuroleptika führen zu teilweise beträchtlichen Gewichtszunahmen. Ein besonderes Problem scheint dies für die Behandlung mit Clozapin und Olanzapin zu sein. Leadbetter et al. (1992) fanden bei 38 % der über 16 Wochen mit Clozapin behandelten 21 Patienten eine deutliche und bei 29 % eine mäßige Gewichtszunahme. Auch Lamberti et al. (1992) fanden bei 36 chronisch schizophrenen Patienten unter Clozapin eine gegenüber der Vorbehandlung mit klassischen Neuroleptika signifikante Gewichtszunahme von im Mittel 7,7 kg, wobei 27 Patienten (75 %) mehr als 4,5 kg und 15 (41,7 %) mehr als 9 kg zunahmen. Die unterschiedlichen Zahlenangaben lassen sich z. T. mit den unterschiedlichen Beobachtungsintervallen (bei den Studien an stationären Akutpatienten wenige Tage bis einige Wochen, bei den Langzeitpatienten Monate bis Jahre) erklären. Das Problem der Appetitsteigerung einschließlich Heißhunger auf Süßigkeiten mit der Folge einer exzessiven Gewichtszunahme bei einem kleineren Teil der Patienten unter Clozapin ist aber in der Vergangenheit sicherlich unterschätzt worden (Klimke u. Klieser 1995). Der Mechanismus der Appetitsteigerung ist nicht geklärt. Diskutiert werden u. a. serotonerge, cholinerge bzw. histaminerge Mechanismen. Gewichtszunahmen werden aber auch unter Risperidon, Sertindol und Zotepin berichtet. Kontrollierte Studien (z.B. Tollefson et al. 1997) mit den neueren Substanzen zeigen, dass es unter der Behandlung während der ersten 6-8 Behandlungswochen zu Gewichtszunahmen von 1 bis 4 kg kommt, im weiteren sind aber, insbesondere im Rahmen symptomsuppressiver oder rezidivprophylaktischer Langzeittherapien, in Einzelfällen deutliche Gewichtszunahmen zu beobachten (Dulz u. Schneider 1995).

Obwohl bisher die Datenlage bezüglich der Gewichtszunahme während einer Erhaltungstherapie mit atypischen Neuroleptika bei älteren Patienten insuffizient ist, wurde der Effekt bei jüngeren Patienten in den letzten Jahren relativ gut untersucht (Allison et al. 1999, Wirshing et al. 1999). Die bereits hohe somatische Komorbidität bei älteren Patienten lässt vermuten, dass die Komplikationen einer Gewichtszunahme und einer sich eventuell anschließenden Manifestation eines Typ 2-Diabetes mellitus noch stärker beachtet werden sollten als bei jüngeren Patienten.

7.4. Somatische Komorbidität

Wie bereits im Kap. 1. dargestellt, sind somatische Erkrankungen bei älteren Patienten ausgesprochen häufig. Gierz u. Jeste (1993) führen an, dass mindestens 80 % aller älteren Menschen unter mindestens einer chronischen somatischen Erkrankung leiden. Nach heutigen Erkenntnissen sind somatische Morbiditäts- bzw. Mortalitätsraten bei psychiatrischen Patienten noch deutlich höher als in der Allgemeinbevölkerung (Gierz u. Jeste 1993, Lazare 1989). Die somatische Komorbidität bei schizophrenen Patienten wird zunehmend beachtet und auch untersucht (Harris u. Barraclough 1998, Jeste et al. 1996, Simpson u. Tsuang 1996). Besonders häufig werden bei schizophrenen Patienten Erkrankungen der Atemwege, Neoplasien sowie kardiovaskuläre und gastrointestinale Erkrankungen festgestellt. Die hohe Rate an Atemwegserkrankungen ist teilweise wohl auf die Tatsache zurückzuführen, dass schizophrene Patienten extrem häufig rauchen. Die hohe Prävalenz somatischer Komorbidität bei älteren schizophrenen Patienten wird auch durch *post mortem*-Studien (Weickert-Shannon u. Kleinman 1998) belegt. Waddington et al. (1998) berichteten, dass ältere schizophrene Patienten im 10 Jahresverlauf im Vergleich zu gleichaltrigen nicht psychisch Kranken ein um 33 % erhöhtes Risiko haben, eines natürlichen Todes - und zwar primär an kardiovaskulären oder respiratorischen Erkrankungen - zu sterben.

7.5. Neuroleptika und Arzneimittelinteraktionen

Arzneimittelinteraktionen sind bei älteren schizophrenen Patienten - auch aufgrund ihrer ausgeprägten somatischen Komorbidität - auf jeden Fall in Betracht zu ziehen (De Vane 1998, Goff u. Baldessarini 1993, Taylor u. Lader 1996). In allen zur Zeit zur Verfügung stehenden Therapieschemata werden in der Behandlung schizophrener Erkrankungen zunächst Therapieversuche mit Neuroleptika empfohlen, jeweils in Monotherapie, ausreichender Dosierung und über einen genügend langen Zeitraum (Benkert u. Hippius 2000, Laux et al. 1997, Möller 1996). Gerade bei älteren Patienten zeigen sich in der klinischen Praxis jedoch Probleme mit dieser Empfehlung, da in der Behandlung der Spätschizophrenie häufig eine Kombination mit anderen Psychopharmaka wie Hypnotika oder Antidepressiva sinnvoll oder notwendig ist. Darüber hinaus sind gerade bei diesen Patienten auch internistische Erkrankungen mit dem einen oder anderen Arzneimittel zu behandeln. Sowohl bei den klassischen als auch den atypischen Neuroleptika sind pharmakodynamische und pharmakokinetische Interaktionen möglich. Ein typisches Beispiel für pharmakodynamische Interaktionen wäre die Kombination von anticholinerg wirkenden Neuroleptika mit Anticholinergika bzw. anticholinerg wirkenden Antidepressiva mit der Gefahr eines anticholinergen Delirs. Ein typisches Beispiel für eine pharmakokinetische Interaktion wären Kombinationstherapien von Neuroleptika und SSRIs wie Fluoxetin oder Fluvoxamin mit dem Risiko höherer Neuroleptikaplasmaspiegel und damit eventuell vermehrt auftretender Nebenwirkungen.

Die Kombination von Barbituraten, Benzodiazepinen und Diphenhydramin mit Neuroleptika kann zu verstärkter Sedierung bis hin zur Neurotoxizität führen. Antihistaminika wie Terfenadin und Astimazol in Kombination mit Neuroleptika beinhalten die Gefahr einer QT-Verlängerung im EKG, in Einzelfällen sogar die Gefahr von Rhythmusstörungen (*Torsades de pointe*) (Fritze u. Bandelow 1998, Haverkamp et al. 2002). Hier ist vor allem bei trizyklischen Neuroleptika (insbesondere Thioridazin) aber auch bei Fluspirilen, Haloperidol, Pimozid, Sertindol und Ziprasidon Vorsicht geboten. Die Kombination von Carbamazepin mit Neuroleptika führt zu einer verstärkten Metabolisierung der Neuroleptika durch Enzyminduktion mit der Konsequenz niedrigerer Neuroleptikaplasmaspiegel und eines fraglich geringeren antipsychotischen Effekts. Die Kombination von Lithium und Neuroleptika führt zu vermehrten Neuroleptika- und/oder Lithiumnebenwirkungen, auch EPS, in Einzelfällen bis zur Neurotoxizität. Bei Kombination von Phenotiazinneuroleptika mit Valproinsäure sind höhere Valproinsäureplasmaspiegel möglich, dadurch eventuell vermehrt Nebenwirkungen, auch EPS. Die Kombination von Phenytoin mit Neuroleptika führt zu einer verstärkten Metabolisierung der Neuroleptika durch Enzyminduktion mit der Konsequenz niedrigerer Neuroleptikaplasmaspiegel und eines eventuell geringeren antipsychotischen Effekts. Die Kombination von trizyklischen Antidepressiva mit Neuroleptika kann zu erhöhten Antidepressiva- und/oder Neuroleptikaplasmaspiegeln führen, damit verbunden sind vermehrte Nebenwirkungen wie Sedierung, orthostatische Hypotonie und anticholinerge Nebenwirkungen bis hin zum Harnverhalt, Ileus oder Delir. Darüber hinaus ist eine mögliche QT-Verlängerung bis hin zu malignen Arrhythmien möglich (Haverkamp 2002). Die Kombination der SSRIs Fluoxetin und Fluvoxamin mit Neuroleptika, insbesondere Clozapin, kann zu deutlich höheren Neuroleptikaplasmaspiegeln führen (☞ Kap. 2.4.). Für die Kombination von Neuroleptika mit ACE-Hemmern sind verstärkte blutdrucksenkende Effekte und mit einer Reihe von Antibiotika eine Beschleunigung aber auch eine Hemmung der Neuroleptikametabolisierung beschrieben. Neuroleptika in Kombination mit Antikoagulanzien wie Warfarin, eventuell auch Phenprocoumon, führen zu einem verstärkten Antikoagulanzieneffekt mit verlängerter Blutungszeit. Cimetidin führt zu einer verminderten oralen Absorption von Neuroleptika, insbesondere von Chlorpromazin und teilweise auch zu einer Hemmung der Metabolisierung von Clozapin. Die Kombination von Neuroleptika mit Clonidin und Diuretika führt zu einer Verstärkung des blutdrucksenkenden Effekts, die Kombination von Neuroleptika mit Guanethidin eventuell zu einer Abschwächung der antihypertensiven Wirkung. Die gleichzeitige Gabe von Neuroleptika und Ovulationshemmern kann über eine Enzymhemmung zur Abnahme des hepatischen Metabolismus der Neuroleptika mit möglicher Zunahme der Neuroleptikanebenwirkungen führen. Nikotin führt zu einer verstärkten Metabolisierung fast aller Neuroleptika und damit zu niedrigeren Neuroleptikaplasmaspiegeln. Die Einnahme von Neuroleptika mit Grapefruitsaft kann zu einer Hemmung des hepatischen Metabolismus mit einem möglichen Anstieg der Neuroleptikaplasmaspiegel führen. Die wichtigsten Interaktionsmöglichkeiten der Neuroleptika bei älteren Patienten sind in Tab. 7.1 dargestellt.

Kombination	Wirkung
TCAs und klassische Neuroleptika	TCA-Plasmaspiegel erhöht
SSRIs und Clozapin	Clozapinplasmaspiegel erhöht
Risperidon und Clozapin	Clozapinplasmaspiegel erhöht
Antikonvulsiva, Sedativa und Neuroleptika	Verstärkung der Sedation, Verwirrtheitszustände
Anticholinergika und Neuroleptika	Verschlechterung kognitiver Fähigkeiten, Verwirrtheitszustände
Antikoagulanzien und Neuroleptika	Verstärkter Antikoagulanzieneffekt
Cimetidin und Neuroleptika	Neuroleptikaplasmaspiegel erniedrigt
Rauchen und Neuroleptika	Neuroleptikaplasmaspiegel erniedrigt

Tab. 7.1: Wichtige Arzneimittelinteraktionen von Neuroleptika bei älteren Patienten.

Literatur

8. Literatur

1. Abernathy DR (1992) Psychotropic drugs and the aging process: pharmacokinetics and pharmacodynamics. In: Salzman C (ed) Clinical Geriatric Psychopharmacology, 2nd ed. Williams and Wilkins, Baltimore, MD
2. Adam K, Oswald I (1989) Can a rapidly-eliminated hypnotic cause daytime anxiety? Pharmacopsychiatry 22: 115-119
3. Addington J, Addington D (1991) Positive and negative symptoms of schizophrenia: their course and relationship over time. Schizophr Res 5: 51-59
4. Addonizio G (1992) Neuroleptic malignant syndrome in the elderly, in: Shamoian CA (ed) Psychopharmacological Treatment Complications in the Elderly. Am Psychiatr Press, Washington DC, pp 63-70
5. Adler G (1999) Psychopharmakotherapie bei älteren Patienten: Risiken und Chancen. Psycho 25 (Sonderausgabe I): 24-30
6. Alexopoulos GS (1990) Clinical and biological findings in late-onset-depression. In: Tasman A, Goldinger SM, Kaufmann CA (eds) Review of Psychiatry Vol 9, Am Psychiatr Press, Washington, DC, pp 249-262
7. Alexopoulos GS (1992) Treatment of depression. In: Salzman C (ed) Clinical Geriatric Psychopharmacology, 2nd ed. Williams & Wilkins, Baltimore, MD, pp 137-174
8. Alexopoulos GS, Young RC, Meyers BS, et al (1988) Late-onset-depression. Psychiatr Clin North Am 11: 101-115
9. Alexopoulos GS, Meyers BS, Young RC, et al (1996) Recovery in geriatric depression. Arch Gen Psychiatry 53: 305-312
10. Allen NHP, Gordon SK, Hope T, et al (1996) Manchester and Oxford Universities Scale for the Psychopathologic Assessment of Dementia (MOUSEPAD). Br J Psychiatry 169: 293-307
11. Allen RM (1986) Tranquilizers and sedative/hypnotics: appropriate use in the elderly. Geriatrics 41: 75-88
12. Allison DB, Mentose JL, Heo M, et al (1999) Antipsychotic induced weight gain: a comprehensive research synthesis. Am J Psychiatry 156: 1688-1696
13. Almeida OP (1998) Early- vs. late-onset schizophrenia: is it time to define the difference? Am J Geriatr Psychiatry 6: 345-347
14. Almeida OP, Howard RJ, Levy R, et al (1995) Psychotic states arising in late life (late paraphrenia). The role of risk factors. Br J Psychiatry 166: 215-228
15. Altamura AC, Mauri MC, Colacurio F, et al (1988) Trazodone in late life depressive states: a double-blind multicenter study versus amitriptyline and mianserin. Psychopharmacology Berl 95: (Suppl) 34-36
16. Alvir JMJ, Lieberman JA, Safferman AZ, et al (1993) Clozapine-induced agranulocytosis: incidence and risk factors in the United States. N Engl J Med 329 (3): 162-167
17. Amann B, Erfurth A, Back T, et al (1999) Severe therapy refractory depression as initial manifestation of Parkinson disease. Psychiatr Prax 26: 45-47
18. American Psychiatric Association (1980) Diagnostic and statistical manual of mental disorders: ed -III (DSM-III). American Psychiatric Association, Washington DC
19. American Psychiatric Association (1987) Diagnostic and statistical manual of mental disorders: ed -III revised version (DSM-III-R). American Psychiatric Association, Washington DC
20. American Psychiatric Association (1989) Treatments of Psychiatric Disorders. A Task Force Report. Vol 3 Treatments with Antianxiety Agents C. Salzman (ed) American Psychiatric Association, Washington, pp 2036-2052
21. American Psychiatric Association (1994) Diagnostic and statistical manual of mental disorders ed-IV (DSM-IV). American Psychiatric Association, Washington, DC
22. American Psychiatric Association (1997) Practice guideline for the treatment of patients with Alzheimer's disease and other dementias of late life. Am J Psychiatry 154: 1-32
23. Anand R, Gharabawi G (1996) Clinical development of Exelon (ENA-713) : The ADENA programme. J Drug Dev Clin Pract 6: 9-14
24. Ancill RJ, Embury GD, MacEwan GW, et al (1988) The use and misuse of psychotropic prescribing for elderly psychiatric patients. Can J Psychiatry 33: 585-589
25. Ancoli-Israel S (1989) Epidemiology of sleep disorders. Clin Geriatr Med 5: 347-362
26. Andersen G (1995) Treatment of uncontrolled crying after stroke. Drugs Aging 6: 105-111
27. Andersen G, Vestergaard K, Riis JO (1993) Citalopram for post-stroke pathological crying. Lancet 342 (8875): 837-839
28. Anderson IM, Tomenson BM (1994) The efficacy of selective serotonin re-uptake inhibitors in depression: a meta-analysis of studies against tricyclic antidepressants. J Psychopharmacology 8: 238-249
29. Andreasen NC (1999) I don't believe in late onset schizophrenia. In: Howard R, Rabins PV, Castle DJ (eds) Late-onset schizophrenia. Wrightson Biomedical Publishing, Philadelphia, pp 111-123
30. Angst J, Stabl M (1992) Efficacy of moclobemide in different patient groups: a meta-analysis of studies. Psychopharmacology Berl 106 (Suppl): 109-113
31. Antonijoan RM, Barbanoj MJ, Torrent J, et al (1990) Evaluation of psychotropic drug consumption related to psychological distress in the elderly: hospitalized vs. nonhospitalized. Neuropsychobiology 23: 25-30
32. Aoba A, Kakita Y, Yamaguchi N, et al (1985) Absence of age effect on plasma haloperidol neuroleptic levels in psychiatric patients. J Gerontol 40: 303-308
33. Applegate WB, Curb JD (1990) Designing and executing randomized clinical trials involving elderly persons. J Amer Geriat Soc 38: 943-950
34. Arnt J (1998) Pharmacological differentiation of classical and novel antipsychotics. Int Clin Psychopharmacol 13 (suppl 3): 7-14
35. Aronson MK, Ooi WL, Geva DL, et al (1991) Dementia: age-dependent incidence, prevalence, and mortality in the old-old. Arch Intern Med 151: 989-992
36. Arya DK (1996) Lithium-induced neurotoxicity at serum lithium levels within the therapeutic range. Aust NZ J Psychiatry 30: 871-873
37. Ashton AK, ‚Wolin RE (1996) Nefazodone-induced carbamazepine toxicity. Am J Psychiatry 153: 733
38. Avorn J, Soumerai SB, Everett DE, et al (1992) A randomized controlled trial of a program to reduce the use of psychoactive drugs in nursing homes. N Engl J Med 327: 168-173
39. Bader JP, Hell D (1998) Parkinson-Syndrom und Depression. Fortschr Neurol Psychiatr 66: 303-312
40. Baker B, Dorian P, Sandor P, Shapiro C, et al (1997) Electrocardiographic effects of fluoxetine and doxepin in patients with major depressive disorder. J Clin Psychopharmacol 17: 15-21
41. Balestreri L, Grossberg A, Grossberg GT (2000) Behavioral and psychological symptoms of dementia as a risk factor for nursing home placement. J Internat Pychogeriatrics 12 (Suppl 1): 59-62
42. Ball MJ, Fisman M, Hachinski V, et al (1985) A new definition of Alzheimer's disease: a hippocampal dementia. Lancet 1: 14-16
43. Balogh S, Fitzpatrick DF, Hendricks SE, et al (1993) Increases in heart rate variability with successful treatment in patients with major depression disorder. Psychopharmacol Bull 29: 201-206
44. Bandelow B (2001) Panik und Agoraphobie. Springer, Wien New York
45. Bandelow B, Rüther E (1992) Die medikamentöse Therapie von Angstsyndromen. Dtsch Apotheker Z 132: 501-507
46. Bandelow B, Grohmann R, Rüther E (1997) Unerwünschte Arzneimittelwirkungen bei Neuroleptika: Extrapyramidalmotorische Wirkungen bei klassischen und neuen Neuroleptika. In: Bandelow B, Rüther E (Hrsg) Therapie mit klassischen und neuen Neuroleptika. Springer, Berlin Heidelberg New York, S 173-184
47. Bandelow B, FritzeJ, Rüther E (1998) Increased mortality in schizophrenia and the possible influence of antipsychotic treatment. Int J Psych Clin Pract 2: 49-57
48. Bandelow B, Rüther E (2000) Besonderheiten der Psychopharmakotherapie bei psychisch Kranken mit körperlichen Erkrankungen. In: Möller HJ (Hrsg) Therapie psychiatrischer Erkrankungen. Thieme, Stuttgart New York, S 1176-1184
49. Barak Y, Wittenberg N, Naor S, et al (1999) Clozapine in elderly patients: tolerability, safety and efficacy. Compr Psychiatry 40: 320-325
50. Barber R, Scheltens P, Gholkar A, et al (1999) White matter lesions on magnetic resonance imaging in dementia with Lewy bodies, Alzheimer's disease, vascular dementia, and normal aging. J Neurol Neurosurg Psychiatry 67: 66-72
51. Barefoot JC, Schroll M (1996) Symptoms of depression, acute myocardial infarction, and total mortality in a community sample. Ciruculation 93: 1976-1980
52. Barnes TRE, McPhillips MA (1999) Critical analysis and comparison of the side-effect and safety profiles of the new antipsychotics. Br J Psychiatry 174: 34-43
53. Beaumont JG (1983) Introduction to neuropsychology. Blackwell, Oxford
54. Beasley CM (1997) Safety of Olanzapine. J Clin Psychiatry 15/2: 19-21

55. Beasley CM, Masica DN, Heiligenstein JH et al (1993) Possible monoamine oxidase inhibitor-serotonin uptake inhibitor interaction: fluoxetine clinical data and preclinical findings. J Clin Psychopharmacol 13: 312-320

56. Beasley CM, Tollefson G, Tran P, et al (1996) Olanzapine versus placebo and haloperidol. Acute phase results of the North American double-blind olanzapine trial. Neuropsychopharmacolgy 14: 111-123

57. Bech P (1993) Acute therapy of depression. J Clin Psychiatry 54: 18-27

58. Beck C (1996) Evaluation of interventions in Alzheimer's disease. Int Psychogeriatr 8: 17-20

59. Beckmann H (1983) Therapie mit nicht trizyklischen Antidepressiva. In: Langer G, Heimann H (Hrsg): Psychopharmaka - Grundlagen und Therapie. Springer, Wien, S 140-145

60. Belisky R, McGlashan TH (1993) The manifestations of schizophrenia in late life: a dearth of data. Schizophr Bull 19: 683-685

61. Benkert O, Hippius H (2000) Kompendium der Psychiatrischen Pharmakotherapie, 7. Aufl. Springer, Berlin Heidelberg New York

62. Bergener M (1986) Depressionen im Alter. Steinkopff, Darmstadt

63. Bergener M (1989) Depressive Syndrome im Alter. Thieme, Stuttgart, New York

64. Bergener M (1996) Schlafverhalten und Schlafstörungen. In: Füsgen I (Hrsg) Der ältere Patient, 2. Aufl. Urban & Schwarzenberg, München, Wien, Baltimore, S 384-393

65. Bergener M, Reisberg B (1989) Diagnosis and Treatment of senile Dementia. Springer, Berlin, Heidelberg, New York, London, Paris, Tokyo

66. Bergener M, Belmaker RH, Tropper MS (1993) Psychopharmakotherapy for the Elderly. Springer, New York

67. Bergener M, Finkel I (1995) Treating Alzheimer's and other Dementias. Springer, New York

68. Bergener M, Vollhardt B (1995) Gerontopsychiatrie. In: Faust (Hrsg) "Psychiatrie" - ein Lehrbuch für Klinik, Praxis und Beratung. Gustav Fischer, Stuttgart, Jena, New York. S 375-396

69. Bergener M, Lang E, Vollhardt B (1996) Leitsymptome beim älteren Patienten. Deutscher Ärzte-Verlag, Köln.

70. Berman I, Merson A, Allan E, et al (1995) Effect of risperidone on cognitive performance in elderly schizophrenic patients: a double-blind comparison study with haloperidol (abstract). Psychopharmacol Bull 31:552

71. Berman I, Merson A, Sison C, et al (1996) Regional blood flow changes associated with risperidone treatment in elderly schizophrenic patients: a pilot study. Psychopharmacol Bull 32: 95-100

72. Berman I, Merson A, Rachov-Pavlov J, et al (1996) Risperidone in elderly schizophrenic patients. Am J Geriatr Psychiat 4: 173-179

73. Beyreuther K, et al (1993) Regulation and Expression of the Alzheimer's y/A4 Amyloid Protein Precursor in Health, Disease, and Down's Syndrome. In: Nitsch RM, et al (eds) Proceedings of the seventh Meeting of the International Study Group on the Pharmacology of Memory and Disorders Associated with Aging. Center for Brain Sciences and Metabolism. Charitable Trust, Cambridge, MA, pp 103-116

74. Bickel H (2000) Demenzsyndrom und Alzheimer-Krankheit: Eine Schätzung des Krankenbestandes und der jährlichen Neuerkrankungen in Deutschlands Gesundheitswesen 62: 211-218

75. Bielski RJ, Friedel RO (1976) Prediction of tricyclic antidepressant response. Arch Gen Psychiatry 33: 1479-1489

76. Billig N, Cohen-Mansfield J, Lipson S (1991) Pharmacological treatment of agitation in a nursing home. J Am Geriatr Soc 39: 1002-1005

77. Black DW, Wesner R, Bowers W, et al (1993) A comparison of fluvoxamine, cognitive therapy, and placebo in the treatment of panic disorder. Arch Gen Psychiat 50: 44-50

78. Bleuler M (1972) Die schizophrenen Geistesstörungen im Lichte langjähriger Kranken- und Familiengeschichten. Thieme, Stuttgart, New York

79. Boerner RJ (1993) Differentialdiagnostik und differentielle Therapiestrategien bei Angststörungen im Alter. In: Kurz A (Hrsg) Angst im Alter. MMV Medizin Verlag München, S 46-62

80. Borison RL, Arvanitis LA, Miller BG, US Seroquel Study Group (1996) ICI 204,636, an Atypical Antipsychotic: Efficacy and Safety in a Multicenter, Placebo-Controlled Trial in Patients with Schizophrenia. J Clin Psychopharmacol 16: 158-169

81. Braithwaite R (1982) Pharmacokinetics and age. In: Wheatley D (ed) Psychopharmacology of old age. Oxford University Press, Oxford, pp 46-54

82. Branchey MH, Lee JH, Ramesh A (1978) High- and low-potency neuroleptics in elderly psychiatric patients. J Am Med Assoc 239: 1860-1862

83. Brecher M (1998) Follow up study of risperidone in the treatment of patients with dementia: interim results on tardive dyskinesia and dyskinesia severity (abstract no. NR 342). In: Winstead DK, Skodol AE (eds) New research program and abstracts. American Psychiatric Association Annual Meeting: Mai 30-June 4 Toronto, Ontario. American Psychiatric Association Washington DC

84. Brosen K (1990) Recent developments in hepatic drug oxidation: implications for clinical pharmacokinetics. Clin Pharmacokinet 18: 220-239

85. Brosen K (1996) Are pharmacokinetic drug interactions with the SSRIs an issue? Int Clin Psychopharmacol 11 (Suppl 1): 23-27

86. Brosen K, Skjelbo E, Rassmussen BB, et al (1993) Fluvoxamine is a potent inhibitor of cytochrome P4501A2. Biochem Pharmacol 45: 1211-1214

87. Brown CS, et al (1991) A practical update on anxiety disorders and their pharmacological treatment. Arch Intern Med 151: 873-884

88. Brown RG, MacCarthy B (1990) Psychiatric morbidity in patients with Parkinson's disease. Psychol Med 20: 77-87

89. Buckley NA, Whyte IM, Dawson AH (1995) Cardiotoxicity more common in thioridazine overdose than with other neuroleptics. J Toxicol Clin Toxicol 33: 199-204

90. Burke WJ, Dewan V, Wengel SP, et al (1997) The use of selective serotonin reuptake inhibitors for depression and psychosis complicating dementia. Int J Geriatr Psychiatry 12: 519-525

91. Burke WJ, Pfeiffer RF, McComb RD (1998) Neuroleptic sensitivity to clozapine in dementia with Lewy bodies. J Neurosychiatry Clin Neurosci 10: 227-229

92. Burns A, Jacoby R, Levy R (1990) Psychiatric phenomena in Alzheimer's disease: IV. Disorders of behaviour. Br J Psychiatry 157: 1063-1069

93. Burrows GD, Maguire KP, Norman TR (1998) Antidepressant efficacy and tolerability of the selective norepinephrine reuptake inhibitor reboxetine: a review. J Clin Psychiatry 59 (Suppl 14): 4-7

94. Bymaster F, Perry KW, Nelson DL et al. (1999) Olanzapine: a basic science update. Br J Psychiatry 174 (suppl 37): 36-40

95. Caine ED (1996) Diagnostic classification of neuropsychiatric signs and symptoms in patients with dementia. Int Psychogeriatrics 8: 273-279

96. Caine ED, Lyness JM, King DA (1993) Reconsidering depression in the elderly. Am J Geriatr Psychiatry 1: 4-20

97. Caine ED, Porssteinsson A, Lyness JM, et al (2000) Reconsidering the DSM-IV Diagnoses of Alzheimer's Disease: behavioral and psychological symptoms in patients with dementia. J Int Psyschoger Ass 12 (1): 23-28

98. Caligiuri MP, Rockwell E, Jeste DV (1998) Extrapyramidal side effects in patients with Alzheimer's disease treated with low-dose neuroleptic medication. Am J Geriatr Psychiatry 6: 75-82

99. Carbonin R, Pahor M, Bernabei R (1991) Is age an independent risk factor for adverse drug reactions in hospitalized medical patients? J Am Geriatr Soc 39: 1093-1099

100. Casey DE (1989) Clozapine: neuroleptic-induced EPS and tardive dyskinesia. Psychopharmacol (Berl) 99: 47-53

101. Casey DE (1991) Neuroleptic drug-induced extrapyramidal syndromes and tardive dyskinesia. Schizophr Res 4: 109-120

102. Casey DE (1995a) Neuroleptic-induced acute extrapyramidal syndromes and tardive dyskinesia. In: Hirsch S, Weinberger DR (eds) Schizophrenia. Blackwell, Oxford, England, pp 546-565

103. Casey DE (1995b) Motor and mental aspects of EPS. Int Clin Psychopharmacol 10: 105-114

104. Casey DE (1996) "Seroquel" (Quietapine): Preclinical and clinical findings of a new atypical antipsychotic. Exp Opin Invest Drugs 5/8: 939-957

105. Castleden CM, George CF, Marcer D, Hallett C (1977) Increased sensitivity to nitrazepam in old age. Br Med J 1: 1012

106. Centorrino R, Baldessarini RJ, Frankenburg FR (1996) Serum levels of clozapine and nonclozapine in patients treated with selective serotonin reuptake inhibitors. Am J Psychiatry 153: 820-822

107. Chan TY (1997) Drug-induced syndrome of inappropriate antidiuretic hormone secretion. Causes, diagnoses and management. Drugs Aging 11: 27-44

108. Chen HSV, Pellegrini JW, Aggarwal SK, et al (1992) Open-channel block of N-methyl-D-aspartate (NMDA) responses by memantine - therapeutic advantage against NMDA receptor-mediated neurotoxicity. J Neurosci 12: 4427-4436

109. Chen HSV, Wang YF, Rayudu PV, et al (1998) Neuroprotective concentrations of the N-methyl-D-aspartate open-channel blocker memantine are effective without cytoplasmic vacuolation following post-ischemic administration and do not block maze learning or long-term potentiation. Neurosci 86: 1121-1132

110. Chengappa KNR, Baker RW, Kreinbrock SB, et al (1995) Clozapine use in female geriatric patients with psychoses. J Geriatr Psychiatry Neurol 8: 12-15

111. Chivers JK, Gommeren W, Leysen JE, et al (1988) Comparison of the in-vitro receptor selectivity of substituted benzamide drugs for brain neurotransmitter receptors. J Pharm Pharmacol 40: 415-421

112. Chouinard G, Annable L, Ross-Chouinard A, et al (1983) Piracetam in elderly psychiatry patients with mild diffuse cerebral impairment. Psychopharmacology 81: 100-106
113. Ciompi L (1980) Catamnestic long-term study on the course of life and aging of schizophrenics. Schizophr Bull 6: 606-618
114. Ciompi L, Müller C (1976) Lebensweg und Alter der Schizophrenen. Eine katamnestische Langzeitstudie bis ins Senium. Springer, Berlin
115. Clarenbach P, Müller M (1997) Diagnostik und medikamentöse Therapie der Schlaflosigkeit. Psycho 23, Sonderausgabe II/10: 78-83
116. Class CA, Schneider L, Farlow MR (1997) Optimal management of behavioural disorders associated with dementia. Drugs & Aging 10: 95-106
117. Clum GA, Pendry D (1987) Depression symptomatology as a nonrequisite for successful treatment of panic with antidepressant medications. J Anx Disord 1: 337-344
118. Coen RF, Swanwick GRJ, O'Boyle CA, et al (1997) Behaviour disturbance and other predictors of carer burden in Alzheimer's disease.Int J Geriatr Psychiatry 12: 331-336
119. Coffey DJ, Jenkyn LR, Coffey AK (1994) Effects of sertraline, amitriptyline and placebo on cognitive and motor functioning in the elderly: a double-blind crossover study. Presented a XIXth Collegium Internationale Neuropsychopharmacologicum; 27June-1July. Washington, DC, USA
120. Coffey DJ, Jenkyn LR, Richter EM (1994) A double-blind comparison of sertraline and nortriptyline in the treatment of depressed geriatric outpatients. Presented at the VIIth European College of Neuropsychopharmacology. 16-21 October. Jerusalem, Israel
121. Cohen BM, Sommer BR (1988) Metabolism of thioridazine in the elderly. J Clin Psychopharmacol 8: 336-339
122. Cohen CI (1990) Outcome of schizophrenia into later life: an overview. Gerontologist 30: 790-797
123. Cohen HW, Gibson G, Alderman MH (2000) Excess risk of myocardial infarction in patients treated with antidepressant medications: Association with tricyclic agents. Am J Med 108: 2-8
124. Cohn CK, Shrivastava R, Mendels J, et al (1990) Double-blind, multicenter comparison of sertraline and amitriptyline in elderly depressed patients. J Clin Psychiatry 51 (Suppl B): 28-33
125. Col N, Fanale JE, Kronholm P (1990) The role of medication noncompliance and adverse drug reactions in hospitalizations of the elderly. Arch Intern Med 150: 841-845
126. Colenda CC (1988) Buspirone in the treatment of agitated demented patients. Lancet 2: 1169
127. Coper H, Kanowski S (1983) Nootropika: Grundlagen und Therapie. In: Langer G, Heimann H (Hrsg) Psychopharmaka. Grundlagen und Therapie. Springer, Berlin, Heidelberg, New York, S 409-433
128. Corey-Bloom J, Anand R, Veach J (ENA 713 B352 Study Group) (1998) A randomized trial evaluating the efficacy and safety of ENA 713 (rivastigmine tartrate), a new acetylcholinesterase inhibitor, in patients with mild to moderately severe Alzheimer's disease. Int J Geriatr Psychopharmacol 1: 55-65
129. Covi L, Lipman RS, Derogatis LR, et al (1974) Drugs and group psychotherapy in neurotic depression. Am J Psychiatry 131: 191-198
130. Crespo-Facorro B, Piven ML, Schultz SK (1999) Psychosis in late life: how does it fit into current diagnostic criteria? AM J Psychiatry 156: 624-629
131. Crewe HK, Lennard MS, Tucker GT, et al (1992) The effect of selective serotonin re-uptake inhibitors on cytochrome P4502D6 (CYP2D6) activity in human liver microsomes. Br J Clin Pharmacol 34: 262-265
132. Crome P, Dawling S (1989) Pharmacokinetics of tricyclic and related antidepressants. In: Ghose K (ed) Antidepressants for elderly people. Chapman and Hall, London, pp 117-136
133. Cumming RG (1998) Epidemiology of medication-related falls and fractures in the elderly. Drugs Aging 12: 43-53
134. Cumming RG, Miller JP, Kelsey JL, et al (1991) Medications and multiple falls in elderly people: the St Louis OASIS study. Age Aging 20: 455-461
135. Cummings JL (1992) Depression in Parkinson's disease: a review. Am J Psychiatry 149: 443-454
136. Cummings JL (1996a) Theories behind existing scales for rating behavior in dementia. Int Psychogeriatrics 8: 293-300
137. Cummings JL (1996b) Neuropsychiatric assessment and intervention in Alzheimer's disease. Int Psychogeriatr 8: 25-30
138. Cummings JL, Mega M, Gray K, et al (1994) The neuropsychiatric inventory: comprehensive assessment of psychopathology in dementia. Neurology 44: 2308-2314
139. Dahmen N, Marx J, Hopf HC, et al (1999) Therapy of early poststroke depression with venlafaxine: safety, tolerability, and efficacy as determined in an open, uncontrolled clinical trial. Stroke 30: 691-692

140. Dam M, Tonin P, De Boni A, et al (1996) Effects of fluoxetine and maprotiline on functional recovery in poststroke hemiplegic patients undergoing rehabilitation therapy. Stroke 27: 1211-1214
141. Damitz BM (1997) Arzneimittelverbrauch älterer Menschen in Bremer Alten- und Pflegeheimen unter besonderer Berücksichtigung von Psychopharmaka. Gesundheitswesen 59: 83-86
142. Davidson J, Harvey PD, Powchick P, et al (1995) Severity of symptoms in chronically institutionalized geriatric schizophrenic patients. Am J Psychiatry 152 (2): 197-207
143. Davidson J, Harvey PD, Vervarcke J et al (2000) A long-term multicentre label study of risperidon in elderly patients with psychosis. Int J Geriatr Psychiatry 15: 506-514
144. Davies DS, Murray S, Edwards RJ, et al (1998) Inhibitory potential of reboxetine on major drug metabolizing forms of P450 in humans. Abstract Edronax® Symposium, Cagliari
145. Davis KL, Mohs R, Davis B, et al (1981) Cholinomimetic agents and human memory: clinical studies in Alzheimer's disease and scopolamine dementia. in: Crook T, Gershon S (eds) Strategies for the development of an effective treatment for senile dementia. New Canaan Mark Powley
146. Davis KL, Thal LJ, Gamzu ER, et al (1992) A double-blind, placebo-controlled multicenter study of tacrine for Alzheimer's disease. N Engl J Med 327: 1253-1259
147. Davis R, Whittington R, Bryson HM (1997) Nefazodone - a review of its pharmacology and clinical efficacy in the management of major depression. Drugs 53: 608-636
148. de Deyn PP, Rabhern K, Rasmussen A, et al (1999) A randomized trial of risperidone, placebo and haloperidol for behavioral symptoms of dementia. Neurology 53: 946-955
149. De Deyn PP, Katz IR (2000) Control of aggression and agitation in patients with dementia: efficacy and safety of risperidone. Int J Geriat Psychiatry 15: 14-22
150. Delbressine LPC, Preskorn SH, Horst D (1997) Characterization and inhibition of the human cytochrome P-450 enzymes involved in the in vitro metabolism of mirtazapine. Proceedings of the 150th APA meeting, San Diego
151. DeLeon J, Dadvand M, Canuso C, et al (1995) Schizophrenia and smoking: an epidemiologic survey in a state hospital. Am J Psychiatry 152: 453-455
152. Demling J, Ebert D, Laux G, et al (1993) Klinik der nicht trizyklischen Antidepressiva. In: Riederer P, Laux G, Pöldinger W (Hrsg): Neuro-Psychopharmaka, Bd 3: Antidepressiva und Phasenprophylaktika. Springer, Wien, New York, S. 127-251
153. Den Boer JA, Kamerbeck WOJ, Kahn RS, et al (1987) Effect of serotonin uptake inhibitors in anxiety disorders: A double-blind comparison of clomipramine and fluvoxamine. Int Clin Psychopharmacol 2: 21-32
154. Deutsche Gesellschaft für Psychiatrie, Psychotherapie und Nervenheilkunde (2000) Behandlungsleitlinie Demenz. Praxisleitlinien in Psychiatrie und Psychotherapie, Bd 3. Steinkopff, Darmstadt
155. Devanand DP, Sackeim HA, Mayeux R (1988) Psychosis, behavioral disturbance, and the use of neuroleptics in dementia. Compr Psychiatry 29: 387-401
156. Devanand DP, Jacobs DM, Tang MX, et al (1997) The course of psychopathology in mild to moderate Alzheimer's disease. Arch Gen Psychiatry 54 : 257-263
157. Devane CL (1998) Principles of pharmacokinetics and pharmacodynamics. In: Schatzberg AF, Nemeroff CB (eds): The American Psychiatric Press Textbook of Psychopharmacology, 2nd ed. American Psychiatric Press, Washington, DC, pp 155-169
158. De Vanna M, Kummer J, Agnoli A, et al (1990) Moclobemide compared with second-generation antidepressants in elderly people. Acta Psychiatr Scand (Suppl 360): 64-66
159. De Veaugh-Geiss J (1988) Clinical changes in tardive dyskinesia during long-term follow-up. In: Wolf ME, Mosnaim AD (eds) Tardive Dyskinesia. Biological Mechanisms and Clinical Aspects. American Psychiatric Press, Washington DC, pp 89-105
160. Dewan MJ, Huszonek J, Koss M, et al (1992) The use of antidepressants in the elderly: 1986 and 1989. J Geriatr Psychiatr Neurol 5: 40-44
161. Dierick M (1996) An open-label evaluation of the long-term safety of oral venlafaxine in depressed elderly patients. Ann Clin Psychiatry 8: 169-178
162. Dilling H, Mombour W, Schmidt H (1991) Internationale Klassifikation psychischer Störungen ICD-10, Kap. V (F). Klinisch-diagnostische Leitlinien. Huber, Bern
163. Di Salvo TG, O'Gara PT (1995) Torsade de pointes caused by high-dose intravenous haloperidol in cardiac patients. Clin Cardiol 18: 285-290
164. Dulz B, Schneider A (1995) Borderline-Störungen. Theorie und Therapie. Schattauer, Stuttgart, S 113-118

165. Dunner DL (1994) Therapeutic considerations in treating depression in the elderly. J Clin Psychiatry 55 (Suppl): 48-58
166. Dunner DL, Cohn JB, Walshe T et al (1992) Two combined, multicenter double-blind studies of paroxetine and doxepine in geriatric patients with major depression. J Clin Psychiatr 53 (Suppl): 57-60
167. Eastham JH, Lacro JP, Lohr JB (1998) Treatment of Pychosis in Late Life. In: Nelson JC (ed) Geriatric Psychopharmacology. Dekker, New York, pp 301-326
168. Ebert D (1997) Quetiapin - ein neues atypisches Neuroleptikum. Fundamenta Psychiatrica 11: 79-84
169. Echt DS, Liebson RP, Mitchell LB, et al (1991) Mortality and morbidity in patients receiving encainide, flecainide, or placebo: the cardiac arrhythmia suppression trial. N Engl J Med 324: 781-788
170. Eckert A, Reiff J, Müller WE (1998) Arzneimittelinteraktionen mit Antidepressiva. Pychopharmakotherapie 5: 8-18
171. Enz A, Floersheim R (1996) Cholinesterase inhibitors: an overview of their mechanisms of actions. In: Becker R, Giacobini E (eds): Alzheimer's disease: from molecular biology to therapy. Birkhauser, Boston, pp 211-215
172. Erkinjuntti T, Kurz A, Gauthier S et al (2002) Efficacy of galantamine in probable vascular dementia and Alzheimer's disease combined with cerebrovascular disease: a randomized trial. Lancet 359: 1283-1290
173. Erzigkeit H (1989) SKT - Ein Kurztest zur Erfassung von Gedächtnis- und Aufmerksamkeitsstörungen - Manual. Beltz, Weinheim
174. Evans M, Hammond M, Wilson K, et al (1997) Placebo-controlled treatment trial of depression in elderly physically ill patients. Int J Geriatr Psychiatry 12: 817-824
175. Factor SA, Molho ES, Podskalny GD, et al (1995) Parkinson's disease: drug-induced psychiatric states. Adv Neurol 65: 115-138
176. Fanchamps A (1983) Dihydroergotoxine in senile cerebral insufficiency: In: Agnoli A, Crepaldi G, Spano PF, et al (eds): Aging brain and ergot alkaloids. Aging, Vol 3. Raven Press, New York, pp 311-322
177. Fedoroff JP, Lipsey JR, Starkstein SE, et al (1991) Phenomenological comparisons of major depression following stroke, myocardial infarction or spinal cord lesions. J Affect Disord 22: 83-89
178. Feighner JP (1995) Cardiovascular safety in depressed patients: focus on venlafaxine. J Clin Psychiatry 56: 574-579
179. Feighner JP, Cohn JB (1985) Double-blind comparative trials of fluoxetine and doxepine in geriatric patients with major depressive disorder. J Clin Psychiatry 46: 20-25
180. Feighner JP, Boyer WF, Meredith CH, Hendrickson G (1988) An overview of fluoxetine in geriatric depression. Br J Psychiatry Suppl 105-108
181. Feinberg M (1993) The problems of anticholinergic adverse effects in older patients. Drugs Aging 3: 335-348
182. Feldman H, Gauthier S, Hecker J (2001) A 24-week, randomized, double blind study of donepezil in moderate to severe Alzheimer's disease. Neurology 57: 613-620
183. Finch EJL, Kataona CLE (1989) Lithium augmentation of refractory depression in old age. Int J Geriatr Psychiatry 4: 41-46
184. Finkel SI, Richter EM (1995) Double-blind comparison of sertraline and nortriptyline in late life depression. Presented at VIIIth European College of Neuorpsychopharmacology. 30 Sept.-4 Oct. Venice, Italy
185. Finkel SI (1996) New focus on behavioral and psychological signs and symptoms of dementia. Int Psychogeriat 8: 215-216
186. Finkel SL, Cooler C (1996) Clinical experiences and methodologic challenges in conduction clinical trials on the behavioral disturbances of dementia. Int Psychogeriatrics 8: 151-164
187. Finkel SL, e Silva JC, Cohen G, et al (1997) Behavioral and psychological signs and symptoms of dementia: A consensus statement on current knowledge and implications for research and treatment. Int Psychogeriatrics 8: 497-500
188. Fleischhacker WW, Barnas C, Stuppäck H, et al (1991) Zotepin vs. Haloperidol bei paranoider Schizophrenie: eine Doppelblindstudie. Fortschr Neurol Psychiatr 59: 10-14
189. Fleishaker JC, Hulst LK (1994) A pharmacokinetic and pharmacodynamic evaluation of the combined administration of alprazolam and fluvoxamine. Eur J Clin Pharmacol 46: 35-39
190. Flint AJ, Rifat SL (1994) A prospective study of lithium augmentation in antidepressant resistant geriatric depression. J Clin Psychopharmacol 14: 353-356
191. Flugelman MY, Tal A, Pollack S, et al (1985) Psychotropic drugs and long QT syndromes: case reports. J Clin Psychiatry 46: 290-291
192. Förstl H (2000) Neuropathology of behavioral and psychological symptoms of dementia. J Internat Pychogeriatrics 12 (Suppl 1): 77-81
193. Förstl H, Burns A, Levy R, et al (1994) Neuropathologic correlates of psychotic phenomena in confirmed Alzheimer's disease. Brit J Psychiatry 165: 53-59
194. Förstl H, Einhäupl KM (2002) Diagnose und Differentialdiagnose der Demenzen. In: Beyreuther K, Einhäupl KM, Förstl H, Kurz A (Hrsg): Demenzen. Thieme, Stuttgart, New York, S 43-70
195. Folstein MF, Folstein SE; McHugh PR (1975) Minimental-state. A practical method for grading the cognitive state of patients for the clinican. J Psychiatr Res 12: 189-198
196. Folstein MF, Folstein SE, Mc Hugh PR (1990) Deutschsprachige Fassung: Kessler J Markowitsch JI, Denzler P: Mini-Mental-State-Test. Beltz, Weinheim
197. Foster JR (1992) Use of lithium in elderly psychiatric patients: a review of the literature. Lithium 3: 77-93
198. Frankenburg FR, Kalunian D (1994) Clozapine in the elderly. J Geriatr Psychiatry Neurol 7: 129-132
199. Frasure-Smith N, Lesperance F, Talajic M (1995) Depression and 18-month prognosis after myocardial infarction. Circulation 91: 999-1005
200. Frazer A (1994) Antidepressant drugs. Depression 2: 1-19
201. Freisleder FJ, Schmauß M (1996) Venlafaxin: Stellenwert in der psychiatrischen Pharmakotherapie. Psychopharmakotherapie 3: 152-157
202. Frenchman IB, Prince T (1997) Clinical experience with Risperidon, Haloperidol, and Thioridazine for dementia associated behavioral disturbances. Int Psychogeriatrics 9: 431-435
203. Friedhoff LT, Rogers SL (1997) Correlation between the clinical efficacy of donepezil HCl and red blood cell (rbc) acetylcholinesterase (AChE) inhibition in patients with Alzheimer's disease (AD). Clin Pharmacol Ther 61: 177
204. Fritze J, Walden J (1995) Clincal findings with nimodipine in dementia: test of the calcium hypothesis. J Neural Transmission 46: 439-453
205. Fritze J, Bandelow B (1998) QT-Zeit-Verlängerung und das neue, atypische Neuroleptikum Sertindol. Psychopharmakotherapie 3: 115-120
206. Fulop G, Phillips RA, Shapiro AK (1987) ECG changes during haloperidol and pimozide treatment of Tourette's disorder. Am J Psychiatry 144: 673-675
207. Gainotti G, Azzoni A, Marra C (1999) Frequency, phenomenology and anatomical-clinical correlates of major post-stroke depression. Br J Psychiatry 175: 163-167
208. Galasko D (1998) Cerebrospinal fluid levels of A beta 42 and tau: potential markers of Alzheimer's disease. J Neural Transm 53: 209-221
209. Garson A (1993) How to measure the QT interval - what is normal? Am J Cardiol 72: 14B-16B
210. Gerson SL, Meltzer H (1992) Mechanism of clozapine-induced agranulocytosis. Drug Safety 7: 17-25
211. Gertz HJ (1997) Nootropika. In: Förstl H (Hrsg) Lehrbuch der Gerontopsychiatrie. Enke, Stuttgart, S 163-172
212. Georgotas A, Friedman E, McCarthy M, et al (1983) Resistant geriatric depressions and therapeutic response to monoamine oxidase inhibitors. Biol Psychiatry 18: 195-205
213. Georgotas A, McCue RE, Hapworth W, et al (1986) Comparative efficacy and safety of MAOIs versus TCAs in treating depression in the elderly. Biol Psychiatry 21: 1155-1166
214. Georgotas A, McCue RE, Cooper T, et al (1987) Clinical predictors of response to antidepressants in elderly patients. Biol Psychiatry 22: 733-740
215. Geretsegger C, Stuppaeck CH, Mair M, et al (1995) Multicenter double blind study of paroxetine and amitriptyline in depressed inpatients. Psychopharmacology Berl. 119: 277-281
216. Gierz M, Jeste DV (1993) Physical comorbidity in elderly veterans affairs patients with schizophrenia and depression. Am J Geriatr Psychiatry 1 (2): 165-170
217. Gillin JC, Spinweber CL, Johnson LC (1989) Rebound insomnia: A critical review. J Clin Psychopharmacol 9: 161-172
218. Gillin JC, Byerley WF (1990) The diagnosis and management of insomnia. N Engl J Med 322: 239-248
219. Girault C, Richard JC, Chevron V, et al (1997) Syndrome of inappropriate secretion of antidiuretic hormone in two elderly women with elevated serum fluoxetine. J Toxicol Clin Toxicol 35: 93-95
220. Glassman AH, Johnson LL, Giardina EGV (1983) The use of imipramine in depressed patients with congestive heart failure. J Am Med Assoc 250: 1997-2001
221. Glassman AH, Roose SP (1994) Risks of antidepressants in the elderly: Tricyclic antidepressants and arrhythmia - revising risks. Gerontology 40: 15-20
222. Glassman AH, Shapiro PA (1998) Depression and the course of coronary artery disease. Am J Psychiatry 155: 4-11
223. Glaeske G (1988) Arzneimittelstatistik 1987. Infodienst 88 der Deutschen Hauptstelle gegen Suchtgefahren 1988, S 28-29

224. Godber C, Rosenvinge H, Wilkinson D, et al (1987) Depression in old age: prognosis after ECT. Int J Geriatr Psychiatry 2: 19-24
225. Goff DC, Baldessarini RJ (1993) Drug interactions with antipsychotic agents. J Clin Psychopharmacol 13: 57-65
226. Goff DC; Midha KK, Sarid-Segal O, et al (1995) A placebo controlled trial of fluoxetine added to neuroleptics in patients with schizophrenia. Psychopharmacology 117: 417-423
227. Goldberg RJ (1997) Antidepressant use in the elderly. Current status of nefazodone, venlafaxine and moclobemide. Drugs Aging 11: 119-131
228. Goldberg RJ, Goldberg J (1997) Risperidone for dementia-releated disturbed behavior in nursing home residents: a clinical experience. Int Psychogeriatr 9: 65-68
229. Gonzalez MB, Snyderman TB, Colket JT, et al (1996) Depression in patients with coronary artery disease. Depression 4: 57-62
230. Gottfries CG, Karlsson I, Nyth AL (1992) Treatment of depression in elderly patients with and without dementia disorders. Int Clin Psychopharmacol 6 (Suppl 5): 55-64
231. Gottlieb GL (1990) Sleep disorders and their management: special considerations in the elderly. Am J Med 88: 29-33
232. Gordon WA, Hibbard MR (1997) Poststroke depression: an examination of the literature. Arch Phys Med Rehabil 78: 658-663
233. Greenblatt DJ, Shader RI (1990) Benzodiazepines in the elderly: pharmacokinetics and drug sensitivity, in: Salzman C, Lebowitz B (eds) Anxiety in the Elderly Springer, New York, pp 131-145
234. Greenblatt DJ, Harmatz JS, Shader RI (1991a) Clinical pharmacokinetics of anxiolytics and hypnotics in the elderly. Therapeutic considerations (Part I). Clin Pharmacokinet 21: 165-177
235. Greenblatt DJ, Harmatz JS, Shader RI (1991b) Clinical pharmacokinetics of anxiolytics and hypnotics in the elderly. Therapeutic considerations (Part II). Clin Pharmacokinet 21: 262-273
236. Greil W (1993) Medikamentöse Behandlung von Angststörungen. In: Hippius H, Lauter H, Greil W (Hrsg) Angst, Phobie, Panik - Angststörungen in der Praxis. MMV Medizin Verlag, München, S 45-56
237. Grimsley SR, Jann MW, Carter JG, et al (1991) Increased carbamazepine plasma concentrations after fluoxetine coadministration. Clin Pharmacol Ther 50: 10-15
238. Grohmann R, Rüther E (1994) Neuroleptika. In: Grohmann R, Rüther E, Schmidt LG (Hrsg) Unerwünschte Wirkungen von Psychopharmaka. Springer, Berlin, S 42-133
239. Growdon JH (1992) Treatment for Alzheimer's Disease? New Engl J Med 327: 1306-1308
240. Grymonpre RE, Mitenko PA, Sitar DS, et al (1988) Drug-associated hospital admissions in older medical patients. J Am Geriatr Soc 36: 1092-1098
241. Gurland BJ, Cross PS (1982) Epidemiology of psychopathology in old age. Psychiatr Clin North Am 5: 11-26
242. Gurwitz JH, Avorn J (1991) The ambiguous relationship between aging and adverse drug reactions. Ann Intern Med 114: 956-966
243. Gutzmann H (1997) Therapeutische Ansätze bei Demenzen. In: Wächtler C (Hrsg) Demenzen. Thieme, Stuttgart, New York, S 40-68
244. Guy S, Silke B (1990) The electrocardiogram as a tool for therapeutic monitoring: A critical analysis. J Clin Psychiatry 51: 37-39
245. Haase HJ (1961) Das therapeutische Achsensyndrom neuroleptischer Medikamente und seine Beziehungen zu extrapyramidaler Symptomatik. Fortschr Neurol Psychiatr 29: 245-268
246. Häfner H, an der Heiden W, Behrens S, et al (1998) Causes and consequences of the gender difference in age at onset of schizophrenia. Schizophr Bull 24: 99-113
247. Häfner H (1990) Epidemiology of Alzheimer's Disease. In: Maurer K et al (eds) Alzheimers Disease. Epidemiology, Neuropathology, Neurochemistry and Clinics. Springer, Wien, New York, pp 23-39
248. Hajak G, Rüther E, Hauri PJ (1992) Insomnie. In: Berger, M (Hrsg) Handbuch des normalen und gestörten Schlafs. Springer, Berlin, S 67-119
249. Hajak G, Jordan W (1997) Verfahren der nichtmedikamentösen Insomnietherapie. Psycho 23, Sonderausgabe II/10: 84-94
250. Halaris A (1986) Antidepressant drug therapy in the elderly: enhancing safety and compliance. Int J Psychiatry Med 16: 1986-1987
251. Hale AS (1993) New Antidepressants: Use in High-Risk Patients. J Clin Psychiatry 54 (Suppl 8): 61-70
252. Halikas JA (1995) Org 3770 (Mirtazapin) versus trazodone: a placebo controlled trial in depressed elderly patients. Human Psychopharmacology 10: 125-133
253. Haltenhof H, Schörter C (1994) Depression beim Parkinson-Syndrom - eine Literaturübersicht. Fortschr Neurol Psychiatr 62: 94-101
254. Hampel H, Padberg F, Berger C (1997) Pharmakotherapie älterer Patienten mit dem selektiven MAO-A-Inhibitor Moclobemid. Psychopharmakotherapie 4: 59-65

255. Hantz P, Caradoc-Davies G, Caradoc-Davies T, et al (1994) Depression in Parkinson's disease. Am J Psychiatry 151: 1010-1014
256. Harris EC, Barraclough B (1998) Excess mortality of mental disorder. Br J Psychiatry 173: 11-54
257. Harris MJ, Jeste DV (1988) Late-onset schizophrenia: An overview. Schizophr Bull 14: 39-55
258. Harvey PD (2001) Cognitive and functional impairments in elderly patients with schizophrenia: a review of the recent literature. Harvard Rev Psychiatry 9: 59-68
259. Haug M, Gattaz WF (1997) Neuroleptikatherapie im Alter. In: Förstl H (Hrsg) Lehrbuch der Gerontopsychiatrie. Enke, Stuttgart, S 172-179
260. Haupt M, Kurz A (1993) Predictors of nursing home placment in patients with Alzheimer's disease. Int J Geriatr Psychiatry 8: 741-746
261. Haverkamp W, Haverkamp F, Breithardt G (2002) Medikamentenbedingte QT-Verlängerung und Torsade de pointes. Dtsch Ärztebl 99: 1972-1979
262. Heaton R, Paulsen JS, McAdams LA, et al (1994) Neuropsychological deficits in schizphrenics. Arch Gen Psychiatry 51: 469-476
263. Hegerl U, Möller HJ (1996) Nortriptylin: Stellenwert in der psychiatrischen Pharmakotherapie. Psychopharmakotherapie 3: 13-27
264. Hegerl U, Möller HJ (2000) Pharmakotherapie der Altersdepression. Nervenarzt 71: 1-8
265. Heiss WD, Kessler J, Mielke R, et al (1994) Long-term effects of phosphatidylserine, pyritinol, and cognitive training an Alzheimer's disease. A neuropsychological, EEG, and PET investigation. Dementia 5: 88-98
266. Helmchen H, Linden M, Wernicke T (1996) Psychiatrische Morbidität bei Hochbetagten. Nervenarzt 67: 739-750
267. Helms PM (1985) Efficacy of antipsychotics in the treatment of the behavioral complications of dementia: a review of the literature. J Am Geriatr Soc 33: 206-209
268. Hemmelgarn B, Suissa S, Huang A, et al (1997) Benzodiazepine use and the risk of motor vehicle crash in the elderly. JAMA 278: 27-31
269. Herrmann N, Black SE, Lawrence J, et al (1998) The Sunnybrook Stroke Study: a prospective study of depressive symptoms and functional outcome. Stroke 29: 618-624
270. Herrmann WM, Kern U (1985) Nachweis der Wirkung von Piracetam auf die Funktionsdefizite bei geriatrischen Patienten mit hirnorganischem Psychosyndrom. Kontrollierte Doppelblindprüfung Piracetam vs. Placebo. Ergebnisbericht ZNS 039 Psy 207-84 AFB und KFB Berlin. Berlin
271. Herrmann N, Lanctot KL, Naranjo CA (1996) Behavioural disorders in demented elderly patiens. Current issues in pharmacotherapy. CNS drugs 6: 280-300
272. Herrschaft H (1992a) Nootropika - Allgemeiner Teil 1. Definition, Einteilung, Chemie. 2. Pharmakologie. 3. Klinische Bewertung von Nootropika. In: Riederer P, Laux G, Pöldinger W (Hrsg) Neuro-Psychopharmaka, Bd. 5 Parkinsonmittel und Nootropika. Springer, Wien, S 161-178
273. Herrschaft H (1992b) Pyritinol. In: Riederer P, Laux G, Pöldinger W (Hrsg) Neuro-Psychopharmaka, Bd 5 Parkinsonmittel und Nootropika. Springer, Wien, S 201-209
274. Herrschaft H (1992c) Piracetam. In: Riederer P, Laux G, Pöldinger W (Hrsg) Neuro-Psychopharmaka, Bd 5 Parkinsonmittel und Nootropika. Springer, Wien, S 189-200
275. Hershey LA, Kim KY (1988) Diagnosis and treatment of anxiety in the elderly. Rational Drug Therapy 22: 3-6
276. Herzfeld U, Christian W, Oswald WD, et al (1972) Zur Wirkungsanalyse von Hydergin im Langzeitversuch. Eine interdisziplinäre Studie. Med Klin 67: 1118-1125
277. Hewer W, Rost W, Gattaz F (1995) Cardiovascular effects of fluvoxamine and maprotiline in depressed patients. Eur Arch Psychiatry Clin Neurosci 246: 1-6
278. Hindmarch I (1992) A review of the psychomotor effects of paroxetine. Int Clin Psychopharmacol 6 (Suppl 4): 65-67
279. Hinterhuber H, Haring C (1992) Unerwünschte Wirkungen, Kontraindikationen, Überdosierungen, Intoxikationen. In: Riederer P, Laux G, Pöldinger W (Hrsg) Neuro-Psychopharmaka, Bd 4 Antipsychotika. Springer, Heidelberg, S 102-121
280. Hippius H, Klein HE, Strian F (1999) Angstsyndrome - Diagnostik und Therapie. Springer, Berlin Heidelberg New York
281. Hirsch R (2000) Rationale Therapie mit Neuroleptika bei Demenzkranken - Ergebnisse eines Konsensus Treffens. Geriatrie Journal 2: 33-36
282. Hock C, Müller-Spahn F (1994) Psychopharmaka im Alter - Bewährtes und Neues. In: Hippius H, Lauter H, Greil W (Hrsg) Psychiatrie für die Praxis Bd 20, MMV München, S 29-42
283. Hohagen F, Berger M (1989) Differentialdiagnose der Schlafstörungen. In: Hippius H, Lauter H, Greil W (Hrsg) Der gestörte Schlaf. MMV, München, S 19-32

284. Holden NL (1987) Late paraphrenia or the paraphrenias? A descriptive study with a 10-year follow-up. Br J Psychiatry 150: 635-639
285. Holton A, George K (1985) The use of lithium in severely demented patients with behavioral disturbance. Br J Psychiatry 146: 99-104
286. Honig A, Maes M (2000) Psychoimmunology as a common pathogenetic pathway in myocardial infarction, depression and cardiac death. Curr Opin Psychiatry 13: 661-664
287. Honigfeld G, Rosebaum MP, Blumenthal OJ, et al (1965) Behavioral improvement in the older schizophrenic patient: Drug and social therapies. J Am Geriatr Soc 13: 57-71
288. Hoogendijk WJ, Sommer IE, Tissingh G, et al (1998) Depression in Parkinson's disease. The impact of symptom overlap on prevalence. Psychosomatics 39: 416-421
289. Hopf HC, Schlegel S (1995) Depression im Gefolge von Hirninfarkten. In: Möller HJ, Przuntek H, Laux G, Büttner T (Hrsg) Therapie im Grenzgebiet von Psychiatrie und Neurologie. Springer, Berlin Heidelberg New York Tokyo, S 117-129
290. Hosking SG, Marsh NV, Friedman PJ (1996) Poststroke depression: prevalence, course, and associated factors. Neuropsychol Rev 6: 107-133
291. Howanitz E, Pardo M, Smelson DA, et al (1999) The efficacy and safety of clozapine versus chlorpromazine in geriatric schizophrenia. J Clin Psychiatry 60: 41-44
292. Howard R, Levy R (1992) Which factors affect treatment response in late paraphrenia? Int J Geriatr Psychiatry 7: 667-672
293. Howard R, Rabins PV, Castle DJ (1999) Late onset schizophrenia. Wrightson Biomedical Publishing, Petersfield, UK
294. Howard R, Rabins PV, Seeman MV, et al (2000) Late-onset schizophrenia and very-late-onset schizophrenia-like psychosis. an international consensus. Am J Psychiatry 157: 172-178
295. Hoyberg OJ, Maragakis B, Mullin J, et al (1996) A double-blind multicentre comparison of mirtazapine and amitriptyline in elderly depressed patients. Acta Psychiatr Scand 93: 184-190
296. Huber G, Gross G, Schüttler R (1979) Schizophrenie. Eine verlaufs- und sozialpsychiatrische Langzeitstudie. Springer, Berlin
297. Hulstaert F, Blennow K, Ivanoiu A, et al (1999) Improved discrimination of AD patients using beta-amyloid (1-42) and tau levels in CSF. Neurology 52: 1555-1562
298. Ihl R, Weyer G (1993) Die Alzheimer's disease assessment scale (ADAS). Test. Beltz, Weinheim
299. Ihl R, Grass-Kapanke B, Lahrem P, et al (2000) Entwicklung und Validierung eines Tests zur Früherkennung der Demenz mit Depressionsabgrenzung. Fortschr Neurol Psychiatr 68: 413-422
300. Jackson T, Ditmanson L, Phibbs B (1997) Torsade de pointes and low-dose oral haloperidol. Arch Intern Med 157: 2013-2015
301. Jeanblanc W, Davis YB (1995) Risperidone for treating dementia-related aggression (letter) Am J Psychiatry 152: 1239
302. Jellinger KA (1996) Diagnostic accuracy of Alzheimer's disease: a clinicopathological study. Acta Neuropathol Berl 91: 219-220
303. Jenike MA (1985) The use of monoamine oxidase inhibitors in the treatment of elderly depressed patients. J Am Geriatric Soc 32: 571-575
304. Jeste DV, Harris MJ, Pearlson GD, et al (1988) Late-onset schizophrenia: studying clinical validity. Psychiatr Clin North Am 11: 1-14
305. Jeste DV, Lacro JP, Gilbert PL, et al (1993) Treatment of late-life schizophrenia with neuroleptics. Schizphr Bull 19: 817-830
306. Jeste DV, Harris MJ, Krull A, et al (1995a) Clinical and neurophysiological characteristics of patients with late-onset schizophrenia. Am J Psychiatry 152: 722-730
307. Jeste DV, Caligiuri MP, Paulsen JS, et al (1995b) Risk of tardive dyskinesia in older patients: a prospective longitudinal study of 266 patients. Arch Gen Psychiatry 52: 756-765
308. Jeste DV, Eastham JH, Lacro JP, et al (1996) Management of latelife psychosis. J Clin Psychiatry 57: 39-45
309. Jeste DV, Gladsjo JA, Lindamer LA, et al (1996) Medical comorbidity in schizophrenia. Schizophr Bull 22: 414-430
310. Jeste DV, Eastham JH, Lohr JB, et al (1998) Treatment of disordered behavior and psychosis. In: Salzman C (ed) Clinical Geriatric Psychopharmacology, 3rd ed. Williams and Wilkins, Baltimore, MD, pp 106-149
311. Jeste DV, Palmer BW, Harris MJ (1998) Early- vs. late-onset schizophrenia: is it time to define the difference? (Response to Almeida). Am J Geriatr Psychiatry 6: 346-347
312. Jeste DV, Lacro JP, Palmer B (1999) Incidence of tardive dyskinesia in early stages of low-dose treatment with typical neuroleptics in older patients. Am J Psychiatry 256: 309-311
313. Jeste DV, Lacro JP, Nguyen HA, et al (1999) Lower incidence of tardive dyskinesia with risperidone compared with haloperidol in older patients. J Am Geriatr Soc 47 (6): 716-719

314. Jeste DV, Rockwell E, Harris MJ, et al (1999) Conventional versus newer antipsychotics in elderly. Am J Geriatr Psychiatry 7: 70-76
315. Kalaria RN, Ballard C (1999) Overlap between pathology of Alzheimer disease and vascular dementia. Alzheimer Dis Assoc Disord 13: 115-123
316. Kammen van DP, McEvoy JP, Targum SD, et al, Sertindole Study Group (1995) A randomized, controlled, dose-ranging trial of sertindole in patients with schizophrenia. Psychopharmacology 124: 168-175
317. Kanba SK, Matsumoto K, Nibuya M, et al (1992) Notriptyline response in elderly depressed: Prog Neuropsychopharmacol Biol Psychiatry 16: 301-309
318. Kando JC, Tohen M, Castillo J, et al (1996) The use of valproate in an elderly population with affective symptoms. J Clin Psychiatry 57: 238-240
319. Kane JM (1995) Tardive dyskinesia: epidemiological and clinical presentation. In: Bloom FE, Kupfer DJ (eds): Psychopharmacology: the fourth generation of progress. Raven Press, New York
320. Kane JM, Honigfeld G, Singer J (1988) Clozapine for the treatment-resistant schizophrenic: a double-blind comparison with chlorpromazine. Arch Gen Psychiatry 45: 789-796
321. Kanowski S (1975) Zum Wirkungsnachweis der enzephalotropen Substanzen (Pyrithioxin und Pirazetam) Z Gerontol 5: 333-338
322. Kanowski S, Fischhof P, Hiersemenzel R, et al (1988) Wirksamkeitsnachweis von Nootropika am Beispiel von Nimodipin - ein Beitrag zur Entwicklung geeigneter klinischer Prüfmodelle. Z Gerontopsychol Gerontopsychiatr 1: 35-44
323. Kanowski S, Herrmann WM, Stephan K, et al (1996) Proof of the Ginkgo Biloba Special Extract Egb 761 in outpatients suffering from mild to moderate primary degenerative dementia of the Alzheimer Type of multi-infarct dementia. Pharmacopsychiat 29: 47-56
324. Kapfhammer HP (2002) Organisch depressive Störungen: Koronare Herzerkrankung, Diabetes mellitus, Krebs. In: Laux G (Hrsg) Depression 2000. Springer, Berlin Heidelberg New York, S 65-86
325. Kapfhammer HP, Laakmann G (1993) Psychopharmakotherapie neurotischer und psycho-vegetativer Störungen. In: Möller HJ (Hrsg) Therapie psychiatrischer Erkrankungen. Enke, Stuttgart, S 426-451
326. Kapfhammer HP (1999) Depressiv-ängstliche Störungen bei somatischen Krankheiten. In: Möller HJ, Laux G, Kapfhammer HP (Hrsg) Psychiatrie und Psychotherapie. Springer, Berlin Heidelberg, S 1488-1519
327. Karson CG, Bracha HS, Powell A, et al (1990) Dyskinetic movements, cognitive impairment, and negative symptoms in elderly neuropsychiatric patients. Am J Psychiatry 147: 1646-1649
328. Kasper S (1996a) Profil eines modernen Antidepressivums. Psychopharmakotherapie 4: 146-151
329. Kasper S (1996b) Mirtazapin: Klinisches Profil eines noradrenalin- und serotoninspezifischen Antidepressivums. Psychopharmakotherapie 4: 158-160
330. Kasper S (1999) Angsterkrankungen. Diagnostik und Pharmakotherapie. 2. Aufl, MMV Medizin Verlag, München
331. Kasper S, Fuger J, Möller HJ (1992) Comparative efficacy of antidepressants. Drugs 43: 578-589
332. Kasper S, Möller HJ (1995) Antidepressive Psychopharmakotherapie. Selektive Serotonin-Wiederaufnahmehemmer (SSRI) als neues Wirkprinzip. Dtsch Ärzteblatt 92: 275-279
333. Katona CLE (1994) Depression in old age. Wiley, Chichester
334. Katona CLE (1997) New antidepressants in the elderly. In: Holmes C, Howard R (eds) Advances in old age psychiatry: chromosomes to community care. Wrightson Biomedical Publishing, Petersfield, pp 143-160
335. Katona CLE, Judge R (1996) Antidepressants for elderly people: should selective reuptake inhibitors be the first-line choice? Prim Car Psych 2: 123
336. Katz IR (1993) Drug treatment of depression in the frail elderly: discussion of the NIH Consensus Development Conference on the Diagnosis and Treatment of Depression in Late Life. Psychopharmacol Bull 29: 101-108
337. Katz IR, Simpson GN, Curlik SM, et al (1990) Pharmacologic treatment of major depression for elderly patients in residential caresettings. J Clin Psychiatry 51 (Suppl 7): 41-48
338. Katz IR, Jeste DV, Mintzer JE, et al (1999) Comparison of risperidone and placebo for psychosis and behavioral disturbances associated with dementia: a randomized, double-blind trial. J Clin Psychiatry 60: 107-115
339. Kessler J, Calabrese P, Kalbe E, et al (2000) Dem Tect: Ein neues Screeningverfahren zur Unterstützung der Demenzdiagnostik. Psycho 26: 343-347
340. Khan A, Rudolph R, Baumel B (1995) Venlafaxine in depressed geriatric outpatients: an open-label clinical study. Psychopharmacol Bull 31: 753-758

341. Kielholz P (1972) Depressive illness: Diagnosis, assessment, treatment. Huber, Bern
342. Kim KY (1988) Diagnosis and treatment of depression in the elderly. Int J Psychiatry Med 18: 211-221
343. Kiriike N, Maeda Y, Nishiwaki S, et al (1987) Iatrogenic torsade de pointes induced by thioridazine. Biol Psychiatry 22: 99-103
344. Klaassen T, Verhey FR, Sneijders GH, et al (1995) Treatment of depression in Parkinson's disease: a meta-analysis. J Neuropsychiatry Clin Neurosci 7: 281-286
345. Klages U, Hippius H, Müller-Spahn F (1993) Atypische Neuroleptika, Pharmakologie und Klinische Bedeutung. Fortschr Psychiatr Neurol 61: 390-398
346. Klein DF (1964) Delineation of two drug-responsive anxiety syndromes. Psychopharmacology 53: 397-408
347. Klieser E, Lehmann E, Tegeler J (1991) Doppelblindvergleich von 3 x 75 mg Zotepin und 3 x 4 mg Haloperidol bei akut schizophrenen Patienten. Fortschr Neurol Psychiatr 59: 14-17
348. Klimke A, Klieser E (1995) Das atypische Neuroleptikum Clozapin (Leponex®) - aktueller Kenntnisstand und neuere klinische Aspekte. Fortschr Neurol Psychiatrie 5: 173-193
349. Klotz U, Laux G (1996) Tranquillantien. Therapeutischer Einsatz und Pharmakologie. Medizinisch-pharmakologisches Kompendium. 2. Aufl., Wissenschaftliche Verlagsgesellschaft, Stuttgart
350. Knegtering H, Eijck M, Huijsman A (1994) Effects of antidepressants on cognitive functioning of elderly patients. A review. Drugs Aging 5: 192-199
351. Kobayashi K, Chiba K, Yagi T, et al (1997) Identification of cytochrome P450 isoforms involved in citalopram N-demethylation by human liver microsomes. J Pharmacol Exp Ther 280: 927-933
352. König F, Petersdorff T, v. Hippel Ch (2000) Neue Antidepressiva und ihre Interaktionen insbesondere mit internistischer Komedikation. In: König F, Kaschka WP (Hrsg) Interaktionen und Wirkmechanismen ausgewählter Psychopharmaka. Springer, Stuttgart New York, S 120-147
353. König HG, Breitner JCS (1990) Use of antidepressants in medically ill older patients. Psychosomatics 31: 22-32
354. König HG, George LK, Meador KG (1997) Use of antidepressants by nonpsychiatrists in the treatment of medically ill hospitalized depressed elderly patients. Am J Psychiatry 154: 1369-1375
355. Kornhuber J, Quack G, Danysz W (1995) Therapeutic brain concentration of the NMDA receptor antagonist amantadine. Neuropharmacology 7: 713-721
356. Kraepelin E (1896) Lehrbuch der Psychiatrie. 5. Auflage, Barth, Leipzig
357. Kresse-Hermsdorf M, Müller-Oerlinghausen B (1990) Tricyclic neuroleptic and antidepressant overdose: Epidemiololgical, electrocardiographic, and clinical features - A survey of 92 cases. Pharmacopsychiatr 23 (suppl) 17-22
358. Kriwisky M, Perry GY, Tarchitsky D, et al (1990) Haloperidol-induced torsades de pointes. Chest 98: 482-484
359. Kroessler D, Fogel BS (1993) Electroconvulsive therapy for major depression in the oldest old: effects of medical comorbidity on posttreatment survival. Am J Geriatr Psychiatry 1: 30-37
360. Kropp S, Schlimme J, Bleich S, et al (2000) Diagnostische Schritte bei Alzheimer-Demenz vor Therapiebeginn mit neuen Antidementiva. Fortschr Neurol Psychiatr 68: 257-261
361. Kühn KU (2002) Major Depression bei organischen Grunderkrankungen. In: Laux G (Hrsg) Depression 2000. Springer, Berlin Heidelberg New York, S 53-64
362. Kugler J, Oswald WD, Herzfeld U, et al J (1978) Langzeittherapie altersbedingter Insuffizienzerscheinungen des Gehirns. Dtsch Med Wochenschr 103: 456-462
363. Kumar V (1997) Use of atypical agents in geriatric patients: a review. Int J Geriatr Psychopharmacology 1: 15-23
364. Kunik ME, Puryear L, Orengo CA, et al (1998) The efficacy and tolerability of divalproex sodium in elderly demented patients with behavioral disturbances. Int J Geriatr Psychiatry 13: 29-34
365. Kuntz AJ, Reams SG, Sanger TM, et al (1998) Olanzapine in the treatment of elderly patients with schizophrenia and related psychotic disorders. American Association of Geriatric Psychiatry Annual Meeting: Mar 9-11, San Diego, CA
366. Kurz A (1998) "BPSSD" Verhaltensstörungen bei Demenz. Nervenarzt 69: 269-273
367. Kurz A, Rüster P, Romero B, Zimmer R (1986) Cholinerge Behandlungsstrategien bei der Alzheimerschen Krankheit. Nervenarzt 67: 558-569
368. Kurz A, Haupt M, Hofmeister EM, et al (1991) Das Erscheinungsbild der Alzheimer-Krankheit im täglichen Leben. Nervenarzt 62: 277-282

369. Kurz A, Erkinjuntti T, Lilienfeld S (2002) Effects over 12 months of galantamine in propable vascular dementia and Alzheimer´s disease with cerebrovascular disease. Poster presented at the 12th Meeting of the European Neurological Society Berlin
370. Kushnir SL (1986) Lithium-antidepressant combinations in the treatment of depressed, physically ill geriatric patients. Am J Psychiatry 143: 378-379
371. Lacro JP, Eastham JH, Gilbert PL (1996a) Risperidone treatment in old patients with psychosis. In: National Clinical Drug Evaluation Unit Proceedings, Boca Raton, Florida
372. Lacro JP, Eastham JH, Jeste DV, et al (1996b) Newer antipsychotics and antidepressants for elderly people. Curr Opin Psychiat 9: 290-293
373. Lacro JP, Kuczenski R, Roznoski M, et al (1996c) Serum haloperidol levels in older psychotic patients. Am J Geriatr Psychiatry 4: 229-236
374. Lam YMF, Alfaro C, Erehefsky L, et al (1997) Cross over comparison of CYP2D6 inhibition: insignificant effect of venlafaxine compared to sertraline, paroxetine and fluoxetine. Proceedings of the 150th APA-Meeting, San Diego
375. Lamberti JS, Bellnier T, Schwarzkopf SB (1992) Weight gain among schizophrenic patients treated with clozapine. Am J Psychiatry 149: 689-690
376. Lanctot KL, Best TS, Mittmann N, et al (1998) Efficacy and safety of neuroleptics in behavioral disorders associated with dementia. J Clin Psychiatry 59: 550-561
377. Lane EA (1991) Renal function and the disposition of antidepressants and their metabolites. Psychopharmacol Bull 27: 533-540
378. Lane R, Baldwin D, Preskorn SH (1995) SSRIs: Advantages, disadvantages and differences. J Psychopharmacol 9: 1-16
379. Lasher TA, Fleishaker JC, Steenwyk RC, et al (1991) Pharmacokinetic pharmacodynamic evaluation of the combined administration of alprazolam and fluoxetine. Psychopharmacology 104: 323-327
380. Laux G (1997) Bessere Verträglichkeit neuer Antidepressiva. Psychopharmakotherapie 2 (Suppl 6): 8-11
381. Laux G, Dietmaier O, König W (1997) Pharmakopsychiatrie. Fischer, Stuttgart
382. Lawrence KR, Nasraway SA (1997) Conduction disturbances associated with administration of butyrophenone antipsychotics in the critically ill: A review of the literature. Pharmacotherapy 17: 531-537
383. Lazare A (1989) Medical disorders in psychiatric populations. In: Lazare A (ed): Outpatient psychiatry: diagnosis and treatment. Williams and Wilkins, Baltimore, pp 240-245
384. Lazarus LW, Groves L, Gierl B, et al (1986) Efficacy of phenelzine in geriatric depression. Biol Psychiatry 21: 699-701
385. Leadbetter R, Shutty M, Pavalonis D, et al (1992) Clozapine-induced weight gain: prevalence and clinical relevance. Am J Psychiatry 149: 68-72
386. Le Bars PL, Katz MM, Berman N, et al (1997) A placebo-controlled, double-blind, randomized trial of an extract of ginkgo biloba for dementia. JAMA 278: 1327-1332
387. Lebowitz BD (2000) Behavioral and psychological symptoms of dementia: a clinical and research update. J Internat Pychogeriatrics 12 (Suppl 1): 19-21
388. Leibovici A, Tariot N (1988) Carbamazepine treatment of agitation associated with dementia. J Geriatr Psychiatry Neurol 1: 110-112
389. Leinonen E, Koponen HJ, Lepola U (1995) Paroxetin increases serum trimipramine concentration: a report of two cases. Hum Psychopharmacol 10: 345-347
390. Lew MF, Waters A (1993) Clozapine treatment of parkinsonsm with psychosis. J Am Geriatr Soc 41: 669-671
391. Lieberman JA, Saltz BL, Johns CA, et al (1991) The effects of clozapine on tardive dyskinesia. Br J Psychiatry 158: 503-510
392. Lieberman JA, Alvir JM (1992) A report of clozapine-induced agranulocytosis in the United States. Drug Safety 7: 1-2
393. Linden M (1999) Pharmakoepidemiologie der Neuroleptika-Verordnung bei nicht-schizophrenen Störungen: In: Gaebel W (Hrsg) Stellenwert der Neuroleptika bei der Behandlung nicht-schizophrener Krankheitsbilder. Springer, Berlin
394. Madhusoodanan S, Brenner R, Araujo L, et al (1995) Efficacy of risperidone treatment for psychoses associated with schizophrenia, schizoaffective disorder, bipolar disorder, or senile dementia in 11 geriatric patients: a case series. J Clin Psychiat 56: 514-518
395. Madhusoodanan S, Brecher M, Brenner R, et al (1999) Risperidone in the treatment of elderly patients with psychotic disorders. Am J Geriatr Psychiat 7: 132-138
396. Madhussodanan S, Suresh P, Brenner R, et al (1999) Experience with the atypical antipsychotics - risperidone and olanzapine in the elderly. Ann Clin Psychiatry 11 (3): 113-118

397. Madhussodanan S, Brenner R, Alcantra A (2000) Clinical experience with quetiapine in elderly patients with psychotic disorder. J Geriatr Psychiatr Neurol 13: 28-32
398. Madhussoodanan S, Brenner S, Suresh P, et al (in press) Efficacy and tolerability of olanzapine in elderly patients with psychotic disorders: a prospective study. Ann Clin Psychiatry
399. Maelicke A, Albuquerque EX (2000) Allosteric modulation of nicotinic acetylcholine receptors as a treatment strategy for Alzheimer's disease. Eur J Pharmaocology 393: 165-170
400. Mahapatra SN, Hackett D (1997) A randomized, double-blind, parallel-group comparison of venlafaxine and dothiepin in geriatric patients with major depression. Int J Clin Parct 51: 209-213
401. Maier W, Benkert O (1987) Methodenkritik des Wirksamkeitsnachweises antidepressiver Pharmakotherapie. Nervenarzt 58: 595-602
402. Maletta G, Mattox KM, Dysken M (1991) Guidelines for prescribing psychoactive drugs in the elderly Part 1. Geriatrics 46: 40-47
403. Maletta G, Mattox KM, Dysken M (1991) Guidelines for prescribing psychoactive drugs in the elderly Part 2. Geriatrics 46: 52-57
404. Marcus RN, Mendels J (1996) Nefazodone in the treatment of severe melancholic and recurrent depression. J Clin Psychiat 57 (Suppl 2): 19-23
405. Marder SR, Meibach RC (1994) Risperidone in the treatment of schizophrenia. Am J Psychiatry 151: 825-835
406. Markovitz JH, Shuster JL, Chitwood WS, et al (2000) Platelet activation in depression and effects of sertraline treatment. An open-label study. Am J Psychiatry 157: 1006-1008
407. Mason RP, Fischer V (1992) Possible role of free radical formation in drug-induced agranulocytosis. Drug Safety 7: 45-50
408. McClure FS, Gladsjo JA, Jeste DV (1999) Late onset psychosis: clinical, research, and ethical considerations. Am J Psychiatry 156: 935-940
409. McClure FS, Jeste DV (1999) Treatment of late onset schizophrenia and related disorders. In: Howard R, Robins PV, Castle DJ (eds): Late onset schizophrenia. Wrighton Biomedical Publishing, Petersfield, UK, pp 217-232
410. McConnell LM, Sanders GD, Owens GK (1999) Evaluation of genetic tests: APOE genotyping for the diagnosis of Alzheimer's disease. Genetic Testing 3: 47-53
411. McCue RE (1992) Using tricyclic antidepressants in the elderly. Clin Geriatr Med 8: 323-334
412. McDonald RJ (1979) Hydergine: a review of 26 clinical studies. Pharmacopsychiatry 12: 407-422
413. McManus DQ, Arvanitis LA, Kowalcyk BB (1999) Quetiapine, a novel antipsychotic: experience in elderly patients with psychotic disorders. J Clin Psychiatry 60: 292-298
414. Mega MS, Cummings JL, Fiorello T, et al (1996) The spectrum of behavioral changes in Alzheimer's disease. Neurology 46: 130-135
415. Mehtonen OP, Aranko K, Malkonen L, Vapaatalo H (1991) A survey of sudden death associated with the use of antipsychotic or antidepressant drugs: 49 cases in Finland. Acta Psychiatr Scand 84: 58-64
416. Meller I, Fichter MM, Schröppel H (1997) Risk factors and psychosocial consequences in depression of octo- and nonagenerians: results of an epidemiological study. Eur Arch Psychiatry Clin Neurosci 247: 278-287
417. Meltzer HY, Matsubara S, Lee JC (1989) Classification of typical and atypical antipsychotic drugs on the basis of dopamine D1, D2, and serotonin pKi values. J Pharmacol Exp Ther 251: 238-246
418. Menting JE, Honig A, Verhey FR, et al (1996) Selective serotonin reuptake inhibitors (SSRIs) in the treatment of elderly depressed patients: a qualitative analysis of the literature on their efficacy und side-effects. Int Clin Psychopharmacol 11: 165-175
419. Meschia JF, Bruno A (1998) Post-stroke complications, epidemiology and prospects for pharmacological intervention during rehabilitation. CNS Drugs 9: 357-370
420. Meyer UA, Zanger UA (1997) Molecular mechanism of genetic polymorphisms of drug metabolism. Ann Rev Pharmacol Toxicol 37: 37-64
421. Meyers BS (1992) Adverse cognitive effects of tricyclic antidepressants in the treatment of geriatric depression: fact or fiction? In: Shamoian CA (ed) Psychopharmacological Treatment Complications in the Elderly. American Psychiatric Press, Washington DC, pp 1-16
422. Meyers BS, Greenberg R (1986) Late-life delusional depression. J Affect Disord 11: 133-137
423. Meyers BS, Kalayam B (1989) Update in geriatric psychopharmacology: In: Billig N, Rabind PV (eds): Issues in Geriatric Psychiatry. Karger, Basel, pp 114-137
424. Mielke R, Weichel C, Maelicke A (2003) Cerebral glucose metabolism study (PET) suggests a link between the clinical efficacy of galantamine and its nicotinic receptor moduling effects. Poster presented at IPA 2003, Geneva
425. Miles LE, Dement WC (1980) Sleep and aging. Sleep 3: 119-121
426. Miller MD, Pollock BG, Rifai AH, et al (1991) Longitudinal analysis of nortriptyline side effects in elderly depressed patients. J Geriatr Psychiatry Neurol 4: 226-230
427. Miller NE, Cohen GD (1987) Schizophrenia and aging. Guilford, New York
428. Möller HJ (1985) Kontrollierte Untersuchungen zum Wirksamkeitsnachweis von Amitriptylin unter besonderer Berücksichtigung des Stellenwertes von Amitriptylin gegenüber den neuen Antidepressiva. Literaturübersicht und Analyse methodischer Probleme. In: Beckmann H (Hrsg): Das ärztliche Gespräch: Wie aktuell ist Amitriptylin für die Therapie der Depression? Tropon Werke, Köln, S 135-147
429. Möller HJ (1987) Konsequenzen aus der klinischen Psychopharmakologie für die nosologische und syndromatologische Klassifikation funktioneller psychischer Störungen In: Simhandl C, Berner P, Luccioni H, et al (Hrsg): Klassifikationsprobleme in der Psychiatrie. Med.-pharmazeutische Verlagsgesellschaft, Purkersdorf
430. Möller HJ (1991) Therapieresistenz auf Antidepressiva: Risikofaktoren und Behandlungsmöglichkeiten. Nervenarzt 62: 658-669
431. Möller HJ (1992) Antidepressants - Do they decrease or increase suicidality? Pharmacopsychiatry 25: 249-253
432. Möller HJ (1993) Klinische Wirksamkeit und sinvoller Einsatz von Nootropika. In: Möller HJ, Rohde A (Hrsg) Psychische Krankheit im Alter. Springer, Berlin, S 119-133
433. Möller HJ (1994) Indikation von Moclobemid bei depressiven Erkrankungen. Psychopharmakotherapie 2 (Suppl): 32-37
434. Möller HJ (1996a) Tacrin. Möglichkeiten und Grenzen bei der Behandlung der Demenz vom Alzheimertyp. Psychopharmakotherapie 3: 103-108
435. Möller HJ (1996b) Therapie mit Nootropika. In: Möller HJ, Schmauß M (Hrsg) Arzneimitteltherapie in der Psychiatrie. Wissenschaftl. Verlagsges., Stuttgart, S 283-320
436. Möller HJ (1996c) Therapie mit Neuroleptika: In: Möller HJ, Schmauß M (Hrsg) Arzneimitteltherapie in der Psychiatrie. Wissenschaftl. Verlagsges., Stuttgart, S 147-230
437. Möller HJ (1996d) Forschungsstandort Deutschland: Klinische Entwicklung neuer Antidepressiva. Psycho 22: 147-157
438. Möller HJ (1996e) Acetylcholinmangelhypothese der Demenz und ihre klinisch-therapeutische Überprüfung. In: Möller HJ, Müller-Spahn F, Kurtz G (Hrsg) Aktuelle Perspektiven der Biologischen Psychiatrie. Springer, Wien, New York
439. Möller HJ, Fuger J, Kasper S (1994) Efficacy of new generation antidepressants: Metaanalysis of imipramine-controlled studies. Pharmacopsychiatry 27: 215-223
440. Möller HJ, Boyer P, Fleurot O, Rein W (1997) Improvement of acute exacerbations of schizophrenia with amisulpride: a comparison with haloperidol. Psychopharmacology 132: 396-401
441. Mörike K, Schwab M (2000). Das Cytochrom P450 Enzymsystem und seine Bedeutung für den Arzneimittelstoffwechsel in: König F, Kaschka WP (Hrsg.) Interaktionen und Wirkmechanismen ausgewählter Psychopharmaka Thieme, Stuttgart S3-15
442. Moertl D, Heiden A, Porenta G, Kasper S (1998) Kardiovaskuläre Nebenwirkungen bei Neuroleptika-Therapie. Psychopharmakotherapie 3: 109-114
443. Mohs RC, Rosen WG, Davis KL (1983) The Alzheimer's disease assessment scale: an instrument for assessing treatment efficacy. Psychopharmacol Bull 19: 448-450
444. Mohs RC, Doody RS, Morris JC (2001) A 1-year randomized placebo controlled study of donepezil in patients with mild to moderate Alzheimer's disease. Neurology 57: 481-488
445. Montgomery SA (1995) Safety of mirtazapine: a review. Int Clin Psychopharmacol 10 (Suppl 4): 37-45
446. Morgan DG, May PC, Finch LE (1987) Dopamine and serotonin systems in human and rodent brain: effects of age and neurodegenerative disease. J Am Geriatr Soc 35: 334-345
447. Morganroth J, Goin JE (1991) Quinidine-related mortality in the short-to-medium term treatment of ventricular arrhythmias: a metaanalysis. Circulation 84: 1977-1983
448. Morich FJ, Bieber F, Lewis JM, et al (1996) Nimodipine in the treatment of probable Alzheimer's disease. Results of two multicentre trials. Clin Drug Invest 11: 185-195
449. Morris JB, Beck AT (1974) The efficacy of antidepressant drugs. A review of research (1958-172) Arch Gen Psychiatry 30: 667-674
450. Morriss RK, Rovner BW, Folstein MF, et al (1990) Delusions in newly admitted residents of nursing homes. Am J Psychiatry 147: 299-302
451. Müller WE (1993) Pharmakodynamik und Pharmakokinetik von Psychopharmaka bei alten Patienten: In: Möller HJ, Rohde A (Hrsg) Psy-

chische Krankheit im Alter. Springer, Berlin, Heidelberg, New York, S 353-361

452. Müller WE (1997) Besonderheiten der Psychopharmakotherapie im Alter. In: Förstl H (Hrsg) Lehrbuch der Gerontopsychiatrie. Enke, Stuttgart, S 141-151

453. Müntzer J, Burns A (2000) Anticholinergic side-effects of drugs in elderly people. J R Soc Med 93: 457-462

454. Mulsant BH, Rosen J, Thornton JE, et al (1991) A prospective naturalistic study of electroconvulsive therapy in latelife depression. J Geriatr Psychiatry Neurol 4: 3-13

455. Murray GB, Cassem E (1998) Use of stimulants in depressed patients with medical illness. In: Nelson JC (ed) Geriatr Psychopharmacol. Dekker, New York, pp 245-257

456. Musselman DL, Evans DL, Nemeroff C (1998) The relationship of depression to cardiovascular disease. Epidemiology, biology, and treatment. Arch Gen Psychiatry 55: 580-592

457. Myers JK (1984) Six-month prevalence of psychiatric disorder in three communities: 1980 to 1982. Arch Gen Psychiat 41: 959-967

458. Naber D, Lambert M, Krausz M, et al (2000) Atypische Neuroleptika in der Behandlung schizophrener Patienten. 2. Aufl. UNI Med, Bremen, London, Boston

459. Naidoo U, Salzman C, Rahman O, et al (2000) Old schizophrenics: gender, symptoms, course and outcome. Presented at the annual meeting of the American Psychiatric Association, Chicago, Illinois

460. Nair NP, Amin M, Holm P, et al (1995) Moclobemide and nortriptyline in elderly depressed patients. A randomized, multicentre trial against placebo. J Affect Disord 33: 1-9

461. Napoliello MJ (1986) An interim multicentre report on 677 anxious geriatric out-patients treated with buspirone. Br J Clin Pract 40: 71-73

462. Neary D, Snowden JS, Gustafson L, et al (1998) Frontotemporal lobar degeneration: a consensus on clinical diagnostic criteria. Neurology 51: 1546-1554

463. Nelson JC (1998) Treatment of major depression in the elderly. In: Nelson JC (ed) Geriatric Psychopharmacology. Dekker, New York, pp 61-97

464. Nelson JC, Mazure CM (1986) Lithium augmentation in psychotic depression refractory to combined drug treatment. Am J Psychiatry 143: 363-366

465. Nelson JC, Conwell Y, Kim MK, et al (1989) Age of onset in late-life delusional depression. Am J Psychiatry 146: 785-786

466. Newhouse PA (1996) use of serotonin selective reuptake inhibitors in geriatric depression. J Clin Psychiatry 57 (Suppl) 5: 12-22

467. Niedermaier N, Heuser I (2002) Die Poststroke Depression. Neurol Rehabil 8 (2): 57-64

468. Nies A, Robinson DS, Friedman MJ, et al (1977) Relationship between age and tridyclic antidepressant plasma levels. Am J Psychiatry 134: 790-793

469. Nobler MS, Devanand DP, Kim MK, et al (1996) Fluoxetine treatment of dysthymia in the elderly. J Clin Psychiatry 57: 254-256

470. Norman TR (1993) Pharmacokinetic aspects of antidepressant treatment in the elderly. Prog Neuorpsychopharmacol Biol Psychiatry 17: 329-344

471. Nyth AL, Gottfries CG (1990) The clinical efficacy of citalopram in treatment of emotional disturbances in dementia disorders. Brit J Psychiatry 157: 894-901

472. Oberholzer AF, Hendriksen FC, Monsch AU, et al (1992) Safety and effectiveness of low-dose clozapine in psychogeriatric patients: Preliminary study: Int Psychogeriatr 4: 187-195

473. O'Donnell BF, Drachman DA, Barnes HJ, et al (1992) Incontinence and troublesome behaviours predict institutionalization in dementia. J Geriatr Psychiatry Neurol 5: 45-52

474. Ohnishi A, Mihara M, Kamakura H, et al (1993) Comparison of the pharmacokinetics of E2020, a new compound for Alzheimer's diseases, in healthy young and elderly subjects. J Clin Pharmacol 33: 1086-1091

475. Oken BS, Storzbach DM, Kaye JA (1998) The efficacy of ginkgo biloba on cognitive function in Alzheimer disease. Arch Neurol 55: 1409-1415

476. Olafsson K, Jorgensen S, Jensen HV, et al (1992) Fluvoxamine in the treatment of demented elderly patients: a double-blind, placebo-controlled study. Acta Psychiatr Scand 85: 453-456

477. Old Age Depression Interest Group (1993) How long should the elderly take antidepressants? A double-blind, placebo-controlled study of continuation/prophylaxis therapy with dothiepin. Br J Psychiatry 162: 175-182

478. Olin J, Schneider L, Novit A, et al (2000) Hydergine for dementia (Cochrane Review) In: The Cochrane Library Issue 1, Update Software, Oxford

479. Oreland L, Gottfries CG (1986) Brain monoamine oxidase in aging and in dementia of the Alzheimer type. Prog Neuropsychopharmacol Biol Psychiatry 10: 533-540

480. Owen RJ, Nemeroff CB (1988) New antidepressants and the cytochrome P450 system: focus on venlafaxine, nefazodone and mirtazapine. Depression and anxiety 7 (1): 24-32

481. Owens DGC, Johnstone EC, Frith CD (1982) Spontaneous involuntary disorders of movement: their prevalence, severity and distribution in chronic schizophrenics with and without treatment with neuroleptics. Arch Gen Psychiatry 39: 452-461

482. Oxman TE (1996) Antidepressants and cognitive impairment in the elderly. J Clin Psychiatry 57 (Suppl) 5: 38-44

483. Palmer BW, McClure Fs, Jeste DV (2001) Schizophrenia in late life: findings challenge traditional concepts. Harvard Rev Psychiatry 9: 51-58

484. Parmelee PA, Katz IR, Lawton MP (1993) Anxiety and association with depression among institutionalized elderly. J Am Geriatr Psychiatry 1: 46-58

485. Parsons CG, Quack G, Bresink I, et al (1995) Comparison of the potency, kinetics and voltage-dependency of 5 series of uncompetitive NMDA receptor antagonists in vitro with anticonvulsive and motor impairment activity in vivo. Neuropharmacology 34: 1239-1258

486. Parsons CG, Panchenko VA, Pinchenko VO, et al (1996) Comparative patch-clamp studies with freshly dissociated rat hippocampal and striatal neurons on the NMDA receptor antagonistic effects of amantadine and memantine. Eur J Neurosci 8: 446-454

487. Parsons M, Buckley NA (1997) Overdose of antipsychotic drugs: Practical management guidelines. CNS Drugs 7: 427-441

488. Parsons CG, Danysz W, Bartmann A, et al (1999) Aminoalkylcyclohexanes are novel uncompetitive NMDA-receptor antagonists with strong voltage-dependency and fast blocking kinetics, in vitro and in vivo characterization. Neuropharmacology 38: 85-108

489. Peabody CA, Whiteford HA, Hollister LE (1986) Antidepressants and the elderly. J Am Geriatr Soc 34: 869-874

490. Peabody CA, Warner MD, Whiteford HA, et al (1987) Neuroleptics and the elderly. J Am Geriatr Soc 35: 233-238

491. Pearlson G, Rabins P (1988) The late-onset psychoses. Possible risk factors. Psychiatr Clin North Am 11: 15-32

492. Pearlson G, Kreger L, Rabins P, et al (1989) A chart review study of late-onset and early-onset schizophrenia. Am J Psychiatry 146: 1568-1574

493. Perez GM (1982) Evaluation of the clinical effects of piracetam in the deterioration of the intellectual functions of a geriatric population: a double-blind study. 2nd International Symposium on Nootropic Drugs, Mexico, pp 53-62

494. Peters NL (1989) Snipping the thread of life. Antimuscarinic side effects of medications in the elderly. Arch Intern Med 149: 2414-2420

495. Peuskens J (1995) Risperidone in the treatment of patients with chronic schizophrenia: a multi-national, multi-centre, double-blind, parallel-group study versus haloperidol. Br J Psychiatry 166: 712-726

496. Pfohl B, Winokur G (1982) The evolution of symptoms in institutionalized hebephrenic/catatonic schizophrenics. Br J Psychiatry 141: 567-572

497. Phanjoo AL, Wonnacott S, Hodgson A (1991) Double-blind comparative multicentre study of fluvoxamine and mianserin in the treatment of major depressive episode in elderly people. Acta Psychiatr Scand 83: 476-479

498. Phillipson M, Moranville JT, Jeste DV, et al (1990) Antipsychotics. Clin Geriatr Med 6: 411-422

499. Pies R (1995) Dose-related sensory distortions with zolpidem. J Clin Psychiatry 56: 35-36

500. Pinner E, Rich CL (1988) Effects of trazodone on aggressive behavior in seven patients with organic mental disorders. Am J Psychiatry 145: 1295-1296

501. Pisciotta AV, Konings SA, Ciesemier LL, et al (1992) On the possible mechanisms and predictability of clozapine-induced agranulocytosis. Drug Safety 7: 33-44

502. Pitner JK, Mintzer JE, Pennypacker LC, et al (1995) Efficacy and adverse effects of clozapine in four elderly psychotic patients. J Clin Psychiatry 56: 180-185

503. Plotkin DA, Gerson SC, Jarvik LF (1987) Antidepressant drug treatment in the elderly. In: Meltzer HY (ed) Psychopharmacology: The third generation of progress. Raven Press, New York, pp 1149-1158

504. Polinski RJ (1998) Clinical pharmacology of rivastigmine: a new-generation acetylcholinesterase inhibitor for the treatment of Alzheimer's disease. Clin Ther 20: 634-647

505. Pollack CP, Perlick D (1991) Sleep problems and institutionalization of the elderly. J Geriatr Psychiatry Neurol 4: 204-210

506. Pollock BG, Mulsant BH, Nebes R, et al (1998) Serum anticholinergicity in elderly depressed patients treated with paroxetine or nortriptyline. Am J Psychiatry 155: 1110-1112

507. Porsteinsson AP, Tariot PN, Erb R, er al (1997) An open trial of valproate for agitation in geriatric neuropsychiatric disorders. Am J Geriatr Psychiatry 5: 344-351

508. Post F (1966) Persistent persecutory state of the elderly. Pergamon, London

509. Post F (1972) The management and nature of depressive illnesses in late life: follow-through study. Br J Psychiatry 121: 393-404

510. Powchik KP, Davidson M, Nemeroff CB, et al (1993) Alzheimer-disease-related protein in geriatric schizophrenic patients with cognitive impairment. Am J Psychiatry 150: 1726-1727

511. Pratt LA, Ford DE, Crum R, et al (1996) Depression, psychotropic medication and risk of myocardial infarction. Circulation 94: 3123-3129

512. Preskorn SH (1993) Recent pharmacological advances in antidepressant therapy for the elderly. Am J Med 94: 2-12

513. Preskorn SH (1996) Clinical pharmacology of selective serotonin reuptake inhibitors. Caddo Professional Communications, Inc

514. Preskorn SH, Magnus RD (1994) Inhibition of the hepatic P450 isoenzymes by serotonin selective reuptake inhibitors: in vitro and in vivo findings and their implications for patient care. Psychopharmacol Bull 30: 251-259

515. Qizilbash N, Lopez AJ, Birks J (1999) Nimodipine for primary degenerative, mixed and vascular dementia. In: The Cochrane Library, Issue 4. Update Software, Oxford

516. Rämsch KD, Ahr G, Tettenborn D, et al (1985) Overview on pharmacokinetics of nimodipine in healthy volunteers and in patients with subarachnoid hemorrhage. Neurochirurgia 28: 74-78

517. Rabins P, Pauker S, Thomas J (1984) Can schizophrenia begin after age 44? Compr Psychiatry 25: 290-293

518. Rabins PV (1998) Alzheimer's disease management. J Clin Psychiatry 59: 36-38

519. Ramsay LE, Tucker GT (1981) Drugs and the elderly. Brit Med J 282: 125-127

520. Rapp MS, Flint AJ, Herman N, et al (1992) Behavioural disturbances in the demented elderly: phenomenology, pharmacotherapy and behavioural management. Can J Psychiatry 37: 651-657

521. Rashi S, Logan RFA (1986) Role of drugs in fractures of the femoral neck. BMJ 292: 86

522. Raskind M, Alvarez C, Herlin S (1979) Fluphenazine enanthate in the outpatient treatment of late paraphrenia. J Am Geriatr Soc 27: 459-463

523. Raskind M, Truyen L (1992) Galantamine has cognitive benefits for patients with Alzheimer´s disease after 36 months of continuous treatment. Poster presented at the 8th International Congress on Alzheimer´s Disease, Stockholm

524. Raskind M, Peskind E, Wessel T, et al (2000) Galantamine in AD. A 6-month randomized, placebo-controlled trial with a 6-month extension. Neurology 54: 2261-2268

525. Ravin DS, Levenson JW (1997) Fatal cardiac event following initiation of risperidone therapy. Ann Pharmacother. 31: 867-870

526. Ray WA, Griffin MR, Shaffner W, et al (1987) Psychotropic drug use and the risk of hip fracture. N Engl J Med 316: 363-369

527. Ray WA, Fought RL, Decker MD (1992) Psychoactive drugs and the risk of injurious motor vehicle crashes in elderly drivers. Am J Epidemiol 136: 873-883

528. Reiff J, Laux G, Müller WE, Möller HJ (1994) Sertralin in der Behandlung depressiver Störungen. Psychopharmakologie 4 (Suppl 7): 18-25

529. Reisberg B, Borenstein J, Salob SP, et al (1987) Behavioral symptoms in Alzheimer's disease. Phenomenology and treatment. J Clin Psychiatry 48: 9-15

530. Renteln-Kruse WV (2000) Medikamentencompliance In: Nikolaus T (Hrsg) Klinische Geriatrie. Springer, Berlin Heidelberg New York, S 218-228

531. Reyntjens A, Heylen S, Gelders Y, et al (1988) Risperidone in the treatment of behavioral symptoms in psychogeriatric patients: a pilot clinical investigation (abstract) Psychopharmacology 96 (1): 335

532. Richards SS, Sweet RA, Ganguli R, et al (1996) Clozapine: acute and maintenance treatment in late life psychosis (abstract) Am J Geriatr Psychiatry 4: 377-378

533. Richelson E (1999) Receptor pharmacology of neuroleptics: relation to clinical effects J Clin Psychiatry 60 (suppl 10): 5-14

534. Riecher-Rössler A, Häfner H, Dutsch-Strobela A, et al (1994) Further evidence for a specific role of estradiol in schizophrenia? Biol Psychiatry 36 (7): 492-494

535. Riedel M, Kühn KU, Möller HJ, Müller N (2002) Ziprasidon Psychopharmakotherapie 9: 85-94.

536. Riemann D, Dressing H (1997) Schlafstörungen. In: Förstl H (Hrsg) Lehrbuch der Gerontopsychiatrie. Enke, Stuttgart, S 439-452

537. Riesenman C (1995) Antidepressant drug interactions and the cytochrome P450 system: a critical appraisal. Pharmacotherapie 15: 84-99

538. Risse SC, Barnes R (1986) Pharmacologic treatment of agitation associated with dementia. J Am Geriatr Soc 34: 368-376

539. Robertson MM, Katona CLE 1997) Depression and physicall illness. Wiley, Chichester

540. Robinson RG, Travella JI (1996) Neuropsychiatry of mood disorders. In: Fogel BS, Schiffer RB, Rao SM (eds) Neuropsychiatry. Davis, Baltimore

541. Robinson RG, Schultz SK, Paradiso S (1998) Treatment of poststroke psychiatric disorders. In: Nelson JC (ed) Geriatric Psychopharmacology. Dekker, New York, pp 161-185

542. Robinson RG, Paradiso S (1999) Psychiatric aspects of cerebral vascular disorders. In: Robinson RG, Yates WE (eds) Psychiatric treatment of the medically ill. Dekker, New York

543. Rochat B, Amey M, Gillet M, et al (1997) Identification of three cytochrome P450 isoenzymes involved in N-demethylation of citalopram enantiomers in human liver microsomes. Pharmacogenetics 7: 1-10

544. Rockwell E, Lam RW, Zisook S (1988) Antidepressant drug studies in the elderly. Psychiatr Clin North Am 11: 215-233

545. Rösler M, Retz-Junginger P, Retz W (1998) Alzheimer Demenz und Exelon®. Thieme, Stuttgart New York

546. Rösler M, Anand R, Cincin-Sain A, et al (1999) Efficacy and safety of rivastigmin in patients with Alzheimer's disease: international randomized controlled trial. BMJ 318: 633-638

547. Roger M, Attali P, Coquelin JP (1993) Multicenter, double-blind, controlled comparison of zolpidem and triazolam in elderly patients with insomnia. Clin Ther 15: 127-136

548. Rogers SL, Doody R, Mohs R, et al (1996) LT.E2020 produces both clinical global and cognitive test improvement in patients with mild to moderately severe Alzheimer's Disease: Results of a 30-week phase III trial. Neurology 46: A217

549. Rogers SL, Friedhoff FT (1997) Donepezil improves cognition in patients with mild to moderate AD: Results of ADAS-sog analysis in a 30-week phase III study. Presented at: 10th ECNP Congress 13.-17.09.1997 Vienna, Austria.

550. Rogers SL, Friedhoff LT (1998) Long-term efficacy and safety of donepezil in the treatment of Alzheimer's disease: an interim analysis of a US multicentre open label extension study. Eur J Neuropsychopharmacol 8: 67-75

551. Roose SP, Glassman AH, Attia E, et al (1994) Comparative efficacy of selective serotonin reuptake inhibitors and tricyclics in the treatment of melancholia. Am J Psychiatry 151: 1735-1739

552. Roose SP, Laghrissi-Thode F, Kennedy JS, et al (1998a) Comparison of paroxetine and nortriptyline in depressed patients with ischemic heart disease. JAMA 28: 287-291

553. Roose SP, Glassman AH, Attia E, et al (1998b) Cardiovascular effects of fluoxetine in depressed patients with heart disease. Am J Psychiatry 155: 660-665

554. Roszinsky-Köcher G, Dulz B (1996) Zotepin - ein atypisches Antipsychotikum. Fundamenta Psychiatrica 10: 40-46

555. Roth M (1955) The natural history of mental disorder in old age. J Mental Sci 101: 281-301

556. Roth M, Mountjoy CQ, Amrein R (1996) Moclobemide in elderly patients with cognitive decline and depression: an international double-blind placebo-controlled trial. Brit J Psychiatry 168: 149-157

557. Rovner B, Kafonek S, Filipp L, et al (1986) Prevalence of mental illness in a nursing home: Am J Psychiatry 143: 1146-1149

558. Rüther E (1988) Niedrigdosierte Antidepressiva als Alternative zu Benzodiazepinen. In: Hippius H, Ortner M, Rüther E (Hrsg) Angst - Depression - Schmerz und ihre Behandlung in der ärztlichen Praxis. Springer, Berlin, S 93-94

559. Rüther E, Ahrens B, Dieterle D, et al (1995) Das Asolo-Schema zur therapierelevanten multidimensionalen Klassifizierung der Antidepressiva. Psychopharmakotherapie 2: 158-164

560. Ruskin PE (1990) Schizophrenia and delusional disorders. Verwocrdt's Clin Geropsychiatr 125-135

561. Sajatovic M, Ramirez L, Vernon L, et al (1996) Outcome of risperidone therapy in elderly patients with chronic psychosis. Int J Psychiat Med 26: 309-317

562. Sajatovic M, Jaskiw G, Konicki PE, et al (1997) Outcome of clozapine therapy for elderly patients with refractory primary psychosis. Int J Geriatr Psychiatry 12: 553-558

563. Sajatovic M, Ramirez LF, Garver D, et al (1998a) Clozapine therapy for older veterans. Psychiatric Services 49 (3): 340-344

564. Sajatovic M, Perez D, Brescan D, et al (1998b) Olanzapine therapy in elderly patients with schizophrenia. Psychopharmacol Bull 34 (4): 819-823
565. Saltz BL, Kane JM, Woerner MG, et al (1989) Prospective study of tardive dyskinesia in the elderly. Psychopharmacol Bull 25: 52-56
566. Salzman C (1987) Treatment of agitation in the elderly. In: Meltzer HY (ed) Psychopharmacology. the Third Generation of Progress. Raven Press, New York, pp 1167-1176
567. Salzman C (1990a) Practical considerations of the pharmacologic treatment of depression and anxiety in the elderly. J Clin Psychiatry 51 (Suppl 1): 40-43
568. Salzman C (1990b) Recent advances in geriatric psychopharmacology. In: Tasman A, Goldfinger SM, Kaufmann C (eds) American Psychiatric Press Review of Psychiatry, Vol 9, American Psychiatric Press, Washington DC, pp 279-292
569. Salzman C (1993) Pharmacological treatment of depression in the elderly. J Clin Psychiatry 54 (Suppl): 23-28
570. Salzman C (1994) Pharmacological treatment of depression in elderly patients. In: Schneider LS, Reynolds CF, Lebowitz BD, et al (eds), Diagnosis and Treatment of Depression in Late Life: Results of the NIH Consensus Development Conference. American Psychiatric Press, Washington DC, pp 181-244
571. Salzman C, Schneider LS, Lebowitz BD (1993) Antidepressant treatment of very old patients. Am J Geriatr Psychiatry 1: 21-29
572. Salzman C, Schneider LS, Alexopoulos G (1995) Treatment of depression in the elderly. In: Bloom F, Kupfer D (eds) Psychopharmacology: Fourth generation of progress. Raven Press, New York, pp 1471-1477
573. Salzman C, Vacarro B, Lieff J, et al (1995) Clozapine in older patients with psychosis and behavioral disruption. Am J Geriatr Psychiatry 3: 26-33
574. Salzman C, Tune L (2001) Neuroleptic treatment of late-life schizophrenia. Harvard Rev Psychiatry 9: 77-83
575. Santamaria J, Tolosa E, Valles A (1986) Parkinson's disease with depression: a possible subgroup of idiopathic parkinsonism. Neurology 36: 1130-1133
576. Satterlee WG, Reams SG, Burns PR, et al (1995) A clinical update on olanzapine treatment in schizophrenia and in elderly Alzheimer's disease patients (abstract). Psychopharmacol Bull 31: 534
577. Schlegel S (1994) Depression nach Hirninfarkt. Nervenheilkunde 13: 764-768
578. Schleifer SJ, Macari-Hinson MM, Coyle DA, et al (1989) The nature and course of depression following myocardial infarction. Arch Inter Med 49: 1785-1789
579. Schmauß M (1985) Wie lange soll man Psychopharmaka geben? Münch Med Wschr 127: 535-538
580. Schmauß M (1993) Kombinationstherapie trizyklischer Antidepressiva mit MAO-Hemmern. In: Riederer P, Laux G, Pöldinger W (Hrsg) Kombinationstherapie trizyklischer Antidepressiva mit MAO-Hemmern. Springer, Wien, New York, S 349-354
581. Schmauß M (1996) Therapie mit Antidepressiva. In: Möller HJ, Schmauß M (Hrsg) Arzneimitteltherapie in der Psychiatrie. Wissenschaftl. Verlagsges., Stuttgart, S 33-114
582. Schmauß M (1999) Verträglichkeitsaspekte atypischer Neurologika. In: Möller HJ, Müller N (Hrsg) Atypische Neuroleptika. Steinkopff, Darmstadt, S 57-77
583. Schmauß M (2000) Antidepressivabehandlung depressiver Episoden. In: Möller HJ (Hrsg) Therapie psychiatrischer Erkrankungen. Thieme, Stuttgart, New York, S 356-370
584. Schmauß M, Wolff R, Erfurth A, Rüther E (1989) Tolerability of long term clozapine treatment. Psychopharmacology 99: 105-108
585. Schmauß M, Erfurth A (1993) Prädiktion des antidepressiven Behandlungserfolgs - Kritische Übersicht und Perspektiven. Fortschr Neurol Psychiatr 61: 274-283
586. Schmauß M, Messer T (2003) Kombination tri (-tetra) zyklischer Antidepressiva mit Monoaminoxidasehemmern. In: König F, Kaschka WP (Hrsg) Interaktionen und Wirkmechanismen ausgewählter Psychopharmaka. 2. Aufl., Thieme, Stuttgart, New York, S 125-135
587. Schmidt G, Grohmann R, Strauss A, et al (1987) Epidemiology of toxic delirium due to psychotropic drugs in psychiatric hospitals. Compr Pschiatry 28: 242-249
588. Schneider JK, Mion LC, Frengley JD (1992) Adverse drug reactions in an elderly outpatient population. Am J Hosp Pharm 49: 90-96
589. Schneider LS (1993) Efficacy of treatment for gerontopsychiatric patients with severe mental illness. Psychopharmcol Bull 29: 501-524
590. Schneider LS, Pollock VE, Lyness SA (1990) A metaanalysis of controlled trials of neuroleptic treatment in dementia. J Am Geriatr Soc 38: 553-563

591. Schneider LS, Olin JT (1995) Efficacy of acute treatment for geriatric depression. Int Psychogeriatr 7 (Suppl): 7-25
592. Schneier FR, Liebowitz MR, Davies SO, et al (1990) Fluoxetine in panic disorders. Amer J Psychiat 10: 119-121
593. Schoemaker H, Claustre Y, Fage D, et al (1997) Neurochemical characteristics of amisulpride, an atypical dopamine D2/D3 receptor antagonist with both presynaptic and limbic selectivity. Pharmacol Exp Ther 280: 83-97
594. Schönbrunn E, Berger M (1989) Therapie von Schlafstörungen. Münch Med Wochenschr 131: 931-934
595. Schöne W, Ludwig M (1993) A double-blind study of paroxetine compared with fluoxetine in geriatric patients with major depression. J Clin Psychopharmacol 13: 34S-39S
596. Schubert DSP, Burns R, Paras W, et al (1992) Increase of medical hospital length of stay by depression in stroke and amputation patients: a pilot study. Psychother Psychosom 57: 61-66
597. Schulz SK, Miller DD, Oliver SE, et al (1997) The life-course of schizophrenia: age and symptom dimensions. Schizophr Res 23: 15-23
598. Schwabe U, Paffrath D (2000) Arzneiverordnungsreport 1999, Fischer, Stuttgart
599. Sclan SG, Saillon A, Franssen E, et al (1996) The behavior pathology in Alzheimer's disease rating scale (BEHAVE-AD): reliability and analysis of symptom category scores. Int J Geriatr Psychiatry 11: 819-830
600. Seeman M (1986) Current outcome in schizophrenia: women vs men. Acta Psychiatr Scand 73 (6): 609-617
601. Semla TP, Palla K, Poddig B, et al (1994) Effect of the omnibus reconciliation act 1987 on antipsychotic prescribing in nursing home residents. J Am Geriatr Soc 42: 648-652
602. Seymour RM, Routledge PA (1998) Important drug-drug interactions in the elderly. Drugs Aging 12: 485-494
603. Shapiro PA, Lidagoster I, Glassman AH (1997) Depression and heart disease. Psychiatr Annals 27: 347-352
604. Sheikh JI (1990) Panic disorder. In: Salzman C, Lebowitz B (eds) Anxiety in the Elderly. Springer, New York, pp 251-266
605. Shopsin B, Cassano GB, Conti L (1981) An overview of new "second generation" antidepressant compounds: Research and treatment implication. In: Enna SJ, Malick JB, Richelson E (eds): Antidepressants: Neurochemical, behavioral and clinical perspectives. Raven Press, New York
606. Shulman KI, Shedletsky R, Silver IL (1986) The challenge of time: clock drawing and cognitive function in the elderly. Int J Geriat Psychiatry 1: 135-140
607. Simpson DM, Foster D (1986) Improvement in organically disturbed behavior with trazodone treatment. J Clin Psychiatry 47: 191-193
608. Simpson JC, Tsuang MT (1996) Mortality among patients with schizophrenia. Schizophr Bull 22: 485-499
609. Singer JM, Harnot HB, Patin JR (1985) Differential patient response to ergoloid mesylates according to current etiopathic notions of dementia. In: Gaitz CM, Samorajski T (eds): Aging 2000: Our Health Care Destiny, Vol 1: Biomedical Issues. Springer, New York, pp 405-420
610. Singh A, Black SE, Herrmann N, et al (2000) Functional and neuroanatomic correlations in poststroke depression: the Sunnybrook Stroke Study. Stroke 31: 637-644
611. Skarsfeldt T (1992) Electrophysiological profile of the new atypical neuroleptic, sertindole, on midbrain dopamine neurons in rats: acute and repeated treatment. Synapse 10: 25-33
612. Skarsfeldt T (1995) Differential effects of repeated administration of novel antipsychotic drugs on the activity of midbrain dopamine neurons in the rat. Eur J Pharmacol 281: 289-294
613. Small GW (1988) Psychopharmacological treatment of elderly demented patients. J Clin Psychiatry 49 (Suppl): 8-13
614. Smith JM, Baldessarini RJ (1980) Changes in prevalence, severity, and recovery in tardive dyskinesia with age. Arch Gen Psychiat 37: 1368-1373
615. Smith M, Buckwalter KC (1992) Medication management, antidepressant drugs, and the elderly: an overview. J Psychosoc Nursing 30: 30-36
616. Sokoloff P, Giros B, Martres MP, et al (1990) Molecular cloning and characterization of a novel dopamine receptor (D3) as a target for neuroleptics. Nature 347: 146-151
617. Solyom C, Heseltine GDF, McClure DJ, et al (1973) Behaviour therapy versus drug therapy in the treatment of phobic neuroses. Can Psychiatr Assoc J 18: 25-32
618. Sproute BA, Naranjo CA, Brenmer KE, et al (1997) Selective serotonin reuptake inhibitors and CNS drug interactions. A critical review of the evidence. Clin Pharmakokinet 33: 454-471
619. Sramek JJ, Anand R, Wardle TS, et al (1996) Safety/tolerability trial of SDZ ENA 713 in patients with probable Alzheimer's disease. Life Sci 58: 1201-1207

620. Starkstein SE, Preziosi TJ, Bolduc PL, et al (1990) Depression in Parkinson's disease. J Nerv Ment Dis 178: 27-31
621. Stewart RB (1993) Advances in pharmacotherapy: depression in the elderly - issues and advances in treatment. J Clin Pharma Ther 18: 243-253
622. Steele C, Rovner B, Chase GA, et al (1990) Psychiatric symptoms and nursing home placement of patients with Alzheimer's disease. Am J Psychiatry 147: 1049-1051
623. Stern RG, Mohs RC, Davidson M et al. (1994) A longitudinal study of Alzheimer´s disease: measurement, rate and predictors of cognitive deterioriation Am J Psychiatry 151: 390-396
624. Stewart A, Phillips R, Dempsey G (1998) Pharmacotherapy for people with Alzheimer's disease: a Markow-cycle evaluation of five year's therapy using donepezil. Int J Geriatr Psychiatry 13: 445-453
625. Stille G, Hippius H (1971) Kritische Stellungnahme zum Begriff der Neuroleptika (anhand von pharmakologischen und klinischen Befunden von Clozapin). Pharmakopsychiatr Neuropsychopharmakol 4: 182-191
626. Stip E, Lussier I, Babai M (1996) Seroquel and cognitive improvement in patients with schizophrenia. Biol Psychiat 40: 434-435
627. Stockton ME, Rasmussen K (1996) Electrophysiological effects of olanzapine, a novel atypical antipsychotic. Neuropsychopharmacol 14: 97-104
628. Stoppe G, Sandholzer H, Winter S, et al (1998) Treatment of the memory disturbed elderly in primary care. Primary Care Psychiatry 4: 205-209
629. Stoppe G, Brandt C, Staedt J (1999) Behavioural problems associated with dementia: the role of newer antipsychotics. Drugs & Aging 14: 55-68
630. Stoppe G, Staedt J (1999) Psychopharmakotherapie von Verhaltensstörungen bei Demenzkranken. Z Gerontol Geriat 32: 153-158
631. Stoudemire A, Hill CD, Lewison BJ, et al (1998) Lithium intolerance in a medical-psychiatric population. Gen Hosp Psychiatry 20: 85-90
632. Street J, Clark WS, Gannon KS, et al (1999) Olanzapine reduces psychosis and behavioral disturbances associated with Alzheimer's disease. Int Psychogeriatr 11 (Suppl 1): 139
633. Streim JE (1995) OBRA regulations and psychiatric care in the nursing home. Psychiat Ann 25: 413-418
634. Strian F (1995) Klinische Angstsyndrome. In: Faust (Hrsg) "Psychiatrie" - ein Lehrbuch für Klinik, Praxis und Beratung. Gustav Fischer, Stuttgart, S 463-478
635. Strik JJ, Honig A, Lousberg R, et al (2000) Efficacy and safety of fluoxetine in the treatment of patients with major depression after first myocardial infarction: Findings from a double-blind, placebo-controlled trial. Psychosom Med 62: 783-789
636. Stuhlmann W (1992) Neuroleptika in der Psychogeriatrie. In: Möller HJ, Rohde A (Hrsg) Psychische Krankheit im Alter. Springer, Berlin, Heidelberg, New York, S 331-338
637. Sultzer DL, Gray KF, Gunay I, et al (1997) A double-blind comparison of trazodone and haloperidol for treatment of agitation in patients with dementia. Am J Geriatr Psychiatry 5: 60-69
638. Sultzer DL (2000) Selective serotonin reuptake inhibitors and trazodone for treatment of depression, psychosis, and behavioral symptoms in patients with dementia. J Internat Pychogeriatrics 12 (Suppl 1): 245-251
639. Sunderland T (1992) Neurotransmission in the aging central nervous system. In: Salzman C (ed) Clinical Geriatric Psychopharmacology. Williams & Williamss, Baltimore, pp 41-59
640. Sunderland T (1996) Treatment of the elderly suffering from psychosis and dementia. J Clin Psychiatry 57 (Suppl 9): 53-56
641. Swartz JR, Miller BL, Lesser IM, et al (1997a) Behavioral phenomenology in Alzheimer's disease, frontotemporal dementia, and late-life depression. A retrospective analysis. J Geriatr Psychiatry Neurol 10: 67-74
642. Swartz JR, Miller BL, Lesser IM, et al (1997b) Frontotemporal dementia: treatment response to serotonin selective reuptake inhibitors: J Clin Psychiatry 58: 212-216
643. Swearer JM, Drachman DA, O'Donnell BF, et al (1988) Troublesome and disruptive behaviors in dementia: relationships to diagnosis and disease severity. J Am Geriatr Soc 36: 784-790
644. Sweet RA, Benoit H, Mulsant MD, et al (1992) Dyskinesia and neuroleptic exposure in elderly psychiatric inpatients. J Geriatr Pychiatry Neurol 5: 156-161
645. Swift CG (1990) Pharmacodynamics: changes in homeostatic mechanisms, receptor and target organ sensitivity in the elderly. Br Med Bull 46: 36-52
646. Swift CG, Ewen JM, Clarke P, Stevenson IH (1985) Responsiveness to oral diazepam in the elderly: relationship to total and free plasma concentrations. Br J Clin Pharmacol 20: 111-118
647. Swift CG, Swift MR, Ankier SI, et al (1985) Single dose pharmacokinetics and pharmacodynamics of oral loprazolam in the elderly. Br J Clin Pharmacol 20: 119-128
648. Tan HL, Hou CJY, Lauer MR, et al (1995) Electrophysiologic mechanisms of the long QT interval syndromes and torsades de pointes. Ann Intern Med 122: 701-704
649. Tariot PN, Podgorski CA, Blazina L (1993) Mental disorders in the nursing home: Another perspective. Am J Psychiatry 150: 1063-1069
650. Tariot PN, Erb R, Leibovici A (1994) Carbamazepine treatment of agitation in nursing home patients with dementia: A preliminary study. J Am Geriatr Soc 42: 1160-1166
651. Tariot PN, Mack JL, Patterson MB, et al (1995) The behavior rating scale for dementia of the consortium to establish a registry for Alzheimer's disease. Am J Psychiatry 152: 1349-1357
652. Tariot PN, Porsteinsson AP (2000) Anticonvulsants to treat agitation in dementia. J Internat Pychogeriatrics 12 (Suppl 1): 237-244
653. Tariot PN, Salzman C, Young PP (2000) Long term use of Quetiapine in elderly patients with psychotic disorders. Clin Therapeutics 22: 1068-1084
654. Tariot PN, Solomon PR, Morris JC, et al (2000) A 5-month, randomized, placebo-controlled trial of galantamine in AD. The Galantamine USA-10 Study Group. Neurology 54: 2269-2276
655. Taylor D, Lader M (1996) Cytochromes and psychotropic drug interactions. Br J Psychiatry 168: 529-532
656. Tazaki Y, Omae T, Kuromaru S, et al (1980) Clinical effect of encephabol (pyritinol) in the treatment of cerebrovascular disorders. J In Med Res 8: 118-126
657. Teri L, Borson S, Kiyak A, et al (1989) Behavioural disturbance, cognitive dysfunction, and functional skill: prevalence and relationship in Alzheimer's disease. J Am Geriatr Soc 37: 109-116
658. Thompson TL, Filley CM, Mitchell WD, et al (1990) Lack of efficacy of hydergine in patients with Alzheimer's disease. N Engl J Med 323: 445-448
659. Tiihonen J, Vartiainen H, Hakola P (1995) Carbamazepine-induced changes in plasma levels of neuroleptics. Pharmacopsychiatry 28: 26-28
660. Tollefson GD, Holman SL (1993) Analysis of the hamilton depression rating scale factors from a double-blind, placebo-controlled trial of fluoxetine in geriatric major depression. Int Clin Psychopharmacol 8: 253-259
661. Tollefson GD, Sanger TM (1997) Negative Symptoms: A Path Analytic Approach to a Double-Blind, Placebo- and Haloperidol-Controlled Clinical Trial With Olanzapine. Am J Psychiatry 154: 466-474
662. Tom T, Cummings JL (1998) Depression in Parkinson's disease. Pharmacological characteristics and treatment. Drugs Aging 12: 55-74
663. Torfs K, Feldman H (2000) 12 months decline in cognitive and daily function in patients with mild to moderate Alzheimer´s disease: two randomized placebo controlled studies. Poster presented at 7th International Alzheimer's Congress, Washington, DC
664. Tran PV, Dellva MA, Tollefson GD, et al (1997) Extrapyramidal symptoms and tolerability of olanzapine vs haloperidol in the acute treatment of schizophrenia. J Clin Psychiatry 58: 205-211
665. Tran-Johnson TK, Krull AJ, Jeste DV (1992) Late life schizophrenia and its treatment: pharmacologic issues in older schizophrenic patients. Clinics Geriatric Medicine 8: 401-410
666. Tsuang M, Woolson R, Fleming J (1979) Long-term outcome of major psychosis. Schizophrenia and affective disorders compared with psychiatrically symptom free surgical conditions. Arch Gen Psychiatry 36: 718-726
667. Tune L, Carr S, Hoag E, et al (1992) Anticholinergic effects of drugs commonly prescribed for the elderly: potential means for assessing risk of delirium. Am J Psychiatry 149: 1393-1394
668. Tyrer P, Candy J, Kelly D (1973) A study of the clinical effects of phenelzine and placebo in the treatment of phobic anxiety. Psychopharmacologia 32: 237-254
669. Uehlinger C, Nil R, Amey M, et al (1995) Citalopram-lithium combination treatment of elderly depressed patients: a pilot study. Int J Geriatr Psychiatry 10: 281-287
670. Uetrecht JP (1992) Metabolism of clozapine by neutrophils: possible implications for clozapine-induced agranulocytosis. Drug Safety 7: 51-56
671. Umbricht D, Kane JM (1995) Risperidone: efficacy and safety. Schizophr Bull 21: 593-606
672. Vandel S, Bertschy G, Bonin B, et al (1992) Tricyclic antidepressant plasma levels after fluoxetine addition. Neuropsychobiology 25: 202-207
673. van Marwijk H, Bekker FM, Nolen WA, et al (1990) Lithium augmentation in geriatric depression. J Affect Disord 20: 217-223
674. Van de Merwe TJ, Silverstone T, Ankier SI (1984) Electrophysiological and haemodynamic changes with trazodone, amitriptyline and placebo in depressed out-patients. Curr Med Res Opin 9: 339-352
675. Versiani M, Gentil V, Guz J, et al (1986) Data about 508 cases of panic disorder and responses to treatment with alprazolam, clomipramine, imi-

pramine and tranylcypromine. In: Shagass C, et al (eds) Biological psychiatry. Elsevier, Amsterdam, pp 687-689

676. Vogel CU, Peiter A, Feuring M, Wehling M (2001) Arzneimitteltherapie im Alter MMW - Forschr Med 143:1040-1042

677. Volz HP (1995) Serotonin-Wiederaufnahmehemmer bei Angsterkrankungen. In: Kasper S, Möller HJ (Hrsg) Angst- und Panikerkrankungen. G. Fischer, Jena, S 320-330

678. Volz HP, Möller HJ (1994) Antidepressant drug therapy in the elderly - a critical review of the controlled clinical trials conducted since 1980. Pharmacopsychiatry 27: 93-100

679. Volz HP, Müller H, Möller HJ (1995) Are there any differences in the safety and efficacy of brofaromine and imipramine between non-elderly and elderly patients with major depression? Neuropsychobiology 32: 23-30

680. von Moltke LL, Greenblatt DJ, Shader RI (1993) Clinical pharmacokinetics of antidepressants in the elderly. Clin Pharmacokinet 24: 141-160

681. von Moltke LL, Greenblatt DJ, Harmatz J, et al (1994) Cytochromes in psychopharmacology. J Clin Psychopharmacol 14:1-4

682. von Moltke LL, Greenblatt DJ, Harmatz JS (1995) Psychotropic drug metabolism in old age: principles and problems of assessment. Psychopharmacology: 1461-1469

683. von Moltke LL, Greenblatt DJ, Duan SX, et al (1997) Human cytochromes mediating N-demethylation of fluoxetine in man. Psychopharmacol 132: 402-407

684. von Moltke LL, Abernethy DR, Greenblatt DJ (1998) Kinetics and dynamics of psychotropic drugs in the elderly. In: Salzman C (ed) Clinical Geriatric Psychopharmacology, 3rd ed, Williams & Wilkins, Baltimore, MD, pp 70-96

685. von Oefele K, Grohmann R, Hippius H, Rüther E (1988) Unerwünschte Arzneimittelwirkungen bei der Kombinationsbehandlung mit trizyklischen Antidepressiva und Monoaminoxidasehemmern. Nervenarzt 59: 118-123

686. Waddington JL, Youssef HA, Kinsella A (1998) Mortality in schizophrenia: antipsychotic polypharmacy and absence of adjunctive anticholinergics over the course of a 10-year prospective study. Br J Psychiatry 173: 325-329

687. Wadworth AN, McTavish D (1993) Zopiclone. A review of its pharmacological properties and therapeutic efficacy as an hypnotic. Drugs Aging 3: 441-459

688. Wagner ML, Defilippi JL, Menza MA, et al (1996) Clozapine for the treatment of psychosis in Parkinson's disease: chart review of 49 patients. J Neuropsychiatry Clin Neurosci 8: 276-280

689. Wallace AE, Kofoed LL, West AN (1995) Double-blind, placebo-controlled trial of methylphenidate in older, depressed, medically ill patients. Am J Psychiatry 152: 929-931

690. Wallesch CW (2001) Leitlinien zur Diagnostik bei Patienten mit Demenz. Akt Neurol 28: 201-207

691. Warner JP, Burnes TR, Henry JA (1996) Electrocardiographic changes in patients receiving neuroleptic medication. Acta Psychiatr Scand 93: 311-313

692. Weaver MG (1997) Olanzapine-pharmacology and clinical evaluation of a new atypical antipsychotic. J Serotonin Res 4: 145-157

693. Weickert-Shannon C, Kleinman JE (1998) The neuroanatomy and neurochemistry of schizophrenia. Psychiatr Clin North Am 21 (1): 57-76

694. West ED, Dally PJ (1959) Effects of iproniazid on depressed syndromes. Br Med J 1: 1491-1497

695. Westermeyer J (1991) Fluoxetine-induced tricyclic toxicity extent and duration. J Clin Psychopharmacol 11: 388-392

696. Wetzel H, Szegedi A, Hain C, et al (1995) Seroquel (ICI 204 636), a putative "atypical" antipsychotic, in schizophrenia with positive symptomatology: results of an open clinical trial and changes of neuroendocrinological and EEG parameters. Psychopharmacol (Berl) 119: 231-238

697. Weyerer S, (2003) Psychopharmakagebrauch und -mißbrauch im Alter. In: Förstl H (Hrsg) Lehrbuch der Gerontopsychiatrie. 2. Aufl., Thieme, Stuttgart, S 507-515

698. White P, Hiley CG (1977) Neocortical cholinergic neurons in elderly people. Lancet 1: 668-670

699. Whitehouse PJ, Struble RG, Hedreen JC, et al (1985) Alzheimer's disease and related dementias: Selective involvement of specific neuronal systems. Crit Rev Clin Neurobiol 1: 319-339

700. Wiart L, Petit H, Joseph PA, et al (2000) Fluoxetine in early poststroke depression. Stroke 31: 1829

701. Wilcock GK, Lilienfeld S, Gaens E, et al (2000) Efficacy and safety of galantamine in patients with mild to moderate Alzheimer's disease: multicentre randomised controlled trial. BMJ 321: 1-7

702. Wilkinson D (1997) ECT in the elderly. In: Holmes C, Howard R (eds): Old age psychiatry: Chromosomes to community care. Wrightson Biomedical Publishing, Petersfield, pp 161-171

703. Williams P (1981) Trends in the prescribing of psychotropic drugs. In: Murray R, Ghodse H, Harris C, Williams D, Williams P (eds) The misuse of psychotropic drugs. Invicta Press, London, pp 7-12

704. Winblad B, Poritis N (1999) Memantine in severe dementia: results of the 9M-best study (Benefit and efficacy in severely demented patients during treatment with memantine). Int J Geriat Psychiatry 14: 135-146

705. Winblad B, Engedal K, Soininen H (2001) A 1-year, randomized, placebo controlled study of donepezil in patients with mild to moderate Alzheimer's disease. Neurology 57: 489-495

706. Wirshing DA, Marshall BD, Green MF et al (1999) Novel antipsychotics: comparison of weight gain liabilities. J Clin Psychiatry 60: 358-363

707. Woerner MG, Alvir JMJ, Saltz BL, et al (1998) Prospective study of tardive dyskinesia in the elderly. Am J Psychiatry 155: 1521-1528

708. Wolk SI, Douglas CJ (1992) Clozapine treatment of psychosis in Parkinson's disease. A report of 5 consecutive cases. J Clin Psychiatry 53: 373-376

709. Woodhouse K (1992) The pharmacology of major tranquilisers in the elderly: In: Katona C, Levy (eds): Delusions and hallucinations in old age. Gaskell, London, pp 84-96

710. World Health Organization (1992) The ICD-10 classification of mental and behavioral disorders: Clinical descriptions and diagnostic guidelines. Geneva, Switzerland

711. Wragg RE, Jeste DV (1988) Neuroleptics and alternative treatments: management of behavioral symptoms and psychosis in Alzheimer's disease and related conditions. Pychiatr Clin North Am 11: 195-213

712. Yassa R, Nair V, Schwartz G (1984) Tardive dyskinesia: a two-year follow-up study. Psychosomatics 25: 852-855

713. Yassa R, Nastase C, Camille Y, et al (1988) Tardive dyskinesia in a psychogeriatric population. In: Wolf ME, Mosnaim AD (eds) Tardive Dyskinesia: Biological mechanisms and clinical aspects. American Psychiatric Press, Washington, DC, pp 125-133

714. Yassa R, Nastase C, Dupont D, et al (1992) Tardive dyskinesia in elderly psychiatric patients: a 5-year study. Am J Psychiatry 149: 1206-1211

715. Yeager BF, Farnett LE, Ruzicka SA (1995) Management of the behavioral manifestations of dementia. Arch Intern Med 155: 250-260

716. Yesavage JA, Tinklenberg JR, Hollister LE, Berger PA (1979) Vasodilatators in senile dementia. Arch Gen Psychiatry 36: 220-223

717. Zarate CA jr, Baldessarini RJ, Siegel AJ, et al (1997) Risperidone in the elderly: a pharmacoepidemiologic study. J Clin Psychiatry 58: 311-317

718. Zaudig M (1996) Behavioral disturbances of dementia in DSM-IV and ICD-10: Fact or fiction? Int Psychogeriatrics 8: 285-288

719. Zayas EM, Grossberg GT (1996) Treating the agitated Alzheimer patient. J Clin Psychiatry 57 (Suppl 7): 46-51

720. Zayas EM, Grossberg GT (1998) The treatment of psychosis in late life. J Clin Psychiatry 59 (1): 5-10

721. Zesiewicz TA, Gold M, Chari G, et al (1999) Current issues in depression in Parkinson's disease. Am J Geriatr Psychiatry 7: 110-118

722. Zimmer B, Rosen J, Thornton JE, et al (1991) Adjunctive lithium carbonate in nortriptyline-resistant elderly depressed patients. J Clin Psychopharmacol 11: 254-256

723. Zimmer JG, Watson N, Trent A (1984) Behavior problems among patients in skilled nursing facilities. Am J Public Health 74: 1118-1121

724. Zis AP, Goodwin FK (1979) Novel antidepressants and the biogenic hypothesis of depression. Arch Gen Psychiatry 36: 1097-1107

725. Zisook S (1985) A clinical overview of monoamine oxidase inhibitors. Psychosomatics 26: 240-246

726. Zolk O, El-Armouche A, Eschenhagen TH (2001) Welche Kombinationen sind tabu? MMW - Forschr Med 143: 1031-1039

727. Zubenko GS (1996) Clinicopathologic and neurobiochemical correlates of major depression and psychosis in primary dementia. Int Psychogeriatr 8: 219-223

Index

A

Acetylcholinesterasehemmer .... 84 - 90
Adamantane 93
Alter 11
    Absorption 11
    Anpassungsfähigkeit 11
    Arzneieffekte 11
    Arzneimittelinteraktionen .... 16 - 17, 19 - 20
    Compliance 21
    Distribution 12
    Metabolismus .... 12 - 14
    Multimorbidität 11
    Nebenwirkungen 11
    Pharmakodynamik 15, 19
    Pharmakokinetik .... 11 - 12, 19
    Psychopharmaka 20
    Rezeptordichte 15
    Rezeptorfunktionalität 15
    Synapsendichte 15
    Transmitterkonzentrationen 15
Altersverteilung 10
Angst 46
Angststörungen 46
    Agoraphobie 48
    Antidepressiva 48, 51, 54
    Anxiolytika 52
    Bedeutung 47
    Benzodiazepine 47, 52
    Betablocker 51
    Erscheinungsformen 46
    Generalisierte Angststörung 50
    Kriterien 48
    Leitlinien 50
    Leitsymptom 47
    MAO-Hemmer 51, 56
    Multikausalität 46
    Neuroleptika 51, 56
    Panikstörung .... 48 - 49
    Phobische Störungen .... 48 - 49
    Prävalenzrate 48
    Primärpersönlichkeit 46
    Serotonin-Wiederaufnahmehemmer 51, 56
    Symptomatik 50
    Symptome 51
    Therapie 51
    Tranquilizern 52
    Ursachen, organische 47
Antiarrhythmika 38
Antidementiva .... 83 - 84
Antidepressiva .... 28 - 31, 38 - 40, 51, 54, 62, 71, 74
    Arzneimittelinteraktionen 36
    Begleiterkrankungen 32
    Demenz 43
    Initialdosis 29
    Maximaldosis 29
    Myokardinfarkt 41
    Nebenwirkungen 33, 37
    Parkinson-Syndrom 42
    Schlaganfall 41
    Standarddosis 29
    Therapie 44
    Verträglichkeit 33
    Wirksamkeit 32
Antiemetika 38
Antihistaminika 62
Antiparkinsonmittel 38
Antispasmodika 38
Anxiolytika 52
Arzneimittelverordnungen 11

B

Benzodiazepine 52, 61, 69, 74
    Abhängigkeitspotential 52
    Abusus 63
    Eigenschaften 52
    Entzugserscheinungen 63
    Kontraindikationen 62
    Reaktionen, paradoxe 62
    Rebound-Symptomatik 61
    Sturzrisiko 53
Betablocker 51

C

Cytochrom-P450-Isoenzyme 18

D

Demenz .... 10, 27, 43, 66 - 67
    Acetylcholinesterasehemmer .... 84 - 90
    Alzheimer-Typ 76
    Antidementiva .... 80, 83 - 84
    Antidepressiva 71, 74
    Ätiologie 67
    Benzodiazepine 74
    Definition 78
    Demenzformen 77
    Differenzialdiagnose 82
    Hirnleistungsstörungen 76
    Kognition 79
    Neuroleptika .... 67 - 69
    Phasenprophylaktika 74
    Prävalenzrate 10
    Schweregradeinteilung 82
    Stadien 81
    Symptome 66, 80
    Tests 79
    Therapie 73
    Therapieschema 71
    Untersuchung 79
    Ursachen 77
    Verhaltensstörungen .... 66 - 67

Depressive Erkrankungen 24
    Antidepressiva ....27 - 31, 34 - 35, 38, 40, 43
    Antiparkinsonmittel 38
    Depression ....24 - 27
    Diagnostische Leitlinien 26
    Differenzialdiagnose 27
    EKT 33
    Elektrokonvulsive Therapie 34
    Klassifikationen 25
    Lithium 34
    MAO-Hemmer 28, 35
    Multikausalität 25
    Neuroleptika 34, 38
    Prävalenzrate 24
    Psychostimulanzien 34
    Psychotherapie 34
    Serotonin-Wiederaufnahmehemmer 28, 35
    SSRI 30
    Studien 34
    Symptomatik ....24 - 25
    Therapieresistenz 32

E

EKT 33
Elektrokonvulsive Therapie 33

H

Hypnotika 52

M

MAO-Hemmer 28, 35, 56
Monoaminoxidaseinhibitoren 35
Myokardinfarkt 41

N

Neuroleptika ....38, 51, 62, 67 - 68, 99 - 100, 103 - 104,
    ....106, 108 - 109
    Arzneimittelinteraktionen 108, 110
    Langzeittherapie 68
    Nebenwirkungen ....68, 70, 73, 103, 105 - 107, 109
    Rezeptorbindungsprofile 69
    Zielsyndrome 71

P

Panikstörung 49
    Charakteristika 49
    Leitlinien 50
    Symptomatik 49
Parkinson-Syndrom 42
Phasenprophylaktika 74

S

Schizophrenie ....98 - 99
    Inzidenz 99
    Neuroleptika ....99 - 109
    Prävalenzrate 98

Schlafstörungen 58
    Anamnese 58
    Antidepressiva 62
    Antihistaminika 62
    Benzodiazepine 61
    Klassifikation 59
    Neuroleptika 62
    Schlafhygiene 60
    Stimuluskontrolle 61
    Therapie 59, 61
    Untersuchung 59
Schlaganfall 41
Serotonin-Wiederaufnahmehemmer 28, 35, 38, 51
SSRI 30

T

Tranquilizer 52

Neurologische Fachliteratur von UNI-MED...

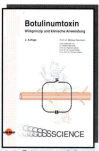
2. Aufl. 2003, 128 Seiten, ISBN 3-89599-589-4

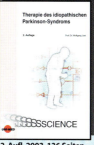
2. Aufl. 2003, 136 Seiten, ISBN 3-89599-671-8

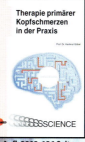
1. Aufl. 2003, 136 Seiten, ISBN 3-89599-720-X

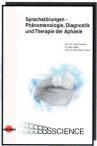
1. Aufl. 2003, 112 Seiten, ISBN 3-89599-656-4

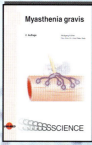
2. Aufl. 2003, 160 Seiten, ISBN 3-89599-632-7

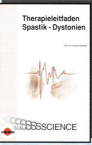
1. Aufl. 2002, 148 Seiten, ISBN 3-89599-637-8

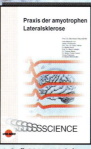
1. Aufl. 2002, 112 Seiten, ISBN 3-89599-598-3

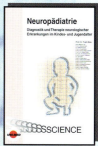
1. Aufl. 2002, 224 Seiten, ISBN 3-89599-608-4

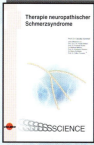
1. Aufl. 2003, 112 Seiten, ISBN 3-89599-674-2

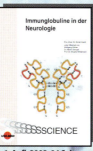
1. Aufl. 2002, 84 Seiten, ISBN 3-89599-611-4

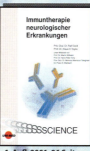
1. Aufl. 2001, 96 Seiten, ISBN 3-89599-468-5

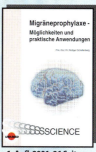
1. Aufl. 2001, 96 Seiten, ISBN 3-89599-577-0

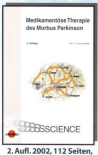
2. Aufl. 2002, 112 Seiten, ISBN 3-89599-624-6

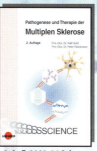
2. Aufl. 2000, 96 Seiten, ISBN 3-89599-484-7

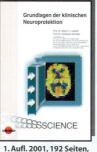
1. Aufl. 2001, 192 Seiten, ISBN 3-89599-529-0

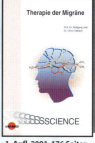
1. Aufl. 2001, 176 Seiten, ISBN 3-89599-553-3

UNI-MED SCIENCE –
topaktuelle Spezialthemen!

...reine Nervensache!

Und alle Details zu unseren Büchern
aktuell unter www.uni-med.de

Psychiatrische Fachliteratur von UNI-MED...

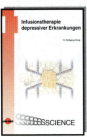
1. Aufl. 2003, 96 S.,
ISBN 3-89599-651-3

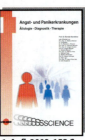
1. Aufl. 2003, 152 S.,
ISBN 3-89599-648-3

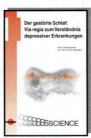
1. Aufl. 2003, 96 S.,
ISBN 3-89599-626-2

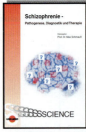
1. Aufl. 2002, 336 S.,
ISBN 3-89599-659-9

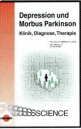
1. Aufl. 2002, 76 S.,
ISBN 3-89599-627-0

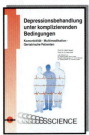
1. Aufl. 2003, 112 S.,
ISBN 3-89599-459-6

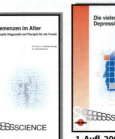
1. Aufl. 2001, 128 S.,
ISBN 3-89599-506-1

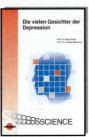
1. Aufl. 2001, 108 S.,
ISBN 3-89599-510-X

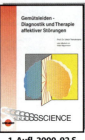
1. Aufl. 2000, 92 S.,
ISBN 3-89599-463-4

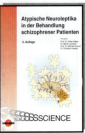
2. Aufl. 2000, 432 S.,
ISBN 3-89599-504-5

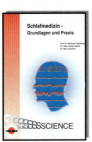
1. Aufl. 2000, 264 S.,
ISBN 3-89599-465-0

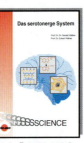
1. Aufl. 2000, 112 S.,
ISBN 3-89599-441-3

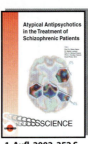
1. Aufl. 2002, 352 S.,
ISBN 3-89599-528-2

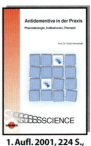
1. Aufl. 2001, 224 S.,
ISBN 3-89599-452-9

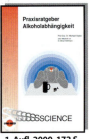
1. Aufl. 2000, 172 S.,
ISBN 3-89599-447-2

Topaktuelle *Spezialthemen*!

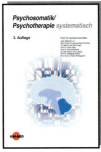
2. Aufl. 2001, 264 S.,
ISBN 3-89599-151-1

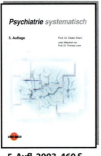
5. Aufl. 2003, 460 S.,
ISBN 3-89599-160-0

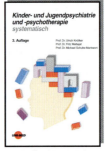
3. Aufl. 2003, 448 S.,
ISBN 3-89599-159-7

Und für den Fall der Fälle - die *Standardwerke*!

...vertreibt Ängste und Sorgen!

UNI-MED Verlag AG • Kurfürstenallee 130 • D-28211 Bremen
Telefon: 0421/2041-300 • Telefax: 0421/2041-444
e-mail: info@uni-med.de • Internet: http://www.uni-med.de